L'Opération du Trépan

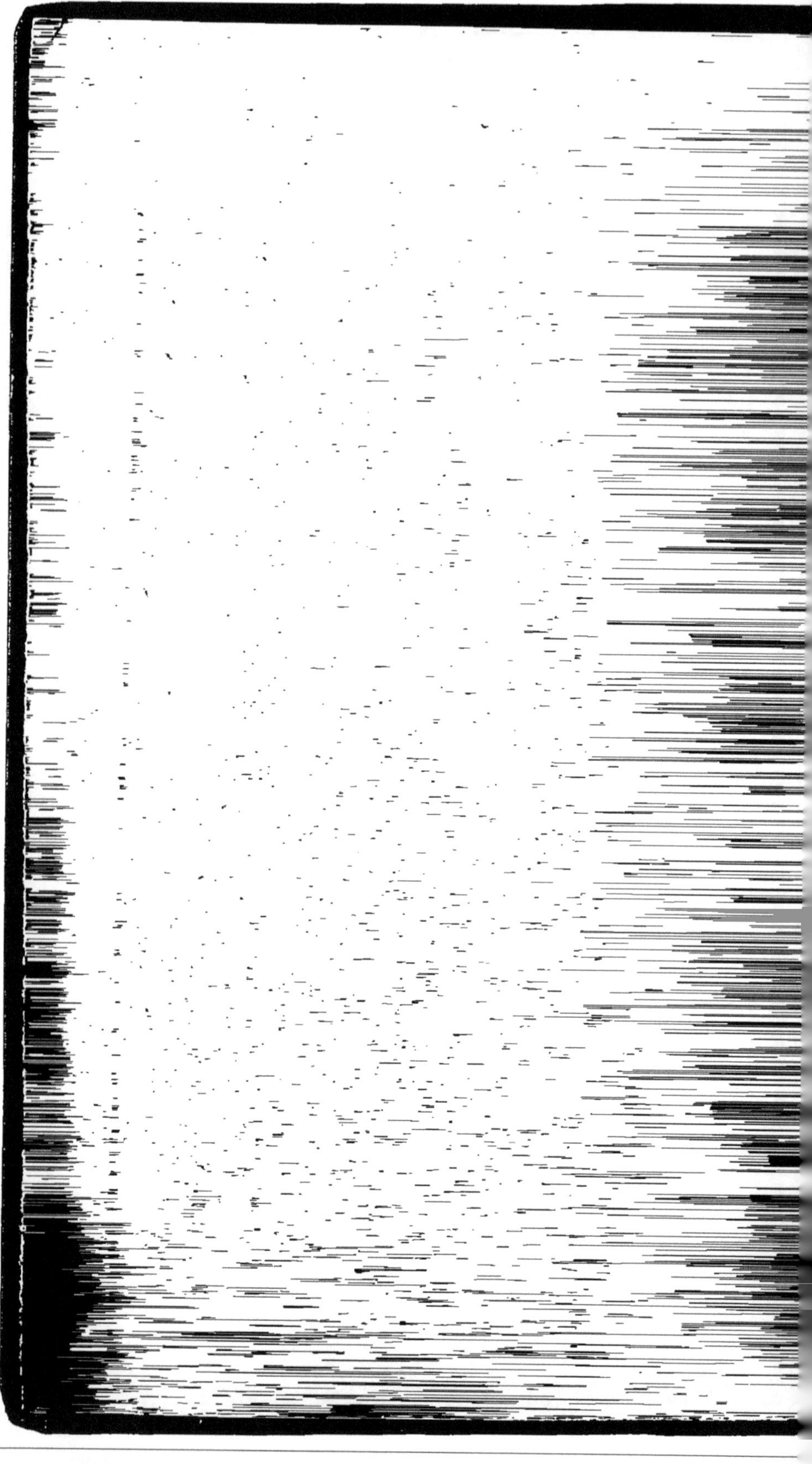

Te 68
43

NUM. III - 2010

L'OPÉRATION DU TRÉPAN

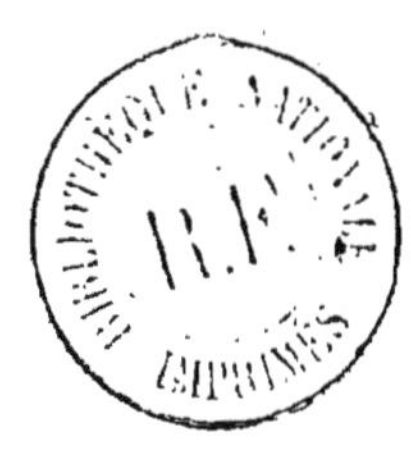

LIBRAIRIE FÉLIX ALCAN

AUTRES OUVRAGES DE MM. TERRIER ET PÉRAIRE

Manuel de petite chirurgie de Jamain, 7e édition, refondue. 1 vol. gr. in-18, avec 420 figures, cart. à l'anglaise. . **8 fr.**

Petit Manuel d'antisepsie et d'asepsie chirurgicales, 1 vol. in-12, avec gravures . . . . **3 fr.**

Petit Manuel d'anesthésie chirurgicale, 1 vol. in-12, avec gravures. **3 fr.**

AUTRES OUVRAGES DE M. LE PROFESSEUR F. TERRIER

Éléments de pathologie chirurgicale générale. 1er fascicule : *Lésions traumatiques et leurs complications.* 1 volume in-8°. . . . . **7 fr.**

2e fascicule : *Complications des lésions traumatiques. Lésions inflammatoires.* 1 vol. in-8°. . . . . **6 fr.**

De l'hydronéphrose intermittente. (En collaboration avec M. BAUDOUIN.) 1 vol. in-8°. 1892 . . . . **5 fr.**

Manuel de pathologie et de clinique chirurgicales, par MM. JAMAIN et TERRIER. 3e édition.

TOME PREMIER. 1 fort vol. in-18 . . . . **8 fr.**
> *Maladies qui peuvent se montrer dans toutes ou presque toutes les parties du corps :* lésions inflammatoires, traumatiques ; lésions consécutives au traumatisme ou à l'inflammation. Maladies virulentes. Tumeurs. — *Affections des divers tissus et systèmes organiques.* Affections du tissu cellulaire, maladies des bourses séreuses. Affections de la peau, des veines, des artères, des ganglions lymphatiques, des nerfs, des muscles, des tendons, des os.

TOME DEUXIÈME. 1 vol. in-18 . . . . **8 fr.**
> Maladies des articulations. — *Affections des régions et appareils organiques :* affections du crâne et du cerveau, du rachis, maladies de l'appareil olfactif, de l'appareil auditif, de l'appareil de la vision.

TOME TROISIÈME, par MM. TERRIER, BROCA et HARTMANN. 1 vol. in-18. . . . . **8 fr.**
> Maladies de l'appareil de la vision (*suite*), de la face, des lèvres, des dents.

TOME QUATRIÈME, par MM. TERRIER, BROCA et HARTMANN. 1 vol. in-18. . . . . **8 fr.**
> Maladies des gencives, des maxillaires, de la langue, de la région parotidienne, des amygdales, de l'œsophage, des voies aériennes, du larynx, de la trachée, du corps thyroïde, du cou, de la poitrine, du sein, de la mamelle, etc.

TOMES CINQUIÈME et SIXIÈME terminant l'ouvrage. (*Sous presse.*)

L'OPÉRATION

DU TRÉPAN

PAR

Félix TERRIER

Professeur à la Faculté de médecine de Paris.
Chirurgien de l'Hôpital Bichat.
Membre de l'Académie de médecine.

ET

M. PÉRAIRE

Ancien interne des hôpitaux de Paris.
Assistant de consultation de chirurgie à l'Hôpital Bichat.

AVEC 222 FIGURES DANS LE TEXTE

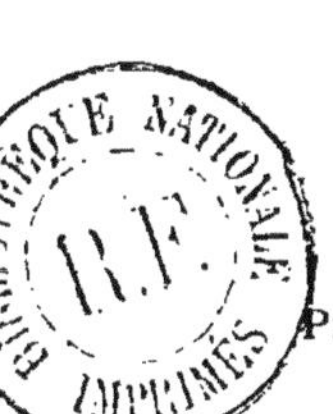

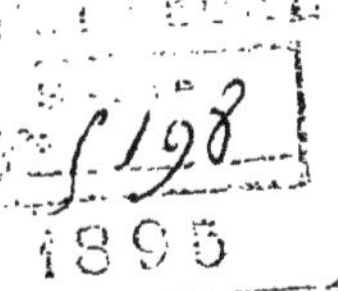

PARIS

ANCIENNE LIBRAIRIE GERMER BAILLIÈRE ET Cie

FÉLIX ALCAN, ÉDITEUR

108, BOULEVARD SAINT-GERMAIN, 108

1895

PRÉFACE

Le petit traité que nous publions sur l'opération du trépan, est un aperçu succinct de
l'histoire de la trépanation du crâne, dans les
temps préhistoriques, dans l'antiquité, le
moyen âge et l'époque moderne.

La plupart des matériaux qui nous ont
servi pour la rédaction de ce travail, ont été
réunis par l'un de nous pour ses leçons de
médecine opératoire, professées à la Faculté
pendant le premier semestre de l'année sco-
laire 1893-94.

Bien entendu, ces leçons ont été revues et
complétées pour être encore aujourd'hui au
courant de la chirurgie.

Nous avons dû borner notre travail à l'étude
de l'opération en elle-même et nous avons pu,

grâce aux dessins dus pour la plupart à M. Péraire, reproduire et donner une idée aussi exacte que possible des nombreux instruments utilisés pour faire la trépanation du crâne. A cet égard, qu'il nous soit permis de remercier M. le Dr A. Corlieu pour les indications qu'il nous a fournies à propos de ces divers instruments et sur les auteurs qui les ont représentés.

La variété des opérations nouvelles destinées à remplacer, jusqu'à un certain point, l'opération classique du trépan, ou à la compléter, a été le sujet de nombreuses recherches, et nous devons dire que nous avons eu souvent recours au premier volume du traité de M. le Dr A. Chipault sur la *Chirurgie opératoire du système nerveux*[1].

Dans une quatrième partie, comme l'a fait Léon Gallez dans son excellent travail[2], que nous avons consulté nombre de fois, et dont nous avons adopté le plan sauf quelques mo-

1. 2 vol. Paris, 1894-1895.
2. *La trépanation du crâne*, Paris, 1893.

difications, nous avons cru devoir tracer un tableau des indications et des contre-indications de l'opération du trépan, au moins à l'époque actuelle.

Ces indications et contre-indications mériteraient d'ailleurs une longue étude à laquelle nous ne nous sommes pas livrés, désirant, comme nous l'avons dit, rester dans le domaine presque exclusif de la médecine opératoire.

L'OPÉRATION DU TRÉPAN

D'après Percy et Laurent[1], le mot trépan vient de τρυπαω, je perce.

Pour Murat, ce serait de τρητακο, qui a aussi la même signification[2].

Quelle que soit l'étymologie de ce mot, l'action de trépaner est une opération « qui consiste à enlever une pièce d'os plus ou moins étendue pour ouvrir les cavités circonscrites par certaines parties du squelette[3] ».

C'est ainsi qu'on utilise la trépanation pour donner issue à des abcès profondément situés dans le tissu spongieux ou dans le canal médul-

1. Percy et Laurent, *Dictionn. des Sciences médicales*, par une Société de médecins et de chirurgiens, t. LV, Paris, 1821, p. 531.

2. *Dictionn. de médecine* ou *Répertoire général des sciences médicales considérées sous les rapports théorique et pratique*, Paris, 1844, t. XXIX, p. 771.

3. *Compendium de chirurgie pratique*, Paris, 1851, t. II, p. 531.

laire des os; ou bien pour faciliter l'extraction des corps étrangers des mêmes tissus.

Mais en fait de cavités, disons de suite que nous n'aurons à nous occuper ici que de la boîte crânienne et de son ouverture.

PREMIÈRE PARTIE

Trépanations préhistoriques.

L'origine de la trépanation du crâne est fort ancienne et se perd en quelque sorte dans la nuit des temps.

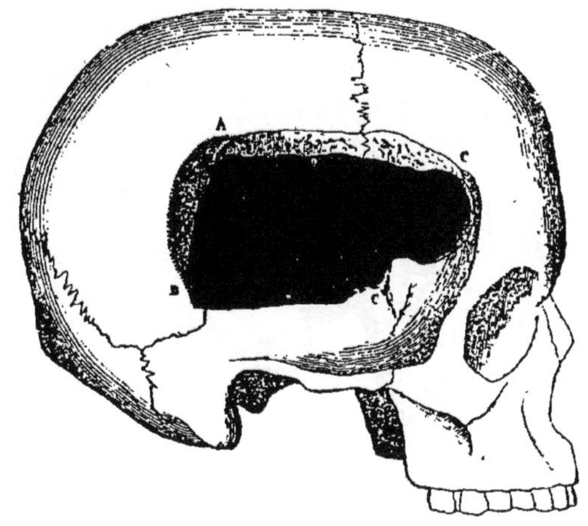

Fig. 1. — Crâne n° 19 de la caverne de l'homme mort (Lozère); coll. Prunières.

Le bord AB est falciforme et cicatrisé (trép. chirurg.); les bords AC, CC sont sciés ou coupés (trép. posthume).

Pourtant d'intéressantes recherches, faites depuis 1872, sont venues jeter un peu de lumière sur cette question jusqu'alors assez obscure.

Ces recherches ont démontré que l'opération du trépan était faite à l'époque néolithique.

Il n'y a qu'à lire les mémoires de Prunières[1], de Joseph de Baye[2] et de Paul Broca[3] pour s'en rendre compte.

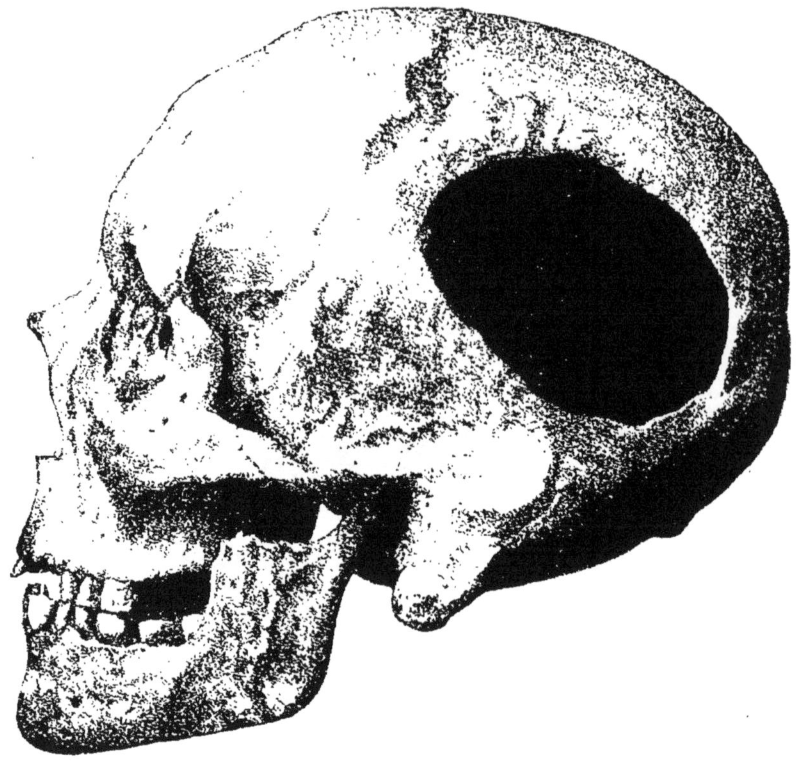

FIG. 2. — Crâne trépané de Nogent-les-Vierges (Oise)
(Muséum d'Histoire naturelle).

On n'a qu'à examiner les crânes que ces auteurs ont présentés à la Société d'anthropologie

1. Prunières de Marjevols, *Mémoire sur les crânes perforés et les rondelles crâniennes de l'époque néolithique* (Congrès de l'Associat. française pour l'avanc. des sciences, Lille, 1874).
2. J. de Baye, *La trépanation préhistorique*, Paris, 1876.
3. P. Broca, *Sur la trépanation du crâne et les amulettes crâniennes de l'époque néolithique*, Paris, 1877.

pour constater que ces crânes portent nettement des orifices de trépanation.

Tels, les crânes extraits des dolmens de Rocknia (province de Constantine) par le général Faidherbe, ceux rencontrés dans les dolmens de la Lozère par le Dr Prunières de Marjevols (fig. 1), ceux trouvés par J. de Baye dans les grottes de Baye (Marne), ceux découverts autour de Paris dans les dolmens de l'Etang-la-Ville, de Nogent-les-Vierges (fig. 2), de Meudon [1]. Nous citerons aussi ceux de Delgado en Portugal, d'Antonio Mussey au Pérou, et enfin ceux rencontrés en Belgique, en Suisse, dans la Prusse rhénane, en Bohême, en Saxe, en Russie, en Danemark (fig. 3), dans l'Amérique du Nord, etc.

« Ces ouvertures crâniennes occupent des régions très variables ; la plupart correspondent au pariétal ; quelques-unes à l'écaille occipitale ou à la partie la plus élevée de l'écaille frontale ; d'autres, assez nombreuses, sont en quelque sorte à cheval sur une suture, de manière à empiéter à peu près par moitié sur les deux os voisins. Toutefois, il semble qu'on ait toujours respecté la partie du crâne qui n'est pas recouverte de cheveux, celle qui constitue le front et qui appartient à la face. Sans doute on ne voulait pas mutiler le visage [2]. »

1. Le premier exemplaire de crâne trépané fut découvert dans la tombe de Cocherel (Eure) en 1685. Dom Bernard de Montfaucon (*L'antiquité expliquée*, t. V. 2e partie, p. 194-195, Paris, MDCCXIX) dit « qu'une des têtes avait le crâne percé en deux endroits, et il paraissait que les plaies avaient guéri ».

2. Emile Cartailhac, *La France préhistorique d'après les sépultures et les monuments*, Paris, 1889, p. 279.

« Ces ouvertures diffèrent essentiellement de celles qui sont congénitales, pathologiques ou traumatiques.

« Il est, en particulier, de toute impossibilité qu'elles soient dues à l'action d'une arme tranchante qui aurait enlevé d'un seul coup un grand copeau de crâne. Cet effet, bien rare, ne peut s'obtenir que sur les régions crâniennes qui offrent un certain degré de courbure, une saillie, telle que le vertex, le front, l'occiput, les bosses pariétales. Or, ce n'est pas sur ces parties que sont placées les ouvertures qui nous occupent, bien au contraire. D'autre part, les pertes de substance produites par un coup tranchant laissent une trace toute spéciale qui n'existe pas ici. Enfin, aucun instrument de l'âge de la pierre n'aurait pu accomplir d'un seul coup cette large et régulière section.

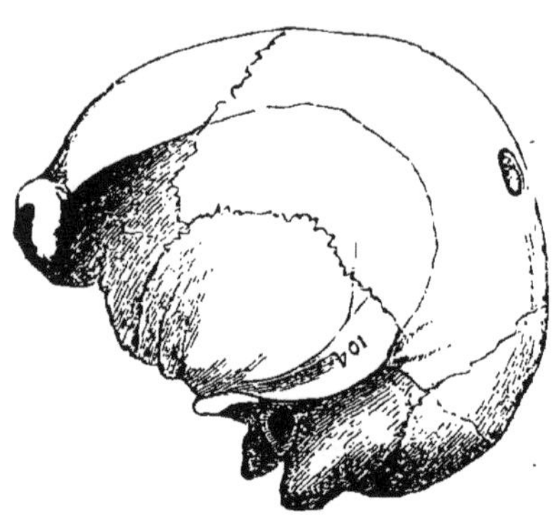

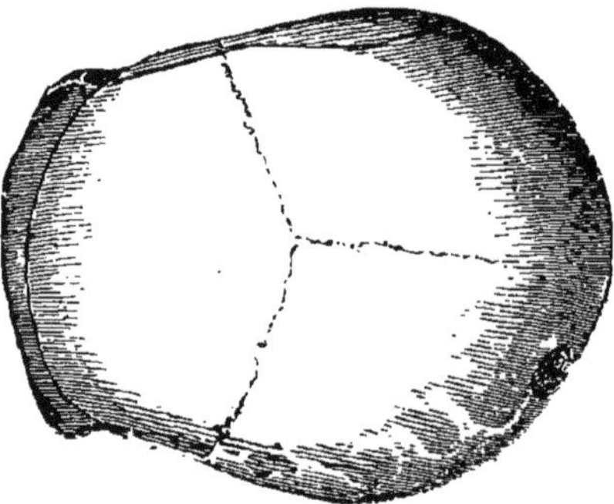

Fig. 3. — Crâne trouvé dans un tumulus danois de l'île de Moën, d'ap. J. Lubbock (*L'Homme préhistorique*).

« Il y a donc eu trépanation [1]. »

Mais ces orifices de trépanation sont : les uns de peu d'étendue (fig. 4), les autres au contraire constitués par de vastes pertes de substance (fig. 5). On s'est donc demandé d'où venait cette différence dans l'aspect macroscopique de ces ouvertures.

C'est Paul Broca qui paraît avoir donné la clef de ce mystère : il a pensé que les premières ouvertures avaient été pratiquées pendant la vie de l'individu, et les deuxièmes après sa mort.

Dans un cas, en effet, l'état lisse des bords de ces ouvertures, la régularité de leur contour, dénotent un travail de réparation cicatricielle et sont la marque évidente qu'elles ont été faites pendant l'existence de l'individu

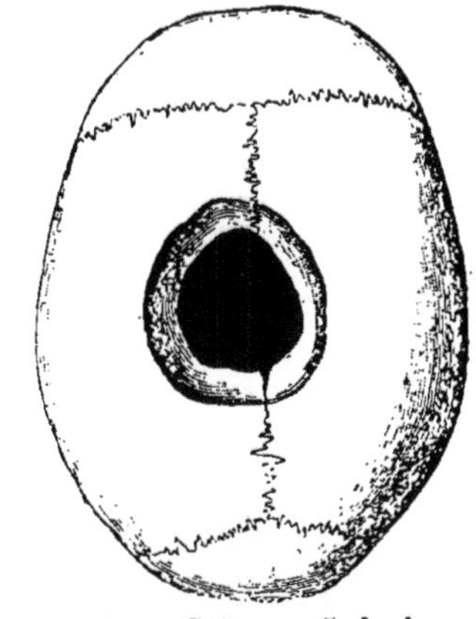

Fɪɢ. 4. — Crâne n° 5 de la caverne de l'homme mort (Lozère) ; trépanation chirurgicale sur la suture sagittale (M. Prunières).

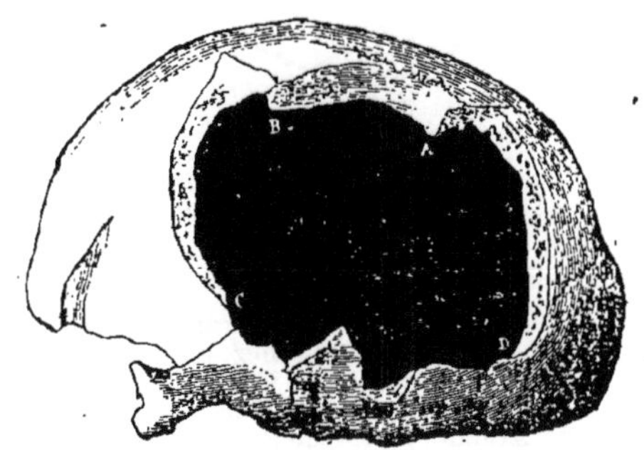

Fɪɢ. 5. — Crâne provenant de l'un des dolmens appelés libournios ou tombeaux des Poulacres (coll. Prunières) :

AB, bord cicatrisé (trép. chirurg.) ; BC, AD, bords sciés ou coupés après la mort (trép. posthume).

[1]. *Ibidem*, p. 280.

(fig. 6). Leurs dimensions assez peu variables, leur forme ovalaire, l'obliquité de leurs bords, et leur disposition à peu près semblable sur tous les crânes, le grand axe toujours dirigé dans le même sens, semblent démontrer qu'il devait y

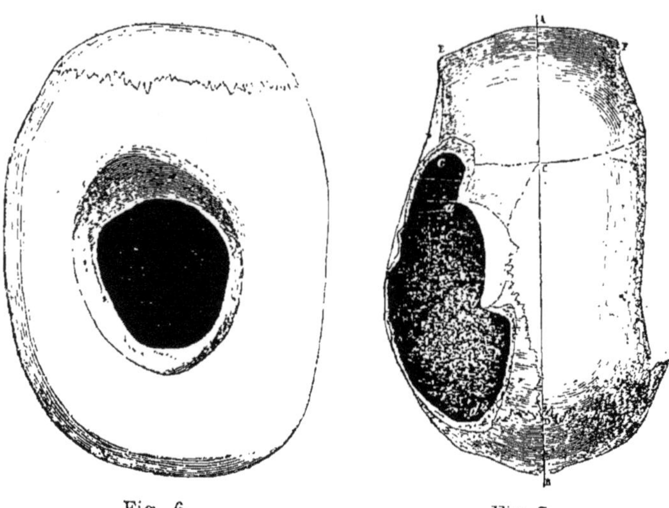

Fig. 6.   Fig. 7.

Fig. 6. — Trépanation chirurgicale sur le pariétal gauche, à 26 millimètres en arrière de la suture coronale (coll. de Baye).

Fig. 7. — Crâne perforé d'un dolmen dit Libournios, donné par M. Prunières au Musée de l'Institut anthropologique :

AB, ligne médiane du crâne marquée par un cordon passant en A sur la racine du nez, en C sur le bregma, en D sur le lamba, en B sur l'inion. E, apophyse orbitaire externe gauche ; F, la droite, brisée à sa base. (L'érosion posthume a détruit une grande partie de la face latérale droite) : ab, bord falciforme, cicatrisé de la trépanation chirurgicale pratiquée dans l'enfance sur le bord sagittal du pariétal gauche ; ac, bd, grandes échancrures de la trépanation posthume, pratiquée en avant et en arrière de l'ouverture cicatrisée. La suture sagittale, au lieu de suivre la ligne médiane CD, a subi une forte déviation vers la gauche.

avoir des chirurgiens spécialement habitués à pratiquer ces trépanations d'une façon méthodique. Le nombre des crânes ainsi trépanés dans des stations situées à de grandes distances les unes des autres, est assez important pour ne laisser aucun doute sur la généralité de la coutume et offre un trait de ressemblance de plus entre chaque peuple.

D'autres ouvertures montrent que les trépanations ont été pratiquées pendant l'enfance, le crâne ne s'étant définitivement développé que

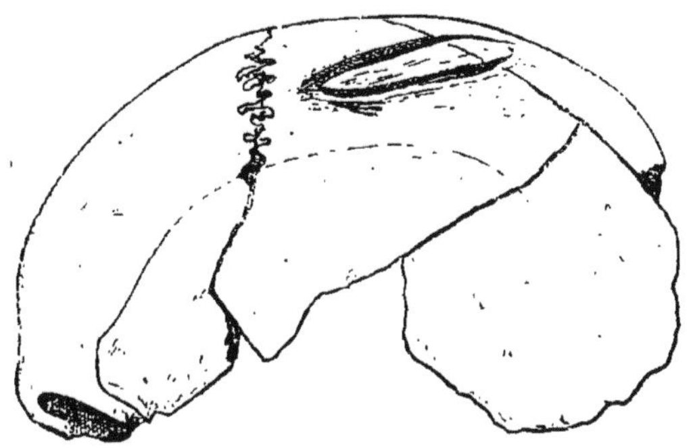

Fig. 8. — Crâne néolithique portugais avec trace d'une trépanation interrompue (Musée Ribeiro, à Lisbonne).

longtemps après que la trépanation avait été faite. Tel est le crâne de la figure 7 ; l'examen de ce crâne asymétrique, ainsi que l'a fait remarquer **P. Broca**, montre que le sujet a été trépané à une époque où le travail de croissance des os du crâne était encore très loin de son terme. On sait que ces os s'accroissent presque exclusivement par leurs bords ; le bord du pariétal gauche, atteint par la trépanation, a donc cessé de faire les frais du travail d'accroissement, et le bord du pariétal droit, n'étant plus arrêté par la résistance de l'os voisin, a pu se prolonger sur la région gauche du crâne.

1.

D'autres orifices simplement ébauchés et consistant en un sillon circulaire ou demi-circulaire démontrent que la trépanation a dû être interrompue (fig. 8). Divers orifices de la trépanation non cicatrisés font voir que l'individu a dû suc-

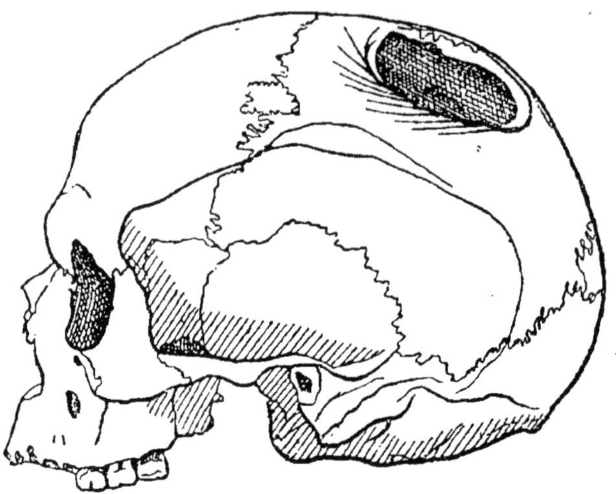

Fig. 9. — Crâne trépané de Feigneux (Oise).

L'opéré est mort très peu après l'opération, d'après le Dr Topinard (Musée Broca, à la Société d'anthropologie).

comber très peu de temps après l'intervention opératoire : tel est le crâne de la figure 9.

Ces trépanations sont donc *chirurgicales*, elles se distinguent parfaitement des pertes de substance produites soit par des accidents, soit par des blessures, car il n'y a pas de traces d'ancienne fracture, pas d'enfoncement osseux, pas de fissures dans leur voisinage.

α. — TRÉPANATIONS CHIRURGICALES.

Ceci bien établi, on s'est demandé pourquoi on trépanait à l'âge de pierre.

D'après l'examen des crânes découverts, il ressort que les chirurgiens de l'époque néoli-

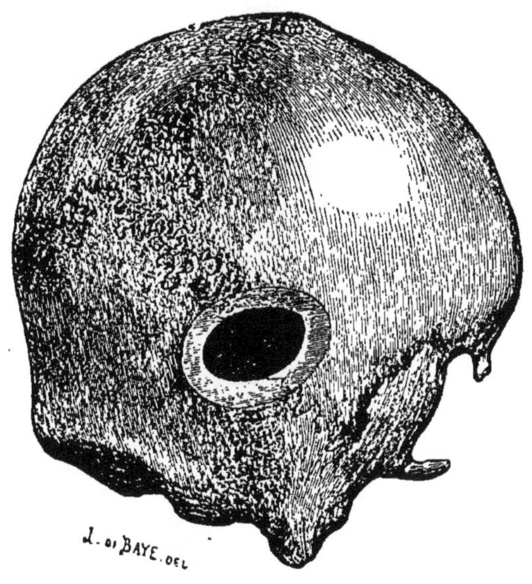

FIG. 10. — Trépanation crânienne.
Ouverture elliptique en biseau aux dépens du pariétal droit dans sa partie la plus rapprochée de l'occipital. L'individu n'a pas survécu à l'opération (J. de Baye).

thique avaient recours à cette opération dans les cas d'hydrocéphalie, tels les crânes des figures 10 et 11, empruntées au travail de J. de Baye[1]; ou bien encore dans les cas de lésions osseuses du tissu crânien, telle la pièce représentée figure 12

1. *Loc. cit.*, p. 12 et 13.

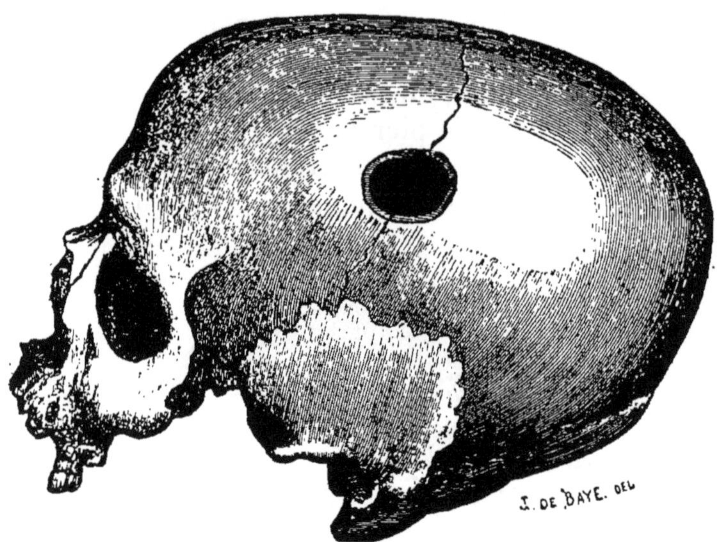

Fig. 11. — Orifice de trépanation presque arrondi dans la partie
supérieure du pariétal gauche.
La vie s'est prolongée après la trépanation (J. de Baye).

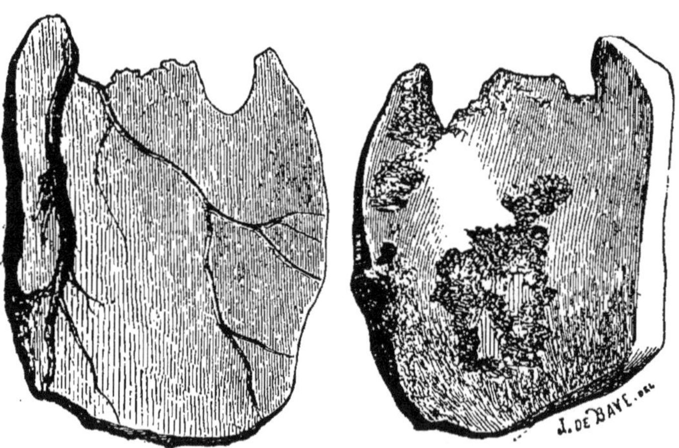

Fig. 12. — Pièce crânienne portant des traces de désorganisation pathologique (J. de Baye).

et empruntée au même travail. Dans cette pièce, le tissu osseux laisse apercevoir des traces de désorganisation ; il a été incontestablement le siège d'une maladie.

Sans doute, aussi, on devait trépaner dans les cas de traumatisme crânien et nous en avons pour preuve le crâne figuré par J. de Baye[1]. D'après cet auteur[2], ce crâne appartient à un sujet qui a reçu une blessure à l'arcade zygomatique et qui a survécu à ladite blessure. Après la mort, le crâne a vraisemblablement servi de matière première, en quelque sorte, pour la fabrication des amulettes crâniennes.

Mais là ne se bornaient pas, pour les chirurgiens de l'époque néolithique, les affections qui leur faisaient avoir recours à la trépanation. On pense aujourd'hui, que c'est surtout dans les maladies spontanées ayant un retentissement sur le cerveau, qu'ils intervenaient. Nous allons voir de quelle façon P. Broca est arrivé à l'interprétation de ces assertions, qui n'avaient d'abord été que purement hypothétiques.

« Il est probable, dit P. Broca[3], que les indications de l'opération se rapportaient à l'idée que l'on se faisait alors de certaines affections de la tête ou de certains troubles nerveux, tels que l'épilepsie, l'idiotie, les convulsions, l'aliénation mentale, etc., qu'on attribuait à des causes divines, à des démons, etc.

1. J. de Baye, *Archéologie préhistor.*, Paris, 1888, p. 169, fig. 25.
2. Communication orale.
3. P. Broca, *Bull. de la Soc. d'Anthrop.*, Paris, IIe série, t. IX, p. 546.

« Les opérateurs allaient donc droit au but en pratiquant une ouverture à la tête pour donner issue à l'esprit emprisonné dans le corps. »

Les maladies convulsives inspirent toujours la crainte, l'étonnement, prennent un caractère sacré qu'elles donnent à ceux qui en sont affligés. De là la sainteté de la trépanation et peut-être la coutume de la perforation du crâne pour une initiation religieuse. Cette hypothèse de P. Broca est très séduisante, ainsi que le rapprochement qui en a été fait avec la tonsure actuelle des prêtres : celle-ci pourrait être un reste, bien dénaturé, d'une coutume primitive, un adoucissement de l'initiation par le trépan [1].

Mais quel est l'âge où les convulsions sont les plus fréquentes, si ce n'est l'enfance ? Il n'est donc pas étonnant que les trépanations faites pendant la vie aient été pratiquées surtout sur des crânes d'enfant.

P. Broca a pu constater que les affections convulsives de l'enfance existaient bien à l'époque néolithique. On sait en effet que ces affections, lorsqu'elles présentent une durée assez longue et une gravité particulière, laissent sur les dents permanentes en voie de développement, une empreinte que le temps n'efface pas. Le trouble passager de la formation de l'émail s'y manifeste sous la forme d'un sillon transversal ou d'une série de trous disposés en ligne horizontale. Ce

1. Toutefois, d'après les recherches qui nous ont été communiquées, la tonsure n'aurait pas cette origine préhistorique (F. Terrier).

sont surtout les incisives et les canines qui sont affectées.

Or, sur deux cents canines et incisives que P. Broca a examinées avec Magitot, la lésion caractéristique des convulsions de l'enfance existait deux fois.

D'après P. Broca, « les crânes des individus qui survivaient à cette trépanation étaient considérés comme jouissant de propriétés particulières, de l'ordre mystique, et lorsque ces individus venaient à mourir, on taillait souvent dans leurs parois crâniennes des rondelles ou fragments, qui servaient d'amulettes et que l'on prenait de préférence sur les bords mêmes de l'ouverture cicatrisée [1] ».

Cette hypothèse, très acceptable, nous donne l'explication des vastes pertes de substance trouvées sur les crânes de l'âge de pierre et dont nous avons déjà fait mention.

Ce sont là des trépanations faites après la mort, mais avant l'inhumation, ce sont des trépanations dites *posthumes*.

β. — TRÉPANATIONS POSTHUMES.

En effet, sur ces pertes de substance, il n'y a plus cet état lisse particulier des bords des ouvertures que nous avons signalé dans les trépanations chirurgicales. Les bords sont, au contraire, anfractueux (fig. 5 et 7) ; les porosités diploïques sont béantes.

1. P. Broca, *Sur la trépanation du crâne et les amulettes crâniennes à l'époque néolithique*, Paris, 1877, p. 9.

Les os portent sur leur surface des stries, des rainures imprimées par l'instrument de l'opérateur (fig. 13).

Amulettes. — « Le premier exemplaire d'amulette découvert fut figuré en 1867 par Ernest Chantre, qui l'avait remarqué au musée de Grenoble. Mais il le présenta comme une sorte de

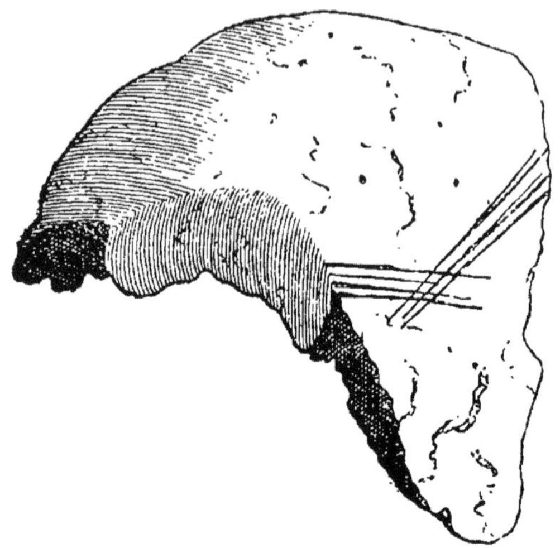

Fig. 13. — Amulette à bord falciforme provenant du dolmen de la Galline (Lozère). D'après M. Prunières.

La partie la plus claire du bord concave est taillée en un biseau mince, falciforme et cicatrisée. Le reste de la circonférence de l'amulette a été taillé par sections posthumes.

cuillère. C'est la rondelle la plus grande connue [1]. »

Mais c'est à Prunières que revient l'honneur de la découverte d'un certain nombre de rondelles ou *amulettes*, et d'avoir bien observé que ces rondelles existaient dans certains crânes pri-

1. E. Cartailhac, *La France préhistorique*, etc., Paris, 1889, p. 284.

mitivement trépanés; enfin c'est à P. Broca que
revient le mérite d'en avoir donné une explication raisonnable.

Ces amulettes taillées après la mort, ainsi que
l'a expliqué P. Broca, dans le crâne des individus qui avaient survécu à la trépanation chirurgicale, et qui, par cela même, étaient considérés
en quelque sorte comme ayant un caractère
de sainteté, étaient sans doute des talismans, des

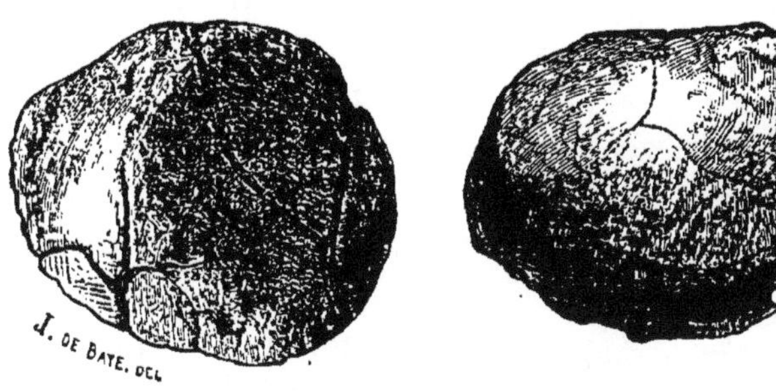

Fig. 14. — Amulette crânienne, dite la rondelle de Lyon
détachée du pariétal (M. Prunières).

porte-bonheur dans les familles : on devait les
suspendre autour du cou ou des bras, elles
devaient se transmettre en héritage comme des
reliques.

En fait, dans l'imagination naïve de nos ancêtres, elles devaient préserver des atteintes des
génies malfaisants chacun des membres de la
tribu. Comme le dit J. de Baye[1] : « elles avaient
sans doute un caractère sacré, elles qui avaient
été en contact avec les esprits dont le sujet opéré
avait subi la terrible influence ».

1. J. de Baye, *La trépanation préhistorique*, extrait de l'*Archéologie préhistorique*, Paris, 1876, p. 24.

On enlevait la plus grande partie des bords de l'ouverture chirurgicale, en en respectant environ le quart ; puis on plaçait dans l'intérieur des crânes trépanés une amulette taillée aux dépens d'un autre crâne.

Telles sont les amulettes découvertes par Prunières (fig. 14) et par J. de Baye (fig. 15).

Mais quelle est l'explication plausible de cette coutume ? C'est encore P. Broca qui nous la donne :

« Après avoir pratiqué des mutilations posthumes sur les crânes auxquels une ancienne trépanation avait donné des propriétés particulières, on ne croyait pas pouvoir les abandonner dans cet état, et on leur rendait, avant de les inhumer, une amulette qu'on enfonçait dans le cerveau ou qu'on glissait au moins sous la dure-mère. Ce rite funéraire implique nécessairement la croyance à une autre vie. L'amulette intra-crânienne n'était-elle qu'un simulacre destiné à représenter sur un crâne mutilé la partie dont on l'avait privé ? Elle signifiait, je pense, quelque chose de plus. Le fait qu'elle était empruntée de préférence à un crâne sanctifié par une an-

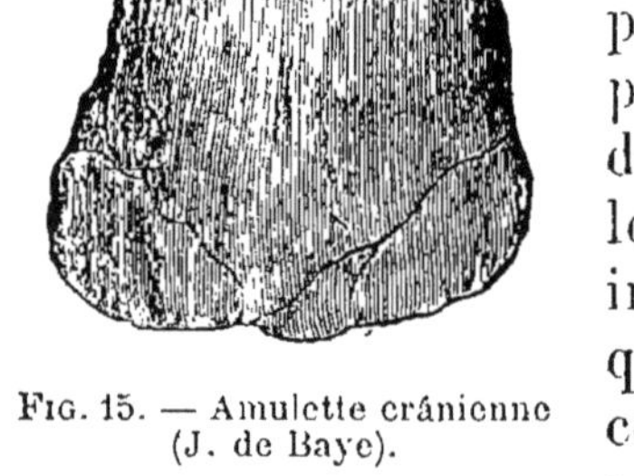

Fig. 15. — Amulette crânienne (J. de Baye).

cienne trépanation, permet de croire qu'on la
considérait comme un viatique capable de porter
bonheur au mort dans un nouveau séjour ; mais
quand même cette dernière interprétation ne
serait pas admise, on n'en serait pas moins obligé
de reconnaître que les peuples de l'époque de la
pierre polie croyaient à une autre vie [1]. »

Si nous examinons ces amulettes nous voyons

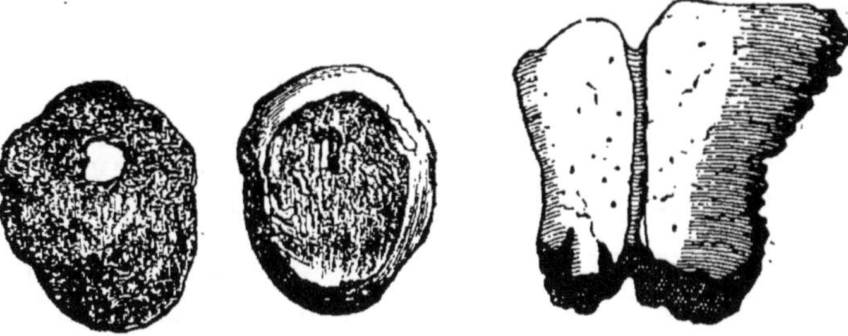

Fig. 16   Fig. 17

FIG. 16. — Amulettes crâniennes (coll. J. de Baye).

FIG. 17. — Amulette à encoche de suspension, provenant du
dolmen dit la Cave des Fées (Lozère) (M. Prunières).

qu'elles ont des contours régularisés, arrondis et
polis et qu'elles ont dû être longtemps portées,
car leur surface a subi l'action d'un frottement
prolongé (fig. 16). Le tissu osseux qui les constitue est tellement solide qu'il est évident que la
trépanation a été opérée sur des parties saines.

Ce qui paraît démontrer que les hommes des
cavernes devaient porter sur eux ces amulettes,
c'est que les unes présentent des encoches unies
par une gouttière superficielle et paraissant desti-

1. P. Broca, *Bull. de la Soc. d'Anthrop.*, Paris, 1876, IIe série,
t. IX, p. 554.

nées à recevoir un lien de suspension (fig. 17 et 18).
Les autres sont percées d'un ou de deux trous (fig. 16 et 19) et sont façonnées de façon à être suspendues au cou.

« Leur forme se rapproche singulièrement de celle des boutons blancs en os de fabrication commune [1]. »

« On retrouve des restes de cette coutume dans des temps bien postérieurs à l'époque néolithique.

« Il y a dans la collection Morel, à Châlons-sur-Marne, un *torques gaulois* auquel est suspendue une rondelle osseuse, plate, ronde, polie sur ses deux faces, semblable à nos jetons, percée d'un trou central. Cette pièce a été taillée dans un crâne humain [2]. »

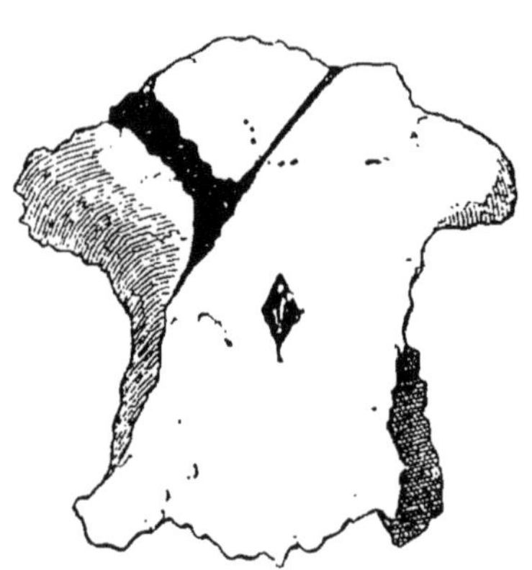

Fig. 18. — Amulette irrégulière préparée pour la suspension (coll. Prunières).

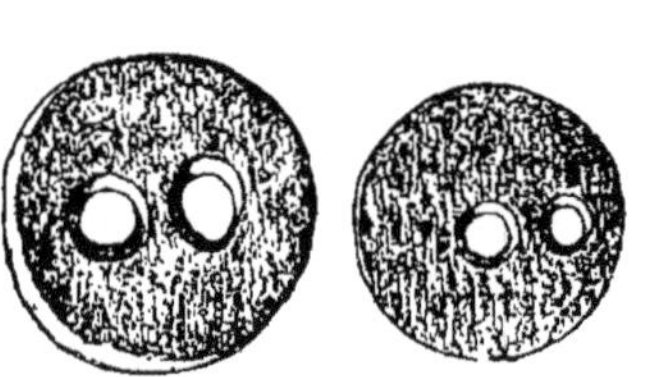

Fig. 19.—Amulettes crâniennes percées de deux trous (J. de Baye).

J. de Baye possède deux fragments crâniens qui

1. J. de Baye, *loc. cit.*, p. 11.
2. P. Broca, *Sur la trépanation du crâne et les amulettes crâniennes; loc. cit.*, p. 6, et *Bull. de la Soc. d'Anthropologie*, Paris, 2 mars 1876, 2e série, t. XI, p. 121.

étaient suspendus à un torques trouvé aussi dans des sépultures gauloises à Wargemoulin (Marne).

L'une de ces amulettes, percée de trois trous, est fixée au torques par un fil de laiton (fig. 20)

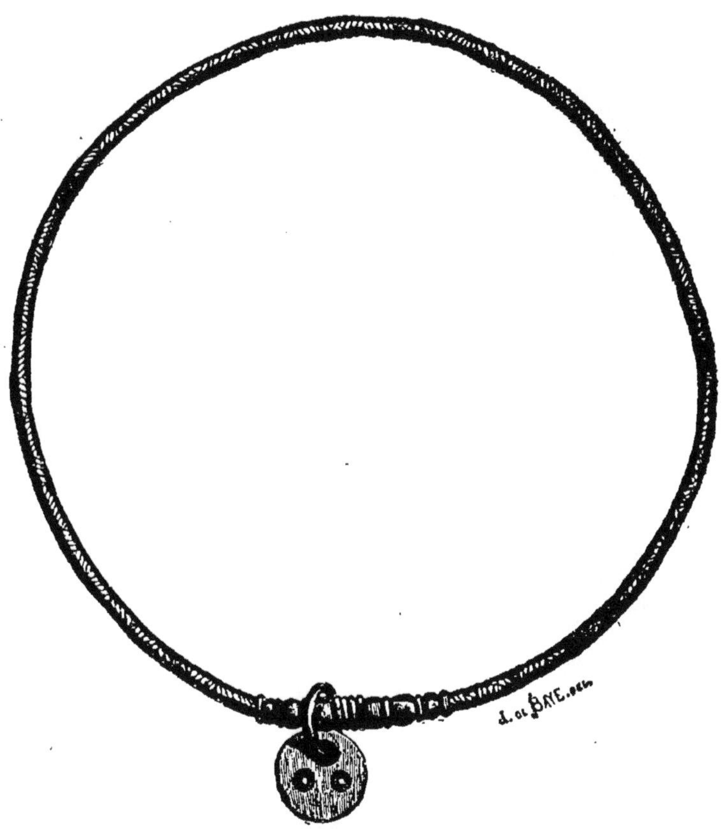

FIG. 20.— Fragment crânien percé de trois orifices et suspendu à un *torques* trouvé dans des sépultures gauloises à Wargemoulin (J. de Baye).

et, comme le dit P. Broca, il est permis de croire que cet usage gaulois était la continuation de l'antique usage néolithique.

Des procédés de la trépanation néolithique.

On s'est demandé comment les hommes des cavernes faisaient la trépanation, et en se posant cette question, on n'a pas été sans s'étonner que ce genre d'opération ait pu être pratiqué avec l'outillage instrumental si imparfait que possédaient alors nos ancêtres.

N'ayant que du silex à leur disposition, c'est avec du silex qu'ils devaient faire les trépanations soit chirurgicales, soit posthumes. La quantité considérable d'instruments en pierre qui ont été découverts dans toutes les parties du monde, dans les monuments mégalithiques et dans les sépultures, paraît le prouver. Nous en figurons ici quelques-uns :

Les uns sont en forme de couteau, de tranchet (fig. 21), de lame plus ou moins longue (fig. 22), de grattoir (fig. 23), les autres de poinçon (fig. 24), ceux-ci sans manche, ceux-là emmanchés (fig. 25 et 26). Les autres, enfin, donnent très bien la configuration d'une scie (fig. 27), grâce aux dents

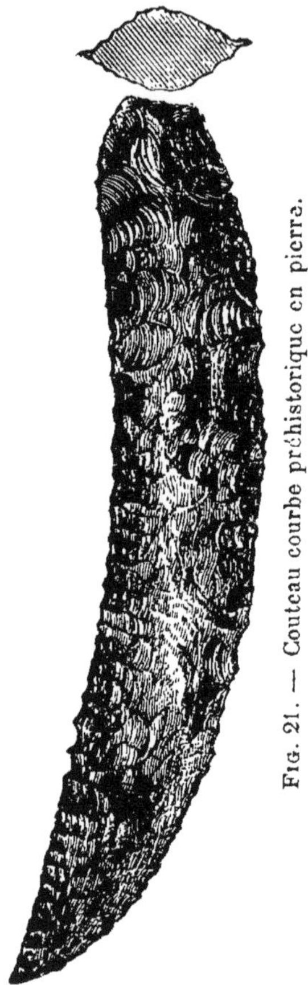

Fig. 21. — Couteau courbe préhistorique en pierre.

qu'elles ont sur un ou plusieurs de leurs bords[1], ou de coins, de ciseaux et de marteaux (fig. 28).

Mais comment se servaient-ils de ces instruments grossiers pour trépaner ?

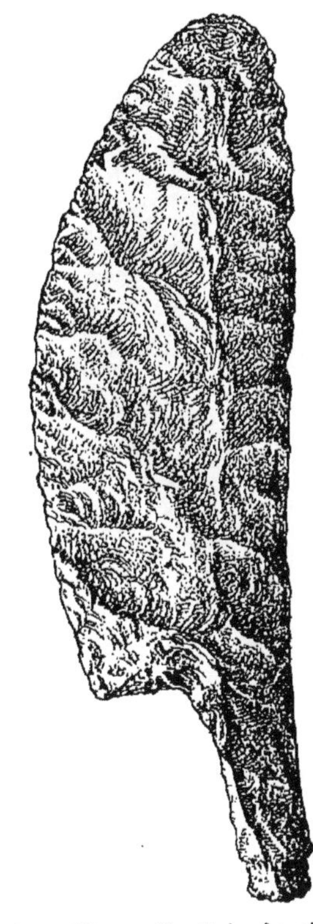

FIG. 22. — Pointe de silex.

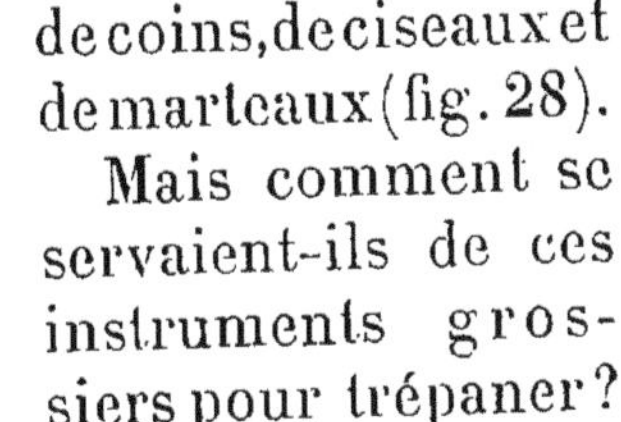

FIG. 23. — Grattoir de silex taillé.

Est-ce par une ou plusieurs perforations suc-

1. John Lubbock, *L'Homme préhistorique*, Paris, 1888, t. I, p. 100.

cessives par rotation de l'extrémité pointue du silex? est-ce en circonscrivant une portion d'os, au moyen d'un morceau de silex aplati, aminci et ébréché de façon à former scie? ou bien est-ce par usure de l'os par simple raclage avec un silex coupant?

Sans doute la première hypothèse paraît très plausible. Un morceau de silex à extrémité mince et étroite, mis en rotation par la main, fut sans doute le premier instrument à la portée des opérateurs néolithiques, et c'est ainsi qu'ils ont dû manœuvrer tout d'abord. Ils agissaient par une sorte de térébration des os du crâne, et ils pouvaient, au moyen de perforations multiples, enlever une rondelle servant d'amulette.

Nul doute, à ce compte, que l'on ne puisse rattacher à l'âge de pierre la découverte du *trépan exfoliatif*.

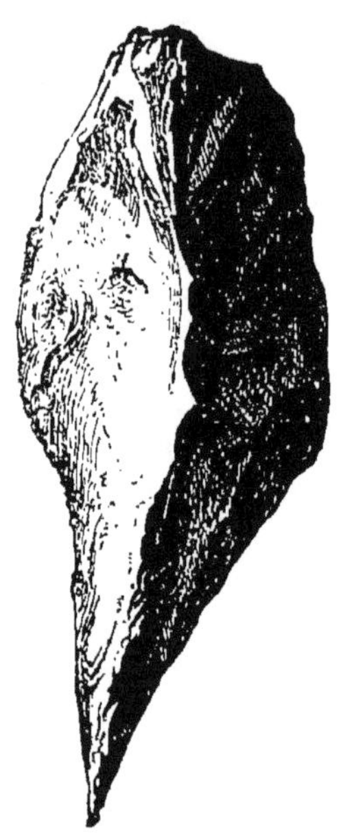

Fig. 24. — Poinçon en pierre (d'après Lubbock).

Comme l'a décrit Prunières [1], on voit ce procédé de rotation à la main encore employé par les bergers de la Lozère, pour trépaner les moutons atteints de tournis. La seule modification qu'ils y aient appor-

<hr>

1. Prunières, *Sur les crânes perforés et les rondelles crâniennes* (*Association française pour l'av. des sciences*, volume de Lille, 1874, p. 623).

tée, c'est la substitution d'une pointe de couteau
à la pointe d'un silex.

« D'après Gillman, c'était aussi la méthode

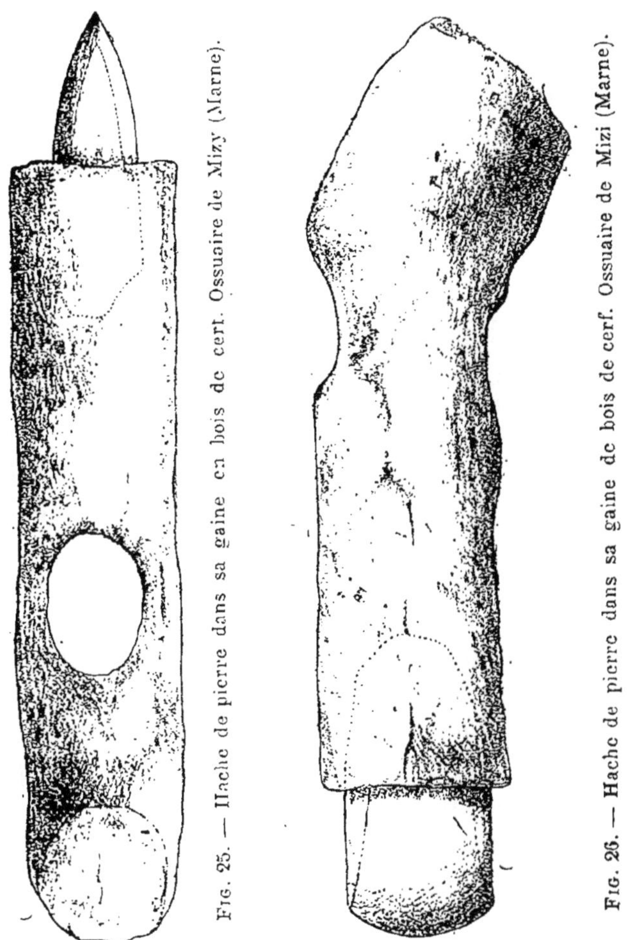

Fig. 25. — Hache de pierre dans sa gaine en bois de cerf. Ossuaire de Mizy (Marne).

Fig. 26. — Hache de pierre dans sa gaine de bois de cerf. Ossuaire de Mizi (Marne).

usitée chez les sauvages de l'Amérique du Nord,
dans le *grand Mound* de la rivière rouge et dans
un *autre Mound*, près de la rivière de sable, non

loin du lac Huron ; on en a également retrouvé la trace dans une ancienne sépulture indienne, près de Saginan [1]. »

Chez les Indiens de l'Amérique du Nord, le lieu d'élection de la trépanation était le sommet du crâne, la forme des orifices était régulièrement ronde. Ces orifices étaient petits, leur diamètre variant de 10 à 15 millimètres : telle est la perforation des Indiens du Michigan.

Mais, pour P. Broca [2], ces trépanations étaient posthumes ; elles étaient pratiquées pour « permettre à l'âme de sortir du corps ». Le fait a été contesté par Robert et Fletcher, qui pensent qu'elles étaient chirurgicales.

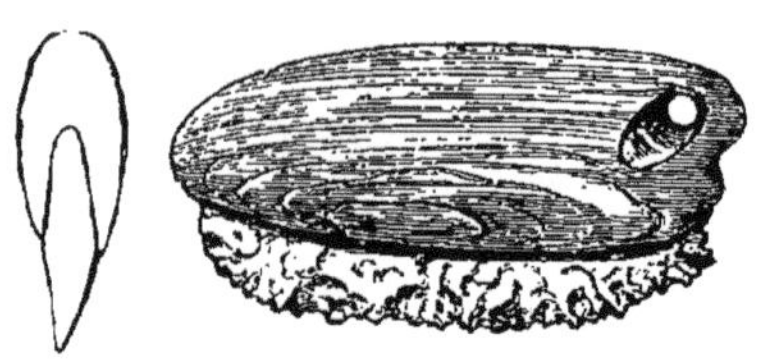

Fig. 27. — Scie en silex (d'après Lubbock, (*L'Homme préhistorique*).

Chez les Dayaks, de Bornéo (Muséum, n° 5916), le crâne est orné d'élégantes arabesques, et une charnière permet de soulever la rondelle comme le couvercle d'une tabatière et de la remettre ensuite en place (fig. 29).

C'est au procédé des perforations multiples que s'est rattaché Just Lucas-Championnière pour expliquer les trépanations chirurgicales des temps préhistoriques. Ce chirurgien, en se servant d'un morceau de silex, est parvenu à faire lui-même, par perforations successives, des ouver-

1. Léon Gallez, *La trépanation du crâne*, Paris, 1893, p. 9.
2. P. Broca, *Sur la trépanation du crâne et les amulettes crâniennes à l'époque néolithique*, Paris, 1877, p. 72-74.

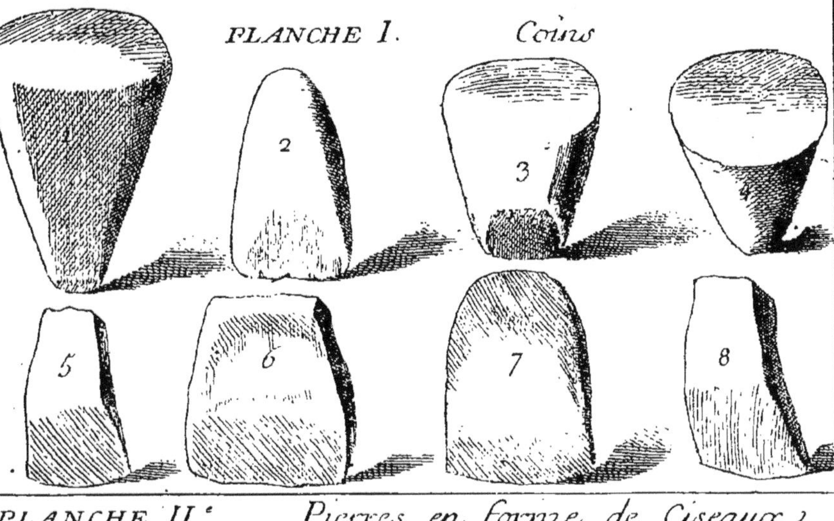

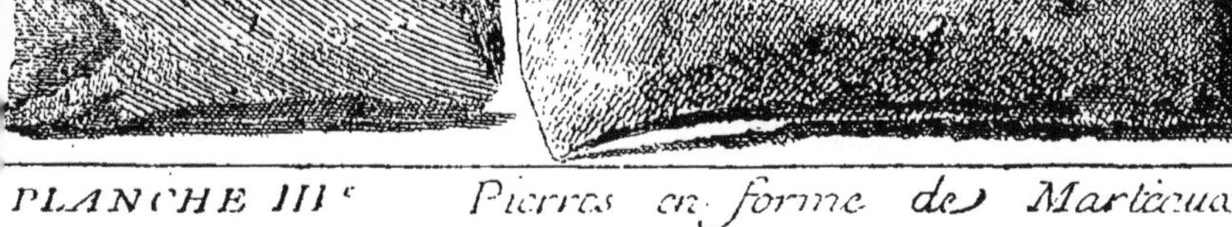

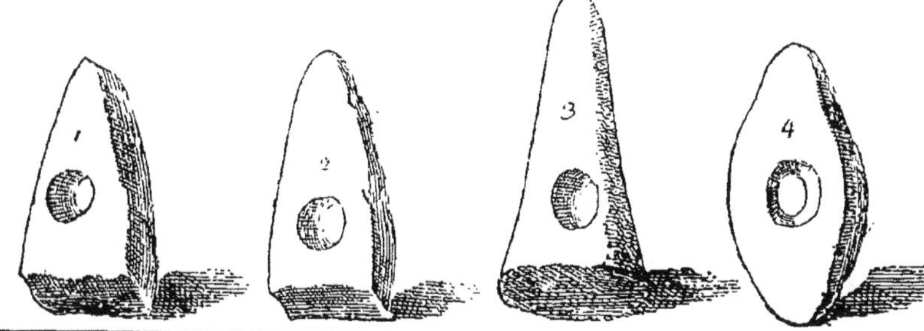

Fig. 28. — Réduction de la planche donnée par Mahudel à la suite de
son mémoire sur les prétendues pierres de foudre (1730).
(Figure prise dans E. Cartailhac, *La France préhistorique*, p. 11.)

tures crâniennes qui ont un aspect absolument semblable à celui que présentent les pertes de substance observées sur les crânes de l'époque néolithique. Tel est le crâne (fig. 1, p. 12) de son ouvrage sur *la trépanation guidée par les localisations cérébrales*[1]. Ce procédé, d'après lui, expliquerait très bien la taille des amulettes.

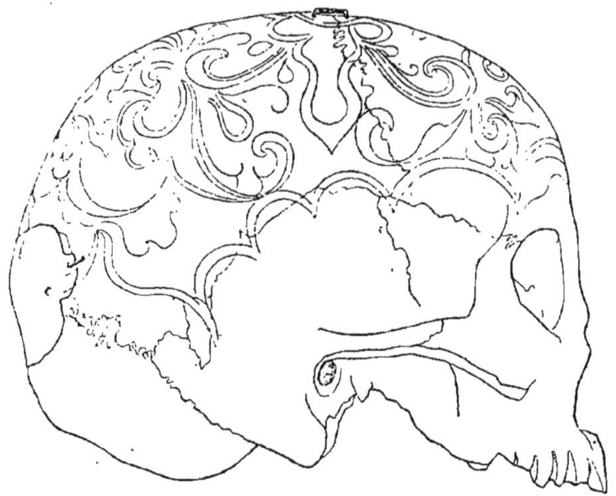

FIG. 29. — Crâne de Dayak avec perforation posthume, Bornéo (Muséum d'histoire naturelle).

Paul Broca a pensé que, pour pratiquer les trépanations chirurgicales, les opérateurs néolithiques procédaient par raclage du tissu osseux crânien avec un fragment de silex ; la trépanation se produisait par usure de l'os.

Des expériences que ce chirurgien a faites, il ressort que l'opération par raclage pratiquée avec un morceau de verre est longue et

1. J. Lucas-Championnière, *Étude historique et clinique sur la trépanation du crâne. La trépanation guidée par les localisations cérébrales*, Paris, 1878, fig. 1, p. 12.

laborieuse. Elle dure près d'une heure lorsqu'il s'agit d'un crâne d'adulte dur et épais ; chez les enfants, au contraire, la trépanation peut être ainsi obtenue en quatre à cinq minutes.

Ce raclage était encore en usage au moyen âge, pour obtenir la poudre d'os qui guérissait l'épilepsie, soit prise à l'intérieur, soit portée suspendue autour du cou dans un sachet.

« Cette époque ne se relierait-elle pas, à travers la suite des siècles, à celle où l'on attribuait de hautes vertus aux amulettes crâniennes[1] ? »

A l'âge du bronze, on a aussi pratiqué la trépanation chirurgicale ; c'est ainsi qu'on a trouvé dans les Deux-Sèvres, aux Lizières, des crânes qui portaient des orifices de trépanation nettement cicatrisés[2]. Autour de ceux-ci on avait essayé d'enlever la rondelle en traçant des

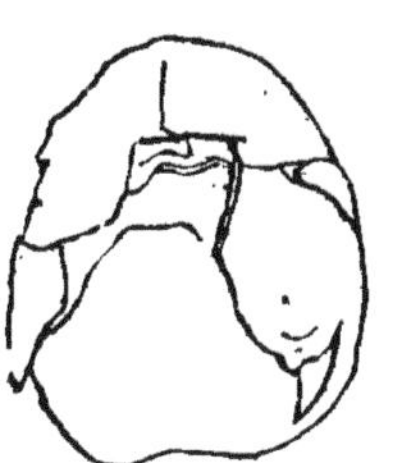

Fig. 30. — Perforation mixte de l'époque de bronze autour d'une perforation circulaire cicatrisée. Rainures en rectangle, posthumes. Crâne des Lizières (Souché).

rainures sur le tissu crânien, au moyen d'un instrument en métal et suivant une forme rectangulaire. Tel le crâne découvert par Souché (fig. 30), tel est encore celui trouvé par le marquis de Bute, en Écosse, dans l'île de Bute, dans un tombeau près de Mounstuart House. Ce dernier fait a été relaté par le Dr Robert Munro, secrétaire de la Société d'archéologie d'Edimbourg[3], qui a

1. P. Broca, *loc. cit.*, p. 58.
2. Souché, *Le vieillard des Lizières (Assoc. française pour l'av. des sciences*, La Rochelle, 1882, p. 588).
3. Robert Munro, *From the Proceedings of the Society of antiquaries of Scotland*, vol. XXVI, pp. 1-11.

bien voulu mettre son mémoire à notre disposition.

Ces instruments en bronze présentaient des formes variables se rapprochant un peu des silex taillés et polis ; il en existe au musée Orfila une série tout à fait remarquable que nous avons dessinés (fig. 31 et 32).

Ces instruments se trouvent sous verre dans

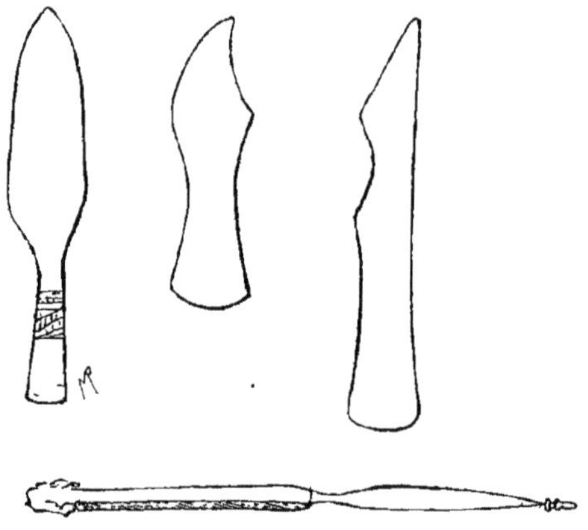

Fig. 31. — Instruments de l'âge de bronze :
couteau lancéolaire ; couteau en rondache ; couteau allongé ;
bistouri étroit à deux tranchants et boutonné.

un tableau donné en 1850, à la Faculté de médecine de Paris, par le professeur Jules Cloquet ; ils ont été trouvés dans les ruines de l'antique Égypte par Clot-Bey.

S'il est probable que l'étude de la médecine opératoire des sauvages peut nous donner la clef des coutumes chirurgicales préhistoriques, il est bon d'y jeter un rapide coup d'œil.

« Ainsi il paraîtrait que dans quelques îles de la mer du Sud, les sauvages pratiquent la trépanation du crâne par usure avec un morceau de verre pour les maux de tête, névralgies, vertiges, après une incision du cuir chevelu en forme de T. Ils appliquent même un appareil protecteur après l'opération [1]. »

L'orifice résultant de ce mode opératoire aurait le diamètre d'une pièce de deux francs ; il serait

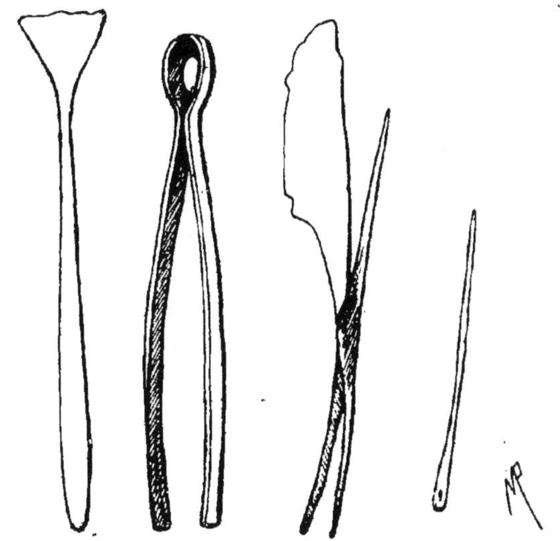

Fig. 32.— Instruments de chirurgie de l'âge de bronze : rugine ; pince à disséquer ; rasoir avec son manche articulé et mobile ; aiguille.

de suite obturé avec une rondelle taillée dans une noix de coco très mince et polie, que l'on emboîte sous le cuir chevelu. Un remède analogue est employé contre les rhumatismes ; l'os qu'on suppose affecté est mis à nu et gratté jusqu'à ce qu'une portion de l'enveloppe extérieure soit enlevée.

1. J. Lucas-Championnière, *loc. cit.*, p. 6, et *Gaz. hebdom.*, 1874, n° 16, p. 249.

Des pratiques de ce genre s'exercent encore dans les îles Pomotou.

Les montagnards du Daghestan (Caucase) trépanent pour les maux de tête et aussi dans les cas de traumatismes du crâne. Comme chez les Kabyles dont nous allons parler, ils trépanent souvent sans autre motif que celui de gagner de l'argent. D'après le docteur Krivyakin, qui a décrit leur manuel opératoire dans un journal de médecine militaire russe, ils se servent, pour racler l'os, d'une gouge dont les angles sont arrondis; notons que les patients restent fort tranquilles et ne semblent pas souffrir pendant toute la durée de l'opération[1].

On peut croire aussi que les opérateurs de l'âge de pierre se servaient, dans leurs trépanations chirurgicales et surtout dans leurs trépanations posthumes, d'une scie formée par un fragment de silex aminci, aplati et ébréché, fragment de silex auquel ils imprimaient un mouvement de va-et-vient.

Ce qui le prouve, ce sont les petites rayures divergentes, véritables échappées que l'on remarque autour de certains orifices de trépanation (fig. 9 et 13). Ce qui le prouve encore, c'est la découverte d'un crâne néolithique faite aux environs de Lisbonne et signalée par M. Delgado[2].

1. Krivyakin, in *Trephining to Daghestan* (*The Lancet*, t. 1, p. 138, London, 21 janvier 1888).
2. Ce crâne, à moitié trépané, provient du dépôt supérieur de Casa di Moura à Cesareda, où il a été trouvé dans les fouilles faites en 1880 sous la direction de M. Delgado, les premières datant de 1866.

D'après J. de Baye [1], qui a bien voulu nous donner des renseignements précis sur cette découverte, on remarque sur ce crâne des traces indubitables d'un commencement de trépanation ou d'une opération inachevée faite au moyen d'un silex, en promenant celui-ci de manière à circonscrire une portion osseuse de forme elliptique. Selon cet auteur [2], cette curieuse et unique pièce indique la façon d'opérer de nos pères de l'époque néolithique : non seulement ils obtenaient une perte de substance, mais aussi une rondelle crânienne. Cette découverte a été faite après la mort de P. Broca, et J. de Baye l'a figurée dans un de ses ouvrages [3].

Capitan [4] a produit des ouvertures semblables avec la pointe d'un silex promenée dans un sillon de forme elliptique circonscrivant la portion d'os dont il se proposait de faire l'ablation. Il a donc imité la façon dont, vraisemblablement, devaient procéder les opérateurs préhistoriques. Nous nous rallions entièrement à cette hypothèse.

Trépanation chez les Arabes.

C'est ainsi, du reste, que procèdent les habitants ignorants et grossiers des tribus de l'Aou-

1. J. de Baye, *Congrès internat. d'anthrop. et d'arch. préhist.*, Compte rendu de la 9e session tenue à Lisbonne, 1880, Lisbonne, 1884, pp. 264-265 et p. 122, pl. XV.
2. Communication orale.
3. J. de Baye, *Archéologie préhistorique*, 1888, p. 173, fig. 26.
4. Capitan, *Recherches expérimentales sur les trépanations préhistoriques* (*Bull. de la Société d'anthropologie*, Paris, 1882, p. 535).

ress (Ouled-Zian et Beni-Ferrah) et dont le but est d'enlever au crâne une plaque osseuse carrée. Peut-être la trépanation à laquelle ils ont souvent recours n'est-elle que le résultat d'une tradition léguée par leurs ancêtres de l'âge de pierre ; peut être les instruments qu'ils emploient, et en particulier leur scie droite, ne serait-elle que l'imitation de la scie en silex ou du fragment de silex à bord tranchant, ébréché, formant scie, qui devait servir à la trépanation posthume dans les temps préhistoriques.

Quoi qu'il en soit, et c'est Amédée Paris qui nous l'a appris[1], les instruments employés autrefois par les Kabyles de l'Aouress, dans la province de Constantine, outre le rasoir emprunté à la civilisation européenne et une serpette recourbée, se composaient :

1° D'une scie simple (fig. 33) ;
2° D'une scie double (fig. 34);
3° D'un élévatoire droit (fig. 35);
4° D'un élévatoire courbe (fig. 36).

L'examen de la planche représentant ces instruments (p. 35), nous dispense d'une description détaillée.

Le principal objet du pansement de la plaie céphalique, qui résulte de la section osseuse, est une *plaque de cuivre* (fig. 37) repoussée sur une de ses faces et percée de trous destinés à laisser s'échapper les produits de la suppuration et aussi

---

1. Dr Amédée Paris, *Mémoire sur la trépanation céphalique pratiquée par les médecins indigènes de l'Aouress* (tribus des Ouled-Zian et des Beni-Ferrah, province de Constantine), Paris, 1865, pp. 10-14.

à faire passer des cordons de laine qui per-

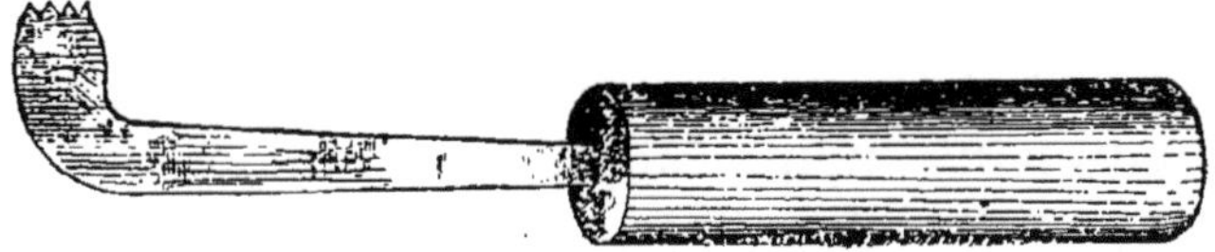

FIG. 33. — Scie simple.

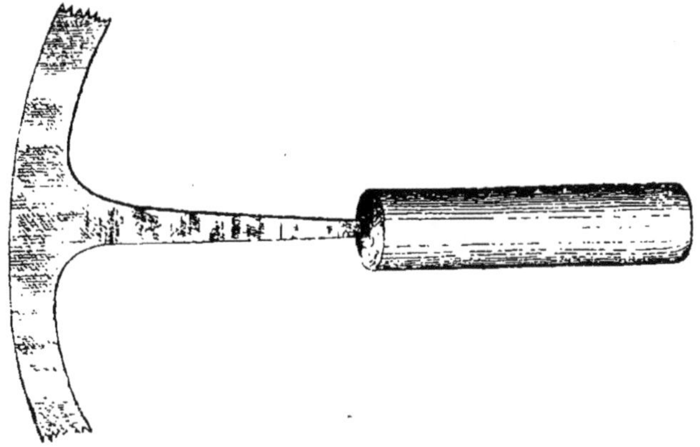

FIG. 34. — Scie double.

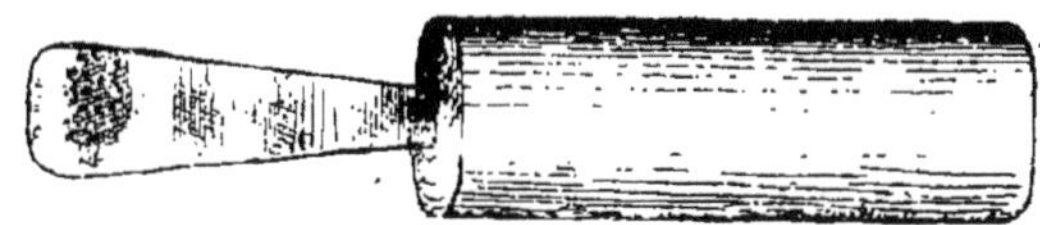

FIG. 35. — Élévateur droit.

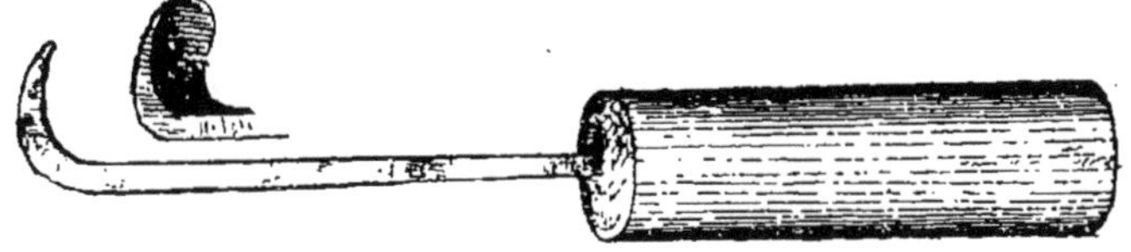

FIG. 36. — Élévateur courbe.

mettent de fixer la plaque sur les objets de
pansement et sur le crâne.

Les autres pièces de pansement se composent :

1° D'une petite compresse de coton ;

2° D'un morceau de burnous de laine.

La compresse de coton est recouverte, au moment du pansement, de goudron liquide.

On peut voir (fig. 38) une pièce osseuse atteinte de carie et détachée du crâne par une section quadrilatère faite avec la scie.

Ces instruments grossiers ont été présentés à

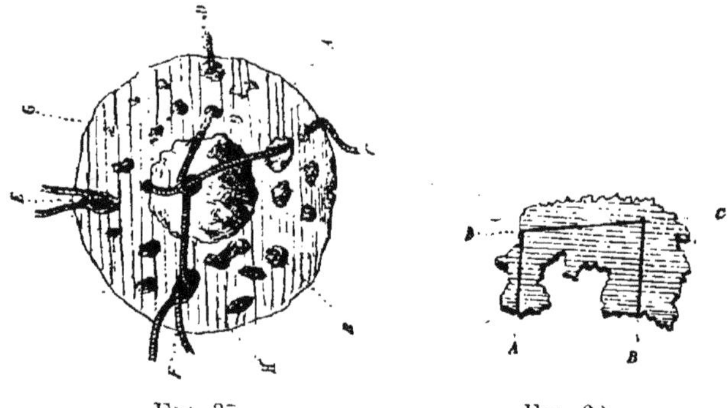

FIG. 37.   FIG. 38.

l'Académie de médecine par le baron H. Larrey[1].

D'après le docteur L.-Th. Martin[2], cette coutume de la trépanation est localisée chez les Kabyles de la montagne, descendants des Berbères, et bien qu'elle tende à disparaître, l'opération y est encore fort usitée pour les moindres traumatismes du crâne. Le mémoire de L.-Th. Martin est

1. Baron H. Larrey, *Note sur la trépanation chez les Arabes*, communiquée le 22 juillet 1866 à l'Académie impériale de médecine. (Extr. du *Bulletin de l'Acad. imp. de méd.*, Paris, 1866-1867, t. XXXII, p. 871.)

2. L.-Th. Martin, *Trépanation du crâne telle qu'elle est pratiquée par les Kabyles de l'Aouress*, Lettres à un confrère, Montpellier, 1867.

rempli de détails intéressants sur ce sujet; il en est de même de celui plus récent de A. Védrènes, publié dans la *Revue de chirurgie*[1] en 1885.

Ces détails méritent de nous arrêter : en effet, d'après ces auteurs, ce sont des opérateurs spéciaux, nommés *thébibs*, qui pratiquent le trépan.

Beaucoup de Kabyles, souvent les opérateurs eux-mêmes, ont été opérés plusieurs fois; ils considèrent la trépanation céphalique comme n'offrant pas de dangers, aussi s'y soumettent-ils de sang-froid et à tous les âges.

Des abus même se sont produits : c'est ainsi que des blessés ont simulé des fractures du crâne et n'ont pas craint de se faire trépaner pour recevoir une forte indemnité des adversaires avec lesquels ils avaient eu des discussions suivies de coups.

D'après A. Védrènes, il existe deux écoles de trépanation, l'une située à Teberdéjà et l'autre à Chebla : les thébibs des autres régions s'y rendent pour s'instruire dans cette spécialité. Les femmes des thébibs ont même aussi leur emploi médical; l'une d'elles accompagne souvent le mari et reste auprès du patient jusqu'à guérison complète, pour assurer le pansement méthodique de la plaie.

Les instruments servant à pratiquer la trépanation sont grossiers; mais les thébibs de l'Aurès savent s'en servir avec habileté et patience.

1. A. Védrènes, *De la trépanation du crâne chez les indigènes de l'Aurès* (Algérie, province de Constantine) (*Revue de Chirurgie*, Paris, 1885, t. V, pp. 817-838, 907-928, 974-996)

Bien que nous en ayons figuré quelques-uns empruntés au mémoire d'Amédée Paris, il est bon de les énumérer tous d'une façon complète; la simple vue du dessin en indique la forme et l'usage; il nous paraît donc inutile d'entrer à leur sujet dans de longues descriptions. Ce sont (fig. 39 et 40) :

N° 1. Un couteau à lame convexe ;

N° 2. Une spatule à crochet faite d'un manche de cuiller ;

N° 3. Une pince en huit de chiffre attachée avec une lanière de cuir ;

N° 4. Un stylet à crochet, pouvant servir de cautère actuel ;

N° 5. Un rasoir ;

N° 6. Une rugine à crochet ;

N°s 7, 8. Une tige ou stylet à crochet tronqué, portant une touffe de laine à l'autre extrémité pour étancher le sang ;

N° 9. Un crochet double ;

N°s 10, 11, 12. Trois scies droites à dents larges ;

N° 13. Une petite scie droite à dents demi-fines ;

N°s 14, 15. Deux petites scies droites à dents fines (*el Menchar*) ;

N°s 16, 17, 18, 19. Quatre tarières (*Brima*) à manches mobiles ;

N°s 20, 21. Deux rugines ;

N° 22. Un crochet double ou écarteur.

La tarière est l'instrument préféré par l'opérateur.

Ainsi que nous l'avons déjà fait observer, il est probable que la trépanation chez les Kabyles de l'Aurès remonte aux temps néolithiques. En y réfléchissant, on se défend difficilement de l'idée que la tarière (brima), instrument simple et d'un effet si sûr et si régulier, n'appartienne pas à un type de l'âge de pierre.

Dans un même ordre d'idées, on peut admettre que la scie droite en métal n'est que l'imitation de la scie en silex ou d'un fragment de silex aminci, aplati et ébréché, formant scie, à l'aide duquel devaient se pratiquer les trépanations posthumes à l'époque néolithique.

Manuel opératoire des thébibs. — L'ouverture du crâne se fait à l'aide de la tarière ou de la petite scie droite ; elle peut être primitive ou secondaire, complète ou incomplète, en un seul temps ou en deux temps.

Au point de vue de la médecine opératoire, il est important de signaler ce fait, c'est que les thébibs cherchent à éviter les sutures.

α. *Opération en un seul temps.* — Le thébib incise le cuir chevelu jusqu'à l'os avec le couteau (*Boussadi*) ou le rasoir (*Mouss*) par une section carrée ou circulaire et emporte tout le lambeau de peau comme à l'emporte-pièce.

Puis, au moyen de la tarière et de la scie, il trace quatre traits qui se coupent à angle droit.

« La voie une fois tracée, il continue à creuser le sillon avec la scie à dents fines et rapprochées. Dès qu'il se croit arrivé près du cerveau, ce qu'il reconnaît en explorant avec le stylet ou un clou, et à la teinte bleuâtre de la rainure, il termine en grattant avec le bout du stylet ou du

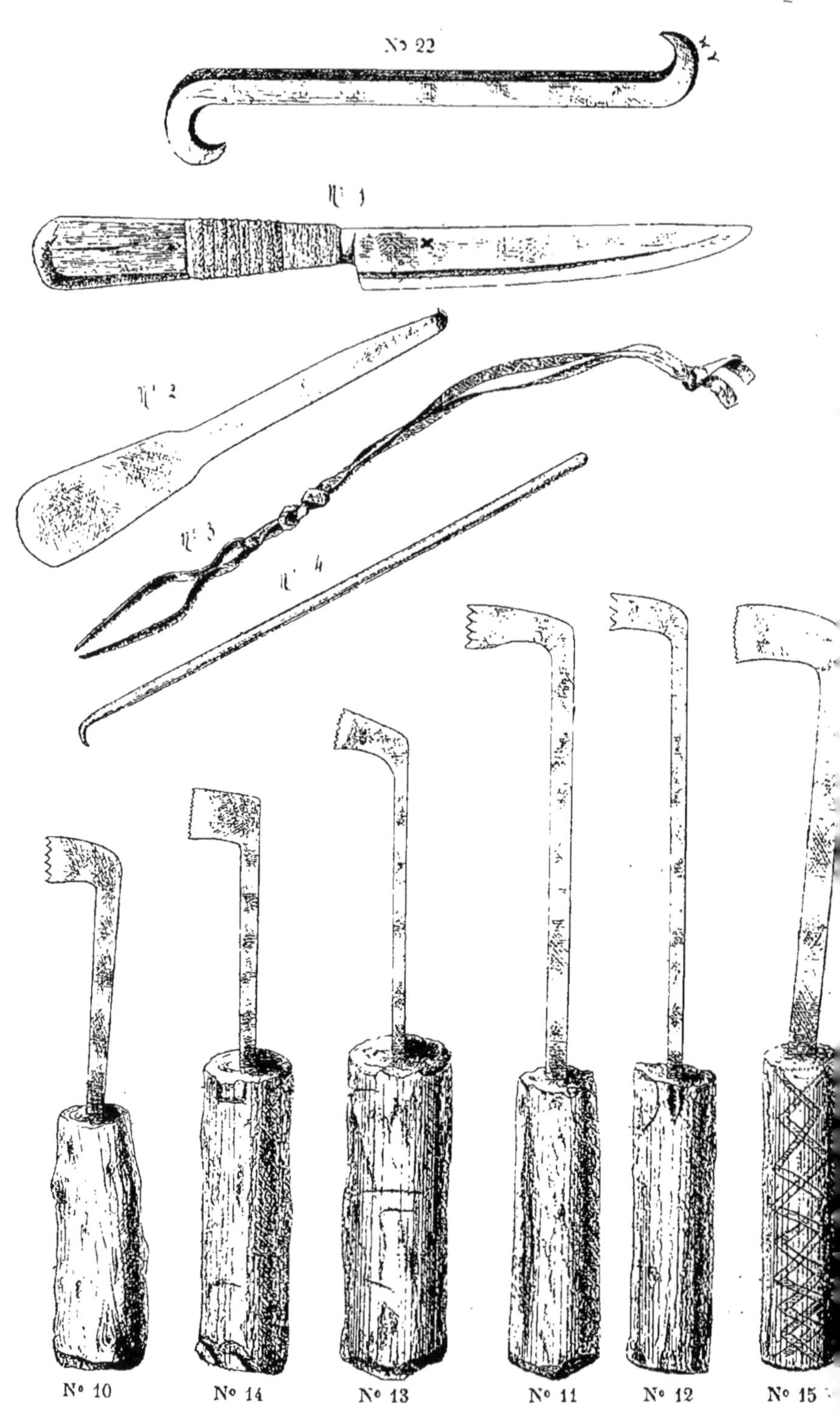

Fig. 39. — Instruments servant à pratiquer la trépanation du cráne chez les indigènes de l'Aurès (Algérie).

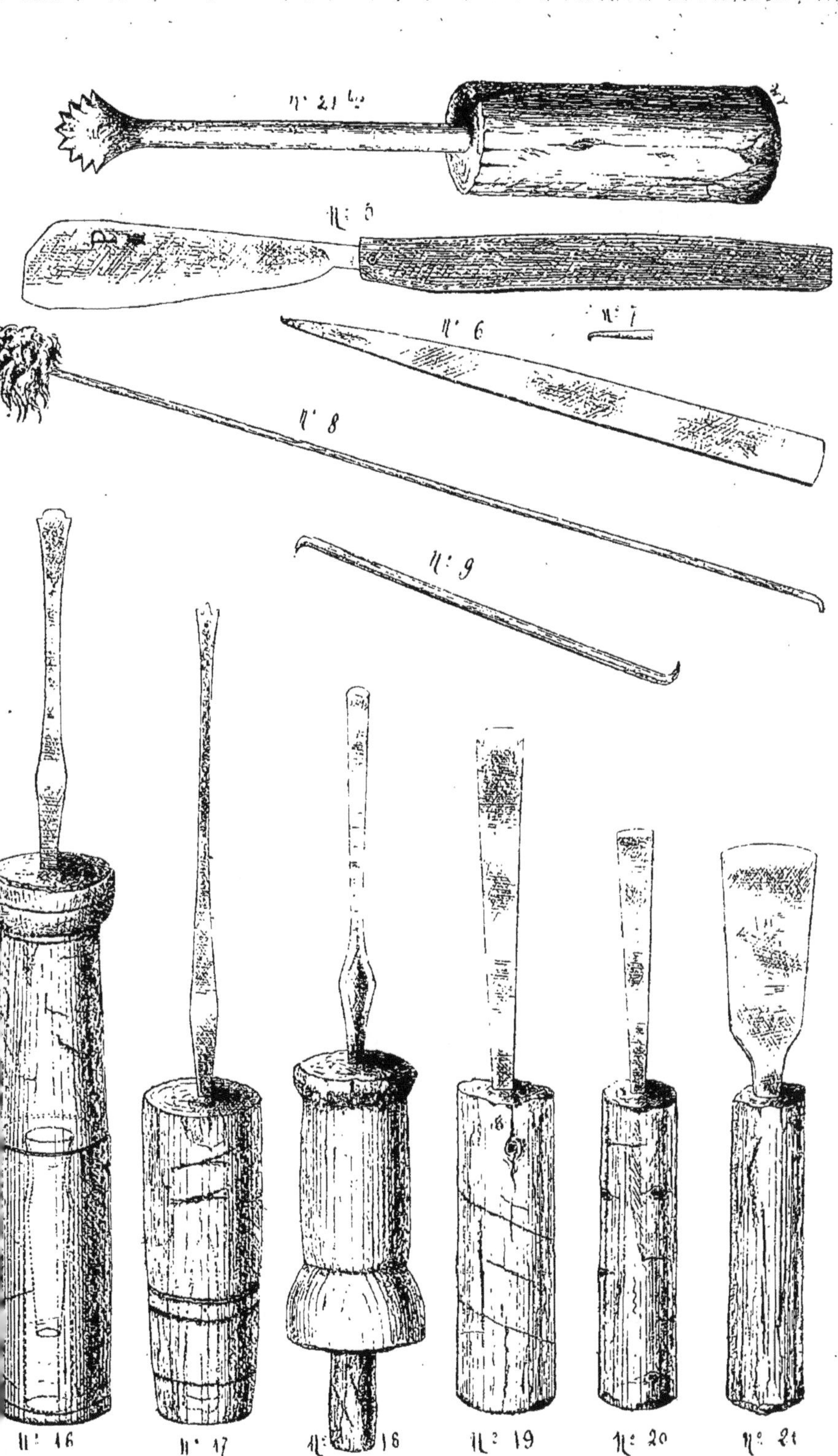

FIG. 40. — Instruments servant à pratiquer la trépanation du crâne
chez les indigènes de l'Aurès (Algérie).

clou la mince lamelle osseuse persistante, et enlève, à l'aide de l'élévateur et de la pince, le fragment d'os carré, ainsi libéré de toute connexion avec les os du voisinage. L'excision de la peau est quelquefois remplacée par sa destruction au fer rouge[1]. »

Comme pansement il applique d'ordinaire un topique composé de safran, de poudre d'écorce de grenadier, de beurre, de goudron, de petit-lait et de miel. Par-dessus il met un morceau de burnous graissé et percé de trous. Le tout est

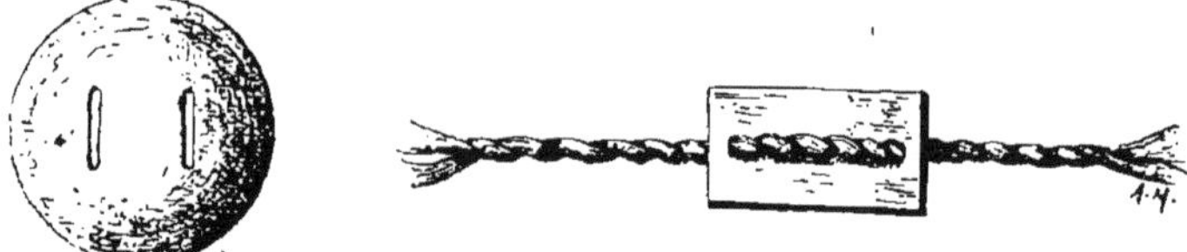

FIG. 41 et 42.

maintenu à l'aide de liens placés autour de la tête ou par une petite plaque circulaire en bois, en plomb ou en bronze, de 5 centimètres de diamètre, percée de trous, qui est elle-même fixée à la tête par des liens.

Les autres pièces de pansement consistent en une petite compresse de coton enduite de goudron liquide et un morceau de burnous de laine.

Les figures 41 et 42, empruntées au travail de A. Védrènes, représentent, pour le même usage, un petit disque en fer-blanc percé de deux mortaises, et une petite plaque en plomb enfilée d'une lanière en poil de chameau.

β. *Opération en deux temps.* — On excise tout d'abord le lambeau carré ou polygonal de cuir

1. A. Védrènes, *loc. cit.*, p. 831.

chevelu, puis avec la tarière par une série de trous, on limite une pièce osseuse de forme carrée. Si entre les trous il existe des ponts osseux assez considérables, ils sont coupés avec la scie.

Le pansement s'effectue au moyen de sucre, de beurre, de miel et de safran; on recouvre le tout de résine, et par-dessus on place un chiffon enduit de cire et un cataplasme d'herbes.

Au bout de vingt ou vingt-cinq jours environ, pendant lesquels le pansement a été renouvelé chaque jour, l'os se détache sous la simple traction d'un crochet (*el Kretaf*).

Le *séquestre* enlevé, si la surface du cerveau est animée de battements, les thébibs estiment que tout va bien. Si au contraire les battements ne sont pas appréciables, si la plaie exhale une mauvaise odeur et si le cerveau est noirâtre, la situation est considérée comme grave. C'est alors qu'ils ont recours à un topique spécial, qui est l'huile d'œuf, que l'on obtient par la calcination de jaunes d'œufs dans un vase de terre placé sur le feu. Les topiques employés ultérieurement sont le beurre purifié, puis le miel pur et le sucre, plus tard le lait de femme purifiée, c'est-à-dire *ayant dit ses prières* (A. Védrènes).

Les thébibs trépanent dans tous les cas de fractures du crâne; ils ne se préoccupent guère de l'hémorragie pouvant se produire pendant l'opération et ont recours, pour l'arrêter, à la cautérisation au fer rouge.

Lors de fissures du crâne avec accidents graves, la trépanation céphalique est exploratrice et curatrice.

Le cuir chevelu est incisé en H, puis on fait quatre trous dans l'os avec la tarière. Si, arrivé au diploé, le sang sort par l'ouverture, le thébib s'arrête et fait le pansement indiqué plus haut. Si la douleur persiste, il excise les lambeaux de peau, et fait des traits de scie entre les trous jusqu'à ce que la portion osseuse ainsi circonscrite soit enlevée.

Outre l'ouverture primitive du crâne, ils font aussi fréquemment l'ouverture secondaire tardive : c'est surtout quand des troubles cérébraux persistent après le traumatisme et quand ils pensent que du pus est collecté entre le crâne et le cerveau. Si un corps étranger est enclavé dans les os, il est enlevé par le procédé de la trépanation carrée, avec la portion d'os qui l'étreint.

Notons que jamais ils ne portent l'instrument tranchant sur la substance cérébrale elle-même ; s'ils la trouvent malade, ils appliquent sur elle leur fameuse huile d'œufs.

Quand les lésions du crâne sont multiples sur le même individu, les trépanations sont multiples. « Aussi n'est-il pas rare de voir des têtes d'indigènes maculées de cicatrices blanches, minces, glabres, plus ou moins larges, de forme irrégulière, arrondie, ovalaire ou quadrilatère, à bords découpés, les unes déprimées, les autres superficielles, lisses et uniformes, ou offrant des inégalités toutes plus ou moins adhérentes[1]. » Ces cicatrices sont généralement sensibles au froid et doivent être tenues couvertes.

1. A. Védrènes, *loc. cil.*, p. 838.

La trépanation carrée ou angulaire, seule possible avec la scie, est pour ainsi dire spéciale aux
indigènes de l'Aurès ; toutefois de Mortillet en a
relaté un cas [1] observé sur un crâne trouvé par
un instituteur, M. Souché, dans un tumulus du
département des Deux-Sèvres (fig. 30).

Un autre crâne, ainsi trépané, a été, au rap-

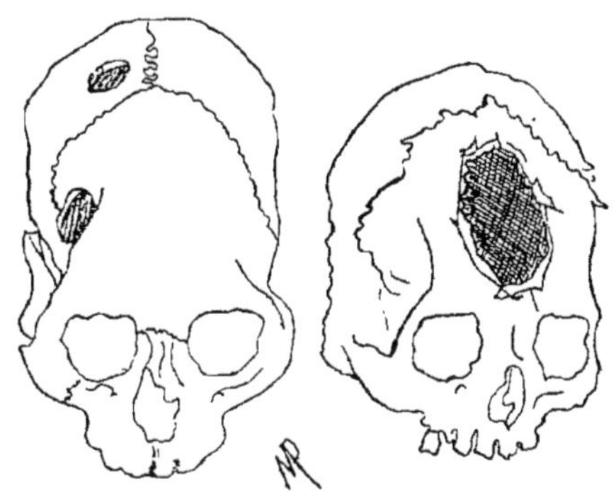

Fig. 43. — Perforations péruviennes : 1° perforations
chirurgicales multiples (Montegazza) ; 2° perforation posthume
(Mason).

port de M. Squier, découvert dans un antique
tombeau de la vallée de Lucaz, près de Cuzco,
au Pérou [2].

D'autres crânes (fig. 43) démontrent que la trépanation crânienne était en usage chez les Incas [3].

L'un présente à la partie latérale droite du

1. *Bulletin de la Société d'Anthropologie*, Paris, 1882, p. 142.
2. Voir la communication de P. Broca à l'Académie de médecine, séance du 6 juillet 1867 (*Gaz. hebdom.*, 1867, p. 443), et
Squier, *Incidents of the travel and exploration in the land of
the Incas* (New-York, Hasper's, 1877, p. 456, et appendice A,
p. 577-580).
3. Mantegazza, *La trepanazione dei crani nell antico Peru*
(Est. dell' *Archivio per l'Antropologia e l'Etnologia*, br. in-8°,
13 p. et fig., 1886).

3.

frontal et du pariétal un trou de trépan, et les caractères du tissu osseux circonvoisin permettent d'affirmer que l'opération a été effectuée sur le vivant ; il n'y a aucune trace de fracture sur le crâne voisin, l'étude attentive de l'ouverture osseuse, qui est hexagonale, à bords étroits et réguliers, fait présumer qu'elle a été faite, non avec un instrument spécial, mais avec un instrument vulgaire, un ciseau, un burin, par exemple. Une momie péruvienne du musée d'ethnographie de Paris, au Trocadéro, pourrait fournir un bon exemple de ce système ; mais nous nous demandons si, dans ce cas particulier, il ne s'est pas agi plutôt d'une rondelle posthume taillée pour enlever le cerveau.

Il en est de même d'une tête de négrito sculptée par les Dayaks de Bornéo avec une patience rare et un véritable goût artistique (fig. 29). Ainsi que nous l'avons dit, elle porte à l'occiput un grand trou qui paraît avoir été fait avec une scie et qui est comparable aux perforations posthumes de notre âge de pierre.

Aperçu historique de la trépanation.

Antiquité (trois auteurs). — C'est *Hippocrate* (400 av. J.-C.) qui, le premier, a donné des indications sur le trépan ; avant lui, rien de précis n'existe sur cette opération. On suppose bien, il est vrai, que les *Égyptiens* pratiquaient certaines opérations[1] ; mais rien n'in-

1. Seydel, *Antiseptik und Trepanation*, München, 1886.

dique qu'ils aient eu recours à l'ouverture du crâne.

Georges Bénédite [1], ancien membre de la mission archéologique française au Caire, attaché au département des antiquités égyptiennes du Louvre, n'a jamais remarqué de traces de trépanation sur les crânes des momies qui lui sont passées par les mains, et le professeur Maspero, qui s'est occupé de cette question, est arrivé au même résultat. Au point de vue historique, il était, en effet, intéressant de savoir si l'on n'avait pas fait subir à quelques malheureux possédés une opération analogue à la trépanation crânienne pour les débarrasser des esprits.

Mais, d'une manière générale, la chirurgie était peu avancée chez les anciens Égyptiens et ne devait pas dépasser les pratiques ordinaires des rebouteurs; quant à leur médecine, elle se bornait le plus ordinairement à des sortilèges dont quelques documents nous ont conservé le détail.

Sans doute les Egyptiens ne pratiquaient pas la trépanation pour ne pas porter atteinte à l'intégrité du corps; il est à remarquer, en effet, que dans les opérations préparatoires de la momification, ils vidaient le crâne au moyen d'un instrument introduit par les deux narines. Les opinions qu'ils avaient sur la survie corporelle et qui les ont conduits aux plus remarquables procédés d'embaumement, leur interdisaient en principe toutes ces manipulations d'où est sortie la chirurgie.

1. Communication orale, 15 février 1894.

Le *Talmud*, qui relate l'histoire des connaissances scientifiques juives à partir de deux siècles avant Jésus-Christ jusqu'au ve siècle après lui, indique nettement les succès obtenus par la trépanation, dont les indications avaient déjà été posées, à cette époque, par le vieillard de Cos[1].

L'appareil instrumental d'Hippocrate se composait du *xystre* (ξυστήρ), qui servait à racler l'os pour reconnaître les fêlures ; du *trépan à couronne*, qu'il appelle πριων χαρακτος, et du *perforatif*, qu'il désigne sous le nom de τρυπανον, et qui agissait à la manière d'une tarière. Celse appelle ce trépan d'Hippocrate, *modiolus* (χωνικον)[2].

Hippocrate faisait généralement une incision des téguments en ⊥ et disséquait le périoste. Il recommandait de ne jamais placer l'instrument sur les sutures ni sur la région temporale et conseillait aussi de ne pas perforer d'emblée l'os jusqu'à la dure-mère, de peur de blesser celle-ci. Il forait donc la table externe jusqu'au diploé, sur la richesse vasculaire duquel il était fixé, et ne laissait qu'une partie très mince de l'os, espérant qu'elle se détacherait d'elle-même. Il recommandait de n'enlever de suite la pièce osseuse jusqu'à la dure-mère avec la couronne de trépan que lorsque le médecin était appelé assez longtemps après le traumatisme.

1. M. Schwab, *Le Talmud de Jérusalem*, traduction française, 11 vol., Paris, 1878-1890, et J. Halpern, *Beiträge zur Geschichte der talmudischen Chirurgie*.

2. Celse, *De medicina*. — Voir aussi M. Braune, *Die Geschichte der Trepan. Inaug. Dissert.*, Berlin, 1875.

Outre cette façon de faire, Hippocrate se servait aussi du cautère, qu'il appliquait sur la suture coronale (fig. 44) : de la main gauche il protégeait les parties voisines au moyen d'un petit cylindre présentant une poignée appelée *canule froide*, ainsi que l'indique J. Scultet [1] ; de la main droite il enfonçait le cautère dans ce cylin-

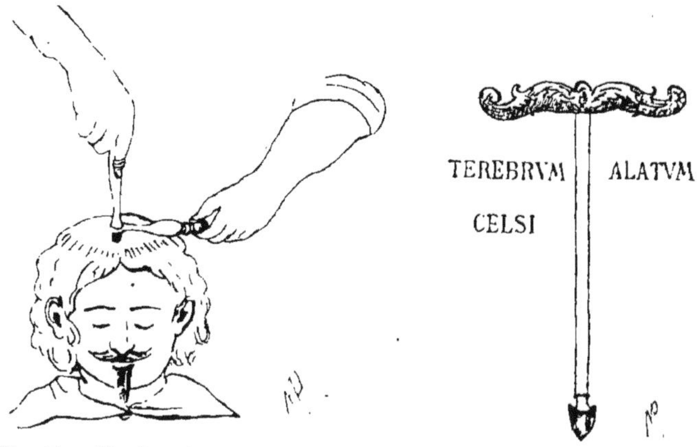

FIG. 44. — Manière d'opérer d'Hippocrate (d'après Scultet).

FIG. 45. — Tarière de Celse.

dre et « le tournait jusqu'à ce qu'il ait imprimé quelque vestige au crâne ».

Comme nous l'avons dit, *Celse* a décrit les deux trépans dont se servait Hippocrate ; l'un, le *perforatif*, construit comme la tarière des charpentiers, muni d'une poignée avec laquelle on lui imprimait des mouvements de rotation (fig. 45) : l'autre (*modiolus*), χοινιχος *à couronne tranchante*, dentelée, de même forme que celle qui s'est conservée jusqu'à nos jours. Le *perfo-*

---

1. Jean Scultet, *L'Arsenal de Chirurgie*, Lyon, MDCLXXV, p. 110.

ratif, *terebra*, était préféré au *modiolus*, presque entièrement laissé de côté par les chirurgiens contemporains de Celse[1].

Cet auteur dit ensuite que le trépan à couronne dont il se servait avait une pointe centrale ; c'est, en somme, le *trépan à pyramide*, dont on attribue à tort la réinvention à Guy de Chauliac.

Celse parle aussi du *ciseau* et du *maillet*, dont il recommande l'emploi dans certains cas. Il

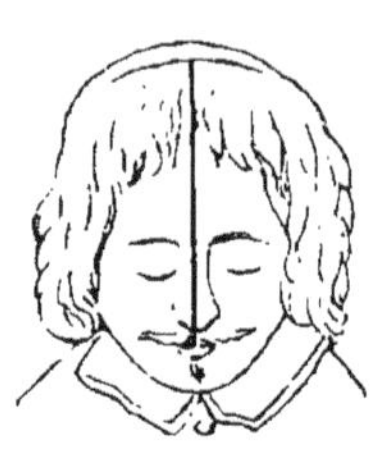

Fig. 46. — Détermination du bregma par la méthode de Celse (d'après Scultet).

conseille d'utiliser le *méningophylax* ou gardien des méninges : « Cet instrument est une lame de cuivre, ferme, un peu recourbée et polie par sa partie extérieure ; on l'introduit entre la portion d'os qu'on veut enlever et la dure-mère qu'elle garantit de la pointe du ciseau, sur le manche duquel le chirurgien frappe plus hardiment et plus sûrement avec le maillet[2]. »

L'usage de cet appareil protecteur s'est conservé jusqu'au xviie siècle. Enfin, Celse a bien indiqué la façon de déterminer le bregma (fig. 46), ainsi que nous le verrons plus loin.

Claude Galien (iie siècle, 131 ans av. J.-C.) a signalé le *trépan immersible*, dit *abaptiston*[3], tout en insistant peu sur son utilité : « Divers chirurgiens, écrit-il, ont bien imaginé des trépans

1. Celse, *Traité de la médecine*, en 8 livres, trad. Fouquier et Ratier, Paris, 1824, livre VIII, section 3, pp. 486 et suiv.

2. Celse, *loc. cit.*

3. Malgaigne, *Œuvres de A. Paré. Note sur les trépans*, t. II, 1840, p. 55.

garnis de bourrelets circulaires qu'ils nomment τρύπανα βάπτιστα, parce qu'ils ne peuvent pas tomber sur la dure-mère, étant retenus par les saillies qui les garnissent, mais ces instruments ne paraissent pas mériter qu'on les adopte[1]. » Il n'employait que deux instruments : le φακώτος et le κοιλισκος (*cycliscus*). Ce dernier était *un ciseau creux* qu'on enfonçait dans l'os avec le maillet et qui enlevait une rondelle osseuse. Quant au premier, c'était un couteau terminé par une extrémité mousse arrondie (*couteau lenticulaire*); on ne pouvait en faire usage qu'après avoir enlevé la pièce osseuse avec la tenaille incisive : οστάγρα. Pour le faire manœuvrer, il suffisait de frapper sur son bord, également mousse, avec le maillet.

Moyen age. — *Paul d'Egine* (xiie siècle) pratiquait la trépanation en deux temps. Ainsi, le premier jour il rasait la tête à l'endroit blessé et faisait sur le cuir chevelu deux incisions se coupant comme la lettre X; il disséquait les quatre angles de façon à dénuder la portion osseuse à trépaner, et appliquait un pansement à la charpie. Le lendemain, il pratiquait la perforation de l'os malade.

Si l'os était faible, il l'enlevait avec des ciseaux exciseurs en se servant d'abord des *cœlisques* les plus larges, puis des *méliotes*. Il frappait ensuite doucement avec le maillet pour éviter l'ébranle-

1. Galien, cité in *Chirurgie de Paul d'Egine*, pp. 371 et suiv.

ment de la tête, en ayant soin de placer au-dessous, pour protéger la dure-mère, le méningophylax.

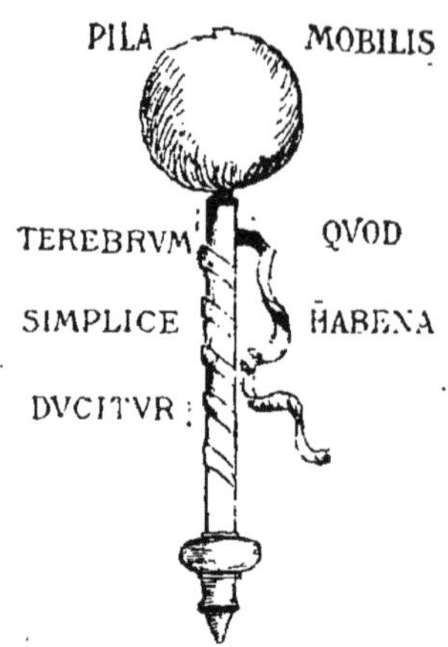

Fig. 47. — Trépan perforatif d'Albucasis.

Si l'os était solide, il faisait usage, pour le perforer, des tarières appelées *abaptistes*, et ensuite finissait la trépanation avec les ciseaux exciseurs[1].

Avicenne et *Albucasis* semblent être les seuls Arabes qui aient entrepris la trépanation[2] ; et encore n'avaient-ils que des notions vagues sur la façon de la pratiquer.

Albucasis n'usait que du perforatif, du ciseau et du couteau lenticulaire, et tous ses trépans étaient garnis d'un renflement pour ne pas blesser la dure-mère (fig. 47 et 48). Il n'intervenait que dans les cas de fracture ou de fêlure du crâne sans accidents graves immédiats.

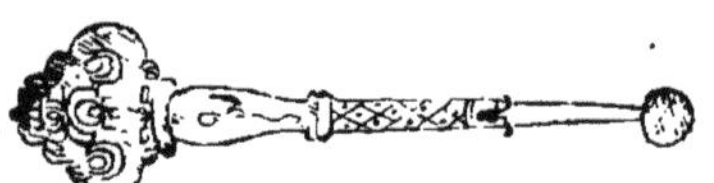

Fig. 48. — Trépan d'Albucasis (d'après A. de la Croix).

Comme pansement, il se servait de substances émollientes, de farine d'*orobe* et d'*encens*[3].

1. *Chirurgie de Paul d'Egine*, traduct. française de René Briau, Paris, 1855, pp. 87 et suiv.

2. Léon Gallez, *loc. cit.*, p. 26.

3. Bucasis, Alzahavarius, etc., mort en 1106 ou 1122, à Cordoue. *Albucasis, de Chirurgia. Arabice et latine.* Oxonii, 1778. Edition Joh. Channing, liber III, sect. 2, p. 532.

Roger de Parme (1206 ou 1214) remit le trépan
en honneur, il en parle dans ses ouvrages, ainsi

FIG. 49. — Rugine.   FIG. 50. — Trépan à pointe coupante
                                            des deux côtés.

que du ciseau (*spathumen*), et de la pince[1] pour
extraire les esquilles (*picigarolo*).

Guillaume de Salicet (1210) paraît avoir eu
recours à la trépanation dans le cas de fracture
et d'enfoncement du crâne[2].

Henri de Mondeville, médecin de Philippe le
Bel (1285-1314), se servait[3] d'une *rugine cro-*

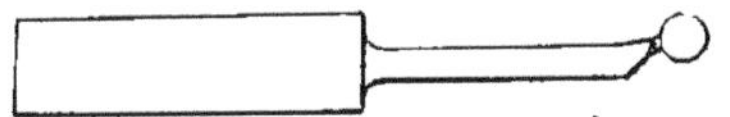

FIG. 51. — Couteau lenticulaire.

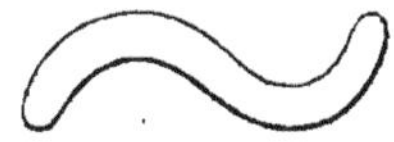

FIG. 52. — Élévatoire
double et courbe.

chue (fig. 49), d'un *trépan perforatif* (fig. 50), d'un
couteau lenticulaire (fig. 51) et d'un *élévatoire*
(fig. 52).

1. Rogerii, *Parm. practica medicinæ major et minor*. Venet.,
1490, in-folio. — Rogerii, *Chirurgia Bergami*, 1498, in-fol.
Venet., 1499. — *Id.*, 1546, etc.

2. Guilielmi Placentini de Saliceto, *Liber in scientia medi-
cináli et specialiter perfecti qui summa conservationis*, etc.
Venet., 1490, in-folio. — Voir aussi Albert, *Beitrage zur Geschichte der Chirurgie*. Wien, 1877, Heft I, s. 39.

3. Ces instruments d'Henri de Mondeville se trouvent
figurés dans le manuscrit latin de cet auteur (1306-1320) qui
est à la Bibliothèque nationale, nº 7131, f. 31. Bien que les
figures de ce manuscrit soient très effacées, nous avons pu
les dessiner en les agrandissant légèrement, car sur le texte
même, elles sont absolument minuscules.

Le trépan et le lenticulaire devaient en plus avoir des appendices qui les empêchaient de pénétrer profondément, ou bien ils devaient présenter plusieurs trous dans leur épaisseur, l'un au-dessus de l'autre, pour qu'on puisse y placer

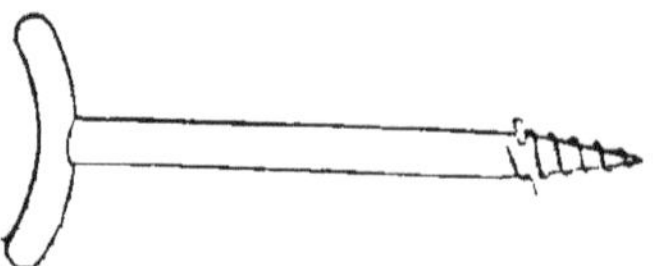

Fig. 53. — Trépan à cheville.

une cheville en fer (fig. 53). On introduisait celle-ci dans le trou qui convenait pour empêcher l'instrument de pénétrer violemment et de s'enfoncer trop profondément[1].

Voici comment procédait H. de Mondeville : il faisait un trou avec la rugine (fig. 49) ou le trépan (fig. 50). Pour faire manœuvrer le trépan, il lui suffisait de le poser sur le crâne et de rouler le manche entre les mains; il perforait ainsi le crâne. Dès que le couteau lenticulaire (fig. 51) pouvait pénétrer, il frappait sur le côté mousse de ce couteau,

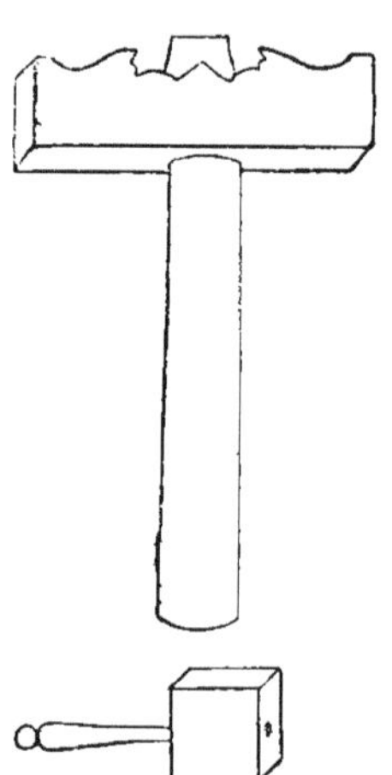

Fig. 54. — Maillets.

sans doute avec un des maillets ci-contre (fig. 54), et coupait et enlevait des portions osseuses.

S'il ne pouvait procéder ainsi, il faisait, entre l'os à séparer et l'autre, un sillon ou une fissure

---

1. E. Nicaise, *Chirurgie de Me Henri de Mondeville*, Paris, 1893, pp. 340-341.

avec la rugine (fig. 49), jusqu'à ce qu'il puisse séparer l'os et le soulever avec l'élévatoire (fig. 52). Ou bien, si cela semblait préférable, car le procédé avec la rugine est lent et fatigue beaucoup le patient, il faisait avec le trépan autant de trous qu'il convenait sur une même ligne; il les réunissait ensuite avec le couteau lenticulaire ou la rugine, jusqu'à ce que la partie à séparer puisse être détachée avec l'élévatoire ou autrement.

Le pansement consistait en des plumasseaux de charpie, trempés dans du vin chaud, exprimés et maintenus par une bande propre et large; il avait soin de ne pas exercer de compression sur ce pansement. Enfin il saupoudrait la dure-mère avec de la poudre capitale[1]. Ce pansement était renouvelé une ou deux fois par jour.

Guy de Chauliac, médecin des papes à Avignon (XIVᵉ siècle), a indiqué d'une façon plus explicite ce qu'avait dit Henri de Mondeville. Il pratiquait la trépanation en deux temps, comme faisait Paul d'Egine au XIIᵉ siècle. Dans un premier temps il incisait la peau, taillait les lambeaux en forme de croix ou de 7, et découvrait le tissu crânien; puis, le lendemain, il ouvrait le crâne au moyen du ciseau, de la rugine, du couteau lenticulaire et du maillet. Si l'os était trop dur, il y forait avec des tarières plusieurs trous, enlevait

---

1. Cette poudre capitale se composait de parties égales : *d'iris, d'encens menu, de farine d'orobe, d'aristoloche ronde, de myrrhe, de sarcolle, de sang-dragon* et d'autres médicaments dessiccatifs.

avec un incisoire ou séparatoire les ponts inter-médiaires, et l'os, ainsi séparé, était relevé avec un élévatoire et extrait avec les doigts ou de pe-tites pinces ; toutes les aspérités étaient ensuite aplanies avec le couteau lenticulaire ou la gouge.

Les trépans dont se servait Guy de Chauliac étaient : soit celui de Galien, analo-gue au trépan figu-ré page 54 (fig. 53), soit celui des Pa-risiens, soit enfin celui des Bolonais. Il se servait aussi d'un simple per-forateur (fig. 55).

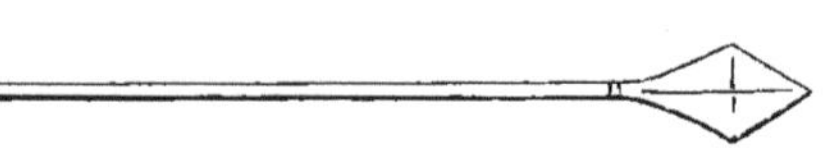

Fig. 55. — Trépan de Guy de Chauliac.

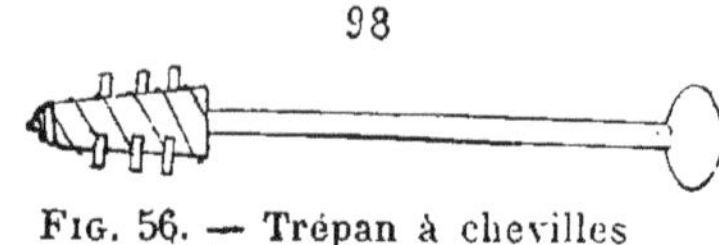

Fig. 56. — Trépan à chevilles des Parisiens.

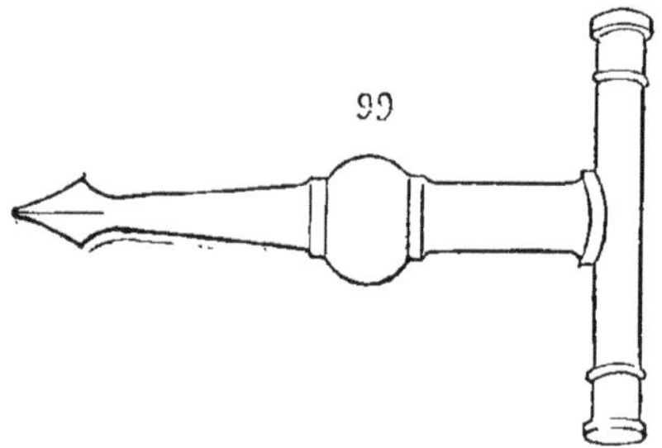

Fig. 57. — Tarière à lance des Bolonais.

Le *trépan de Ga-lien* était muni d'un chaperon pour ne pas blesser la dure-mère. Celui *des Parisiens* était percé de petits trous vers la pointe (fig. 56) ; dans ces trous, on plaçait des chevilles à des hauteurs différentes, suivant l'épaisseur de l'os à perforer. Enfin, le *trépan* ou *tarière des Bolonais* (fig. 57) était en forme de lance à son extrémité.

On a dit à tort que Guy de Chauliac connais-sait le trépan à couronne dont se servait Hip-pocrate ; ce trépan avait été laissé de côté, et la première notion que l'on en retrouve appartient à Jean de Vigo, qui a décrit dans sa *Chirurgie abrégée*, en 1517, son *divinum instrumentum mespulatum* (p. 67).

Guy de Chauliac a fait une étude très complète des plaies de tête et de la chirurgie crânienne, et a fort bien donné les indications du trépan[1].

Seizième siècle. — *Bertapaglia* (1546) a décrit, dans son *Traité des affections des os*, la *scie ronde*

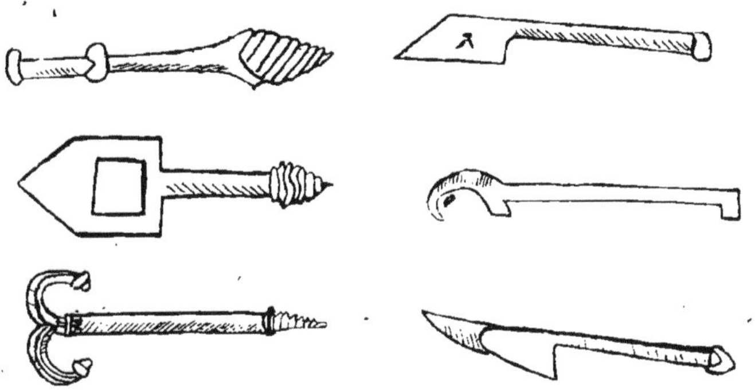

Fig. 58 et 59. — Instruments figurés par Brunschwig.

du trépan. C'est donc dans ses écrits que se retrouverait la première mention du trépan à couronne[2].

Hyeronimus Brunschwig (1518) s'est servi de la gouge, du maillet et du couteau lenticulaire. Il a donné une description des trépans analogue à celle de Guy de Chauliac; on trouve, dans son

1. E. Nicaise, *La grande Chirurgie de Guy de Chauliac*, Paris, 1890, pp. 252-270.
2. *Bertapaglia, super quartum Avicennæ*, Venet., 1546, tract. I, cap. xxv, fol. 272, etc., et tract. V, cap. v, fol. 295, etc.

ouvrage, l'élévatoire à trois branches semblable à celui d'Ambroise Paré.

Nous détachons de son livre [1] quelques figures intéressantes par leur simplicité (fig. 58 et 59).

En France, *Ambroise Paré* (1561), tirant un merveilleux profit des découvertes instrumentales de ses prédécesseurs et de

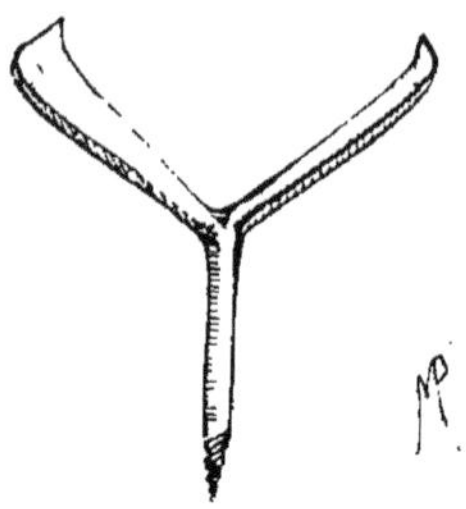

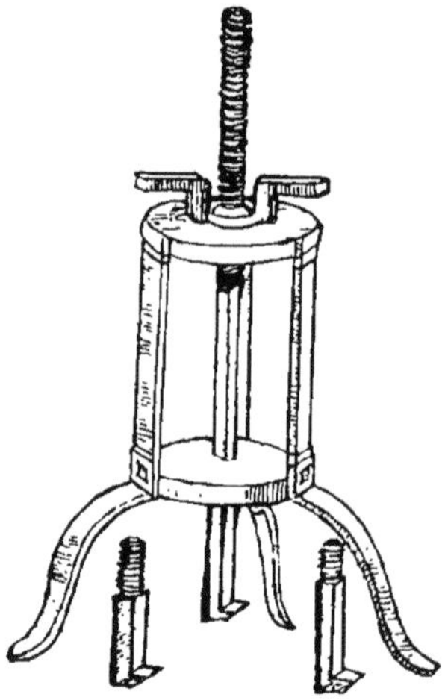

Fig. 60. — Élévatoire à trois pieds (A. Paré).

Fig. 61. — Tire-fond à trois branches (A. Paré).

ses contemporains, en particulier des chirurgiens italiens, a conseillé et a fait souvent la trépanation dans les fractures du crâne [2].

Son arsenal chirurgical, dans le cas où il avait recours à cette intervention, était le suivant:

D'abord un élévatoire à trois pieds (fig. 60) et un tire-fond à trois branches (fig. 61), pour

1. H. Brunschwig, *Printed by Petrus Treveris on the 26th day of march*, 1525.

2. Ambroise Paré, *La Méthode curative des playes et fractures de la teste humaine, avec les pourtraits des instruments nécessaires pour la curation d'icelles*, Paris, 1561, pp. CXV-CCXVIII.

relever les os quand il y avait enfoncement du crâne. L'élévatoire s'appuyait sur les os sains autour du foyer traumatique.

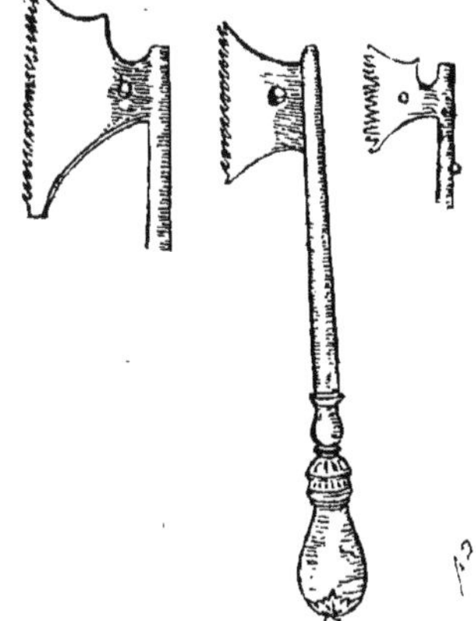

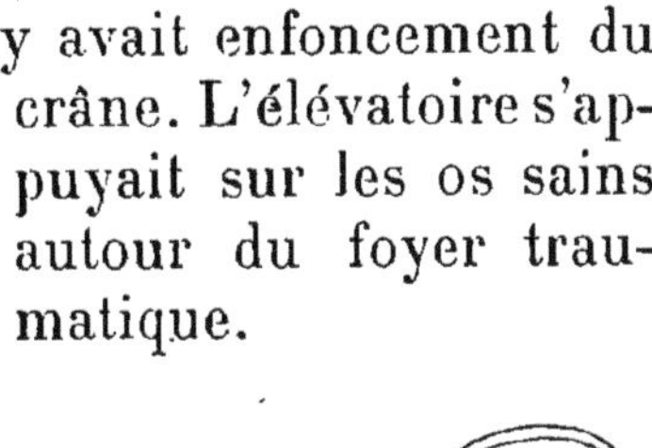

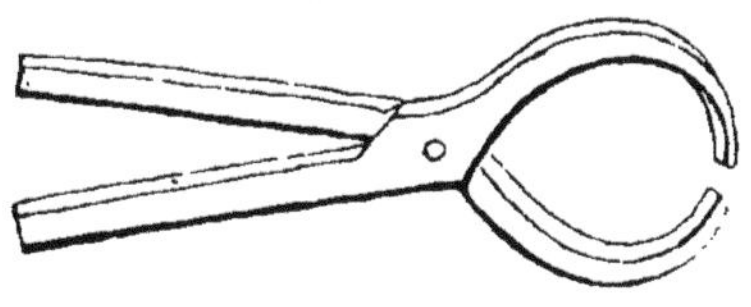

FIG. 63. — Tenailles incisives
(A. Paré).

FIG. 62. — Scies propres à couper les os du crâne (A. Paré).

Si l'os était brisé et déprimé d'un côté seulement, sans que la pièce soit enfoncée, il conseillait, pour l'élever et donner issue aux liquides, de faire une ouverture avec des scies particulières (fig. 62).

Dans les fractures avec esquilles, il avait recours soit aux tenailles incisives (fig. 63), les unes dites en bec-de-perroquet (fig. 64), les autres nommées bec-de-corbin,

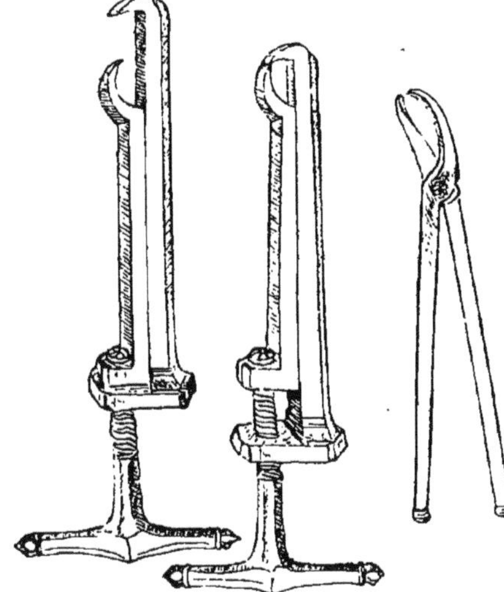

FIG. 64. — Tenailles incisives. Les deux premières sont appelées bec-de-perroquet (A. Paré).

quet (fig. 64), les autres nommées bec-de-corbin,

bec-de-grue, soit aux pinces à esquilles (fig. 65 et 66).

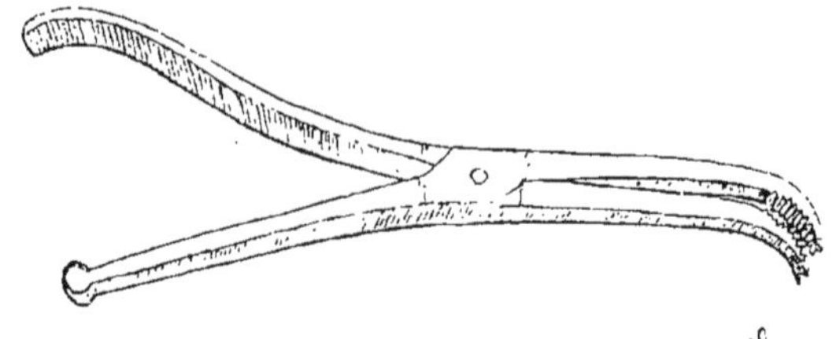

FIG. 65. — Pinces à esquilles (A. Paré).

Il employait aussi les élévatoires suivants (fig. 67 et 68) :

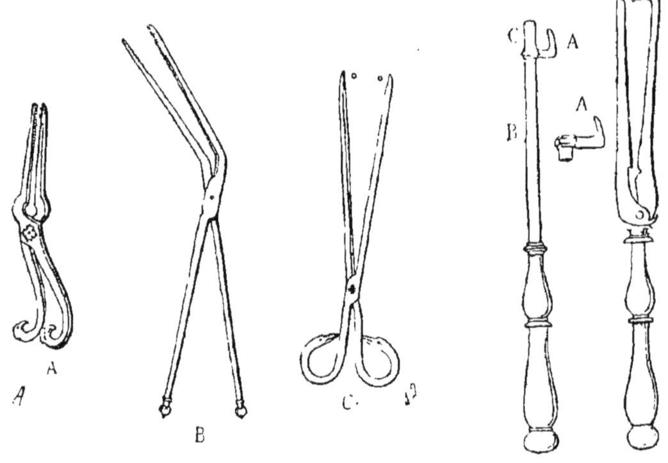

Fig. 66.   Fig. 67.

FIG. 66. — Pinces à esquilles (A. Paré); A, Bec-de-corbin dentelé; B, Bec-de-grue coudé; C, Bec-de-grue droit.

FIG. 67. — Élévatoires (A. Paré) : AA, pointe de l'élévatoire mousse, se baissant et se haussant à volonté, s'insinue entre le fragment à relever et la dure-mère; B, corps de l'élévatoire; son extrémité C s'appuie sur l'os sain.

Selon les cas, le cuir chevelu était incisé avec un bistouri ou une sorte de rasoir (fig. 69).

Puis, pour séparer le périoste de l'os, il se ser-

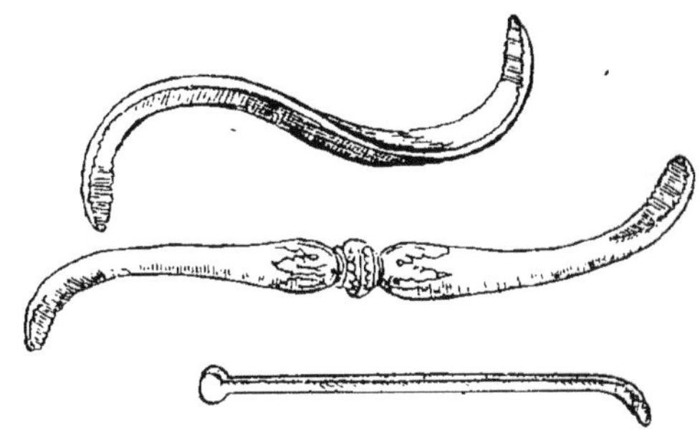

Fig. 68. — Élévatoires (A. Paré).

vait d'un ciseau (fig. 70), ou bien de rugines appelées encore *raspatoires* (fig. 71 et 72).

Pour trépaner,
il employait une
sorte de compas
(fig. 73), dont une
des branches pre-
nait son point
d'appui sur une
pièce de fer fenê-
trée (fig. 74). Ce
compas servait à
circonscrire la
rondelle osseuse
à enlever.

Mais le plus sou-
vent c'était avec

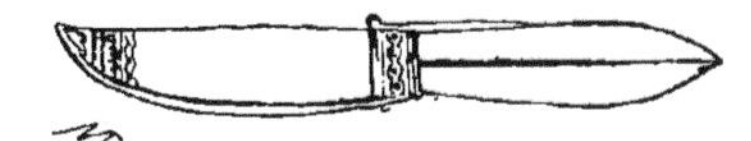

Fig. 69. — Rasoir servant de bistouri pour
faire les incisions (A. Paré).

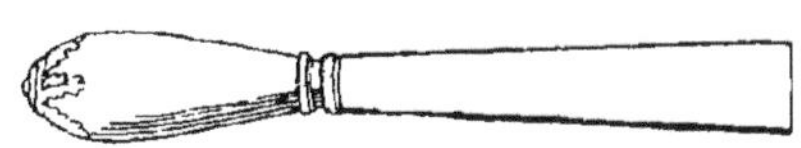

Fig. 70. — Ciseau servant de rugine pour
séparer le périoste de l'os (A. Paré).

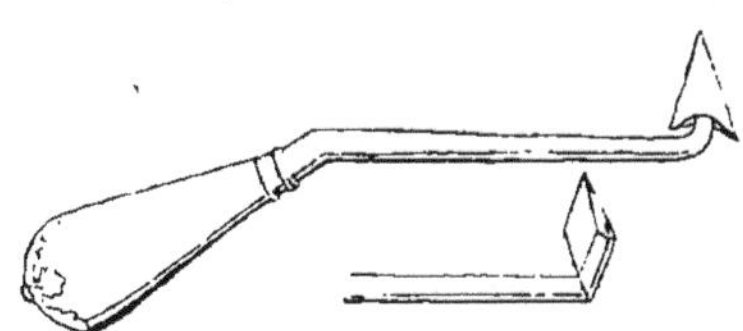

Fig. 71. — Autres rugines (A. Paré).

un simple foret qu'il pratiquait cette opération
(fig. 75) ou avec le trépan.

Les trépans utilisés par Ambroise Paré étaient
les suivants :

1° Le trépan perforatif à pointe triangulaire

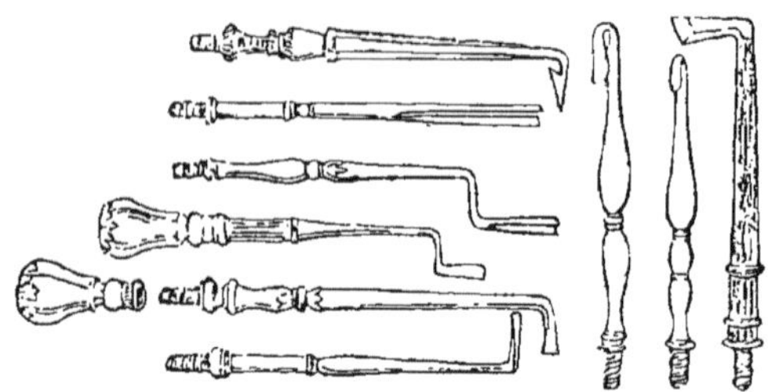

FIG. 72. — Rugines appelées encore raspatoires (A. Paré).

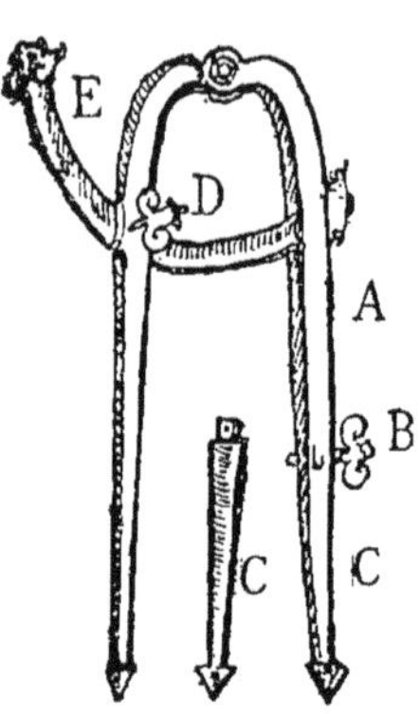

FIG. 73. — Compas pour couper les os du crâne (A. Paré) :

A, pied du compas qui coupe l'os ; B, petite vis qui tient la pointe ; C C, deux pointes différentes pouvant s'insérer dans le pied du compas ; D, grande vis tenant une pièce de fer E permettant au compas de s'élargir ou de se serrer.

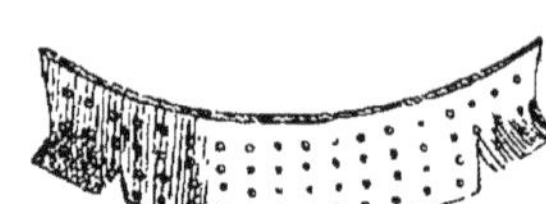

FIG. 74. — Pièce de fer sur laquelle s'appuie le compas (A. Paré).

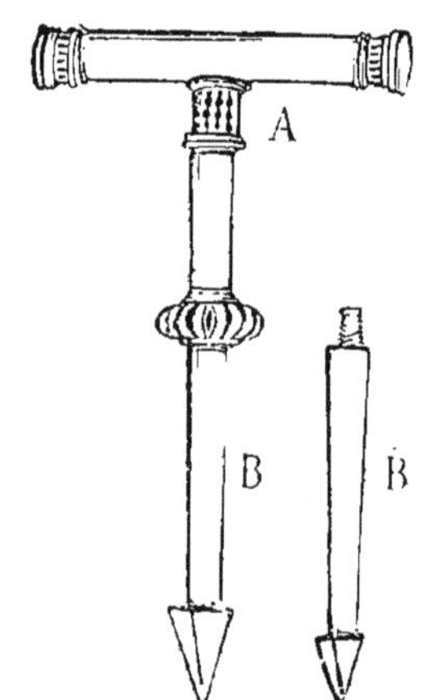

FIG. 75. — Foret pour percer les os du crâne (A. Paré) :
A, manche ; B, B, pointes.

(fig. 76), et le trépan perforatif à pointes quadrangulaires et sexangulaires (fig. 77) ;

2° Le trépan exfoliatif (fig. 78) ;

3° Le trépan à couronne (fig. 79).

Le trépan exfoliatif est une petite lame tranchante, garnie d'une pointe, à laquelle on imprime un mouvement de rotation au moyen de la poignée du trépan ; le

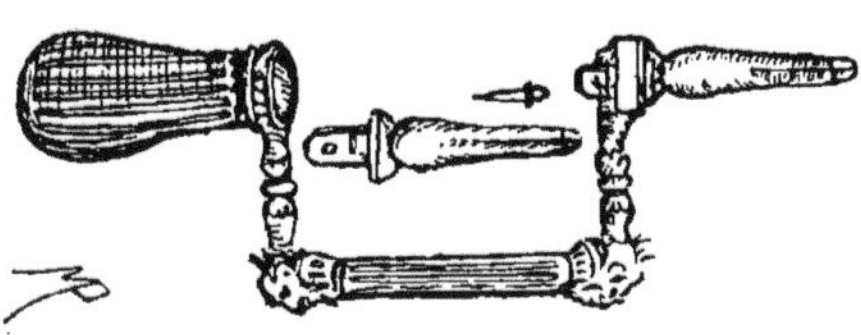

FIG. 76. — Trépan perforatif avec deux pointes triangulaires et la petite cheville pour les tenir au manche du trépan.

but de cet instrument est d'enlever des lamelles

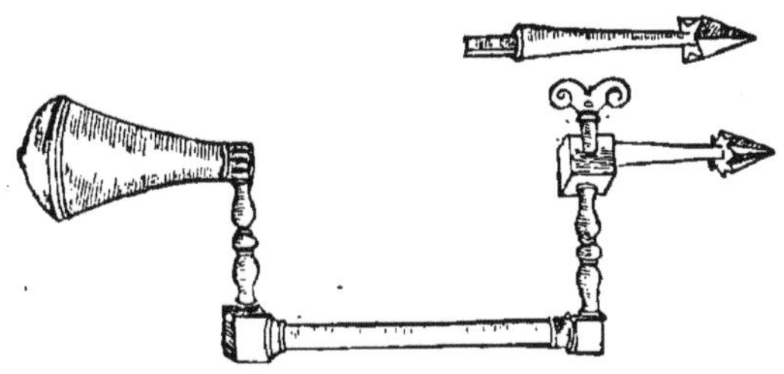

FIG. 77. — Trépan perforatif dont les pointes quadrangulaires et sexangulaires sont fixées dans le manche par le moyen d'une vis (A. Paré).

osseuses, d'exfolier de l'os ce qui est altéré.

Les trépans à couronne sont des scies rondes coupant l'os plus ou moins circulairement (fig. 80). Ils ont un clou aigu ou pointu au milieu de leur circuit et qui dépasse un peu les dents de la couronne ; il sert à obtenir la stabilité de l'instrument jusqu'à ce qu'il ait tracé son circuit et

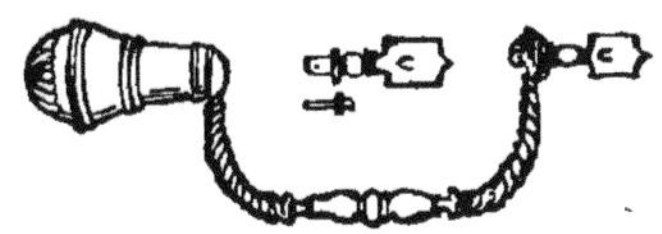

FIG. 78. — Trépan exfoliatif (A. Paré).

coupé au moins la première table osseuse ; alors il faut enlever ledit clou, de peur qu'il ne touche la dure-mère [1] ; autour du trépan, il faut un *chaperon* afin qu'il ne

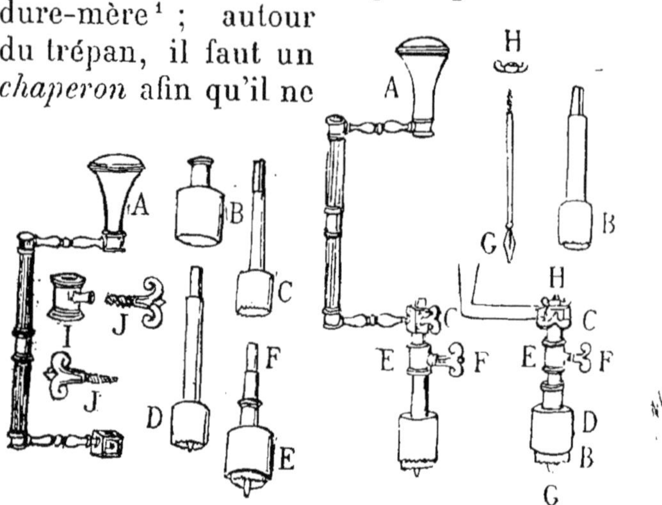

FIG. 79 et 80. — Trépans à couronne.

FIG. 79. — Trépan à couronne. Trépan démonté (A. Paré) : A, manche du trépan ; B, chaperon ; C, trépan sans la pointe ; D, trépan avec sa pointe ; E, trépan avec son chaperon ; F, extrémité du trépan, s'insérant dans le manche ; I, virole, J, J, vis qui fixent le trépan à la virole.

FIG. 80. — Trépan à couronne. Trépan monté (A. Paré) : A, manche ; B B, trépan ; C C, vis fixant le trépan dans le manche ; D, chaperon ; E, virole maintenant le chaperon ; F, vis fixant le trépan à la virole ; G, pointe triangulaire du trépan ; H H, virole maintenant l'extrémité supérieure de la pointe du trépan.

puisse dépasser l'épaisseur de l'os, en couper plus qu'il ne convient et blesser la dure-mère (fig. 80). S'il y a quelques aspérités, il faut les couper et les aplanir avec le couteau lenticulaire

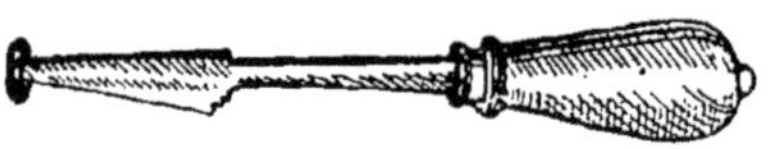

FIG. 81. — Couteau lenticulaire (A. Paré).

1. Ambroise Paré, *loc. cit.*, pp. CXV-CCXVIII.

(fig. 81) et le maillet de plomb, ou avec le ciseau et le maillet (fig. 82).

A. Paré incisait la dure-mère, quand il soupçonnait, au-dessous d'elle, une collection purulente ou sanguine, cette incision était faite au moyen d'une lancette ou d'un bistouri recourbé (fig. 83).

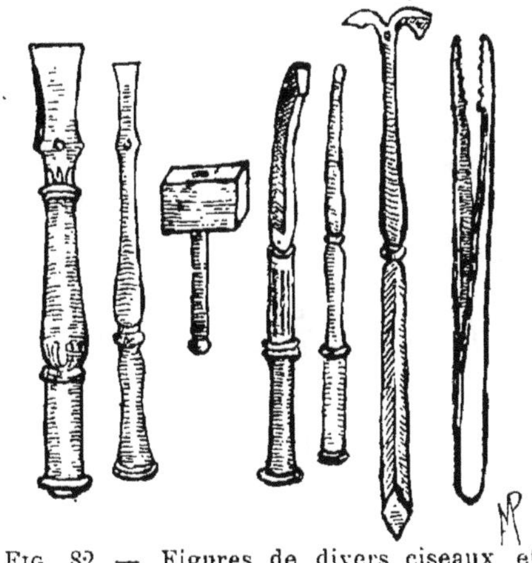

Fig. 82. — Figures de divers ciseaux et pincettes avec maillet de plomb (A. Paré).

Il plaçait ensuite une tente de plomb canulée (fig. 84, A), sorte de tube à drainage, destinée à

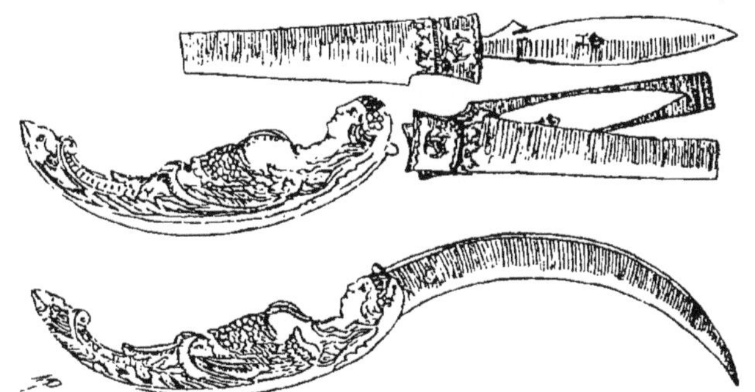

Fig. 83. — Lancettes et bistouris destinés à inciser la dure-mère (A. Paré).

donner issue aux liquides retenus entre le crâne et la dure-mère ; à travers ce drain, il faisait des injections détersives au moyen d'une seringue (fig. 84, B), ou bien comprimait la dure-mère avec

4.

un instrument mousse (fig. 85) pour donner issue aux liquides épanchés au-dessous de cette membrane.

Après l'opération, il appliquait sur la dure-mère de la charpie; le lendemain, un digestif fait d'huile rosat, de jaune d'œuf et d'un peu de térébenthine de Venise. Le quatrième jour passé, on y plaçait un mélange chaud de miel rosat et d'huile de térébenthine à parties égales, auquel on ajoutait de la poudre de mastic, de l'aloès, de l'iris et un peu d'eau-de-vie. Enfin, par-dessus le tout, des cataplasmes faits de farine d'orge et de fèves cuites dans de l'oxymel et de l'huile rosat, etc.

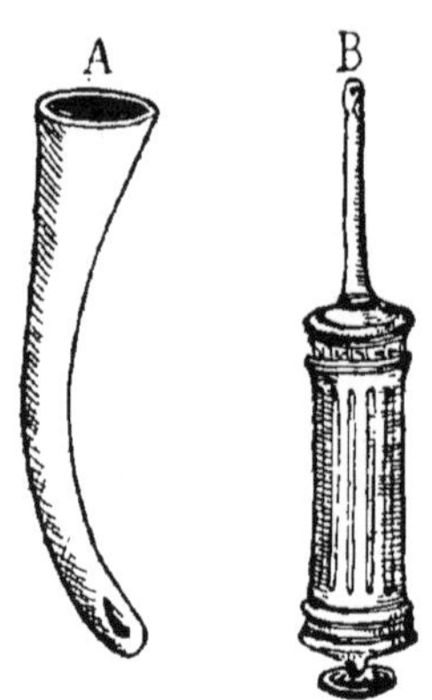

Fig. 84.
A, tente de plomb canulée, pour donner issue à la sanie retenue entre le crâne et la dure-mère; B, seringue (A. Paré).

Pour Ambroise Paré, les endroits où il ne fallait pas trépaner étaient : les sutures, les tempes et les fontanelles.

A. Paré étendait l'emploi du

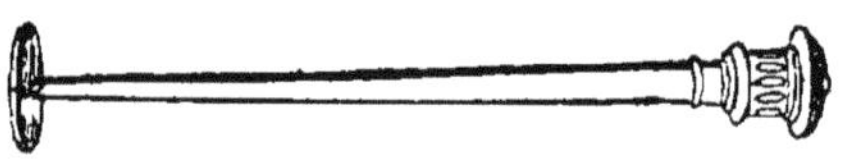

Fig. 85. — Instrument destiné à comprimer la dure-mère et à l'abaisser afin de donner issue à la sanie (A. Paré).

trépan non seulement aux traumatismes du crâne et aux épanchements, soit sanguins, soit purulents, situés entre la dure-mère et les os, mais encore à la carie du tissu osseux crânien [1].

1. A. Paré, *loc. cit.* — Voir aussi *Œuvres complètes d'Ambroise Paré*, par J.-F. Malgaigne, Paris, 1840, t. II, pp. 1-76.

A la même époque, des recherches importantes sur le trépan furent faites en Italie, et, ainsi que nous l'avons déjà dit, A. Paré les mit à profit.

Jean de Vigo (1517) inventa les instruments suivants pour faire la trépanation : d'abord un trépan à couronne *mespilée*, ainsi nommé parce que cette couronne avait la forme d'une nèfle, en latin *mespilum*. Cette couronne mespilée était armée d'une pointe centrale, et appelée, à cause de cela, *instrument mâle*, pour frayer la voie; puis une couronne sans pointe, *instrument femelle*, pour continuer jusqu'à la table interne, et alors seulement on utilisait la *couronne abaptiste*, ou *instrument de sécurité* (instrumentum securitatis).

Ce dernier instrument est une couronne de trépan garnie, à quelque distance au-dessus de la scie, d'un bourrelet circulaire l'empêchant de pénétrer dans le cerveau [1].

La grande préoccupation de Jean de Vigo est précisément de ne pas blesser les méninges et la substance cérébrale. C'est ce qui ressort de la lecture de ses écrits où se trouvent énumérés les différents instruments dont il se sert pour trépaner, ainsi que ceux qui existaient déjà de son temps [2].

Il est fâcheux qu'il ne nous ait pas laissé de figures représentant ces instruments dont nous

1. Jean de Vigo, *Chirurgia compendiosa*, Venet., 1520.
2. Jean de Vigo, *La Pratica universale in cirugia*, Venetia, MDLXVIII, libro primo, delle ferite, p. 212.

ne pouvons nous faire une idée que par les figures d'André de la Croix.

Marianus Sanctus, de Barletta (1514), élève de J. de Vigo, était grand partisan du trépan. Il n'a nommé que trois instruments dans ses ouvrages, *raspatorium*, *terebella* et *trepanum*, qui ne sont pas abaptistes [1].

Il rejetait l'usage de la gouge et du maillet [2], et trouvait ridicules les emplâtres usités pour guérir les enfoncements du crâne [3].

On ne s'explique pas bien ce qu'étaient ce *terebella* et ce *trepanum* que Marianus Sanctus a nommés sans les décrire, et J.-F. Malgaigne s'est demandé si ce n'était pas le trépan perforatif et le trépan à couronne renouvelés de Celse [4] : il croit que Marianus Sanctus ne connaissait pas les instruments de son maître J. de Vigo, qui, probablement, ne les avait pas encore inventés lorsque Marianus quitta Rome.

J. Bérenger, de Carpi (1550), outre le perforatif ou tarière abaptiste (fig. 86), a figuré huit trépans sans couronne, dont quelques-uns ont été reproduits par André de la Croix sous la dénomination de *trépan à deux ou plusieurs ailes, trépan à lime, trépan à image;* ce dernier est un véritable trident [5].

1. a. *Compendium chirurgiæ*, Roma, 1514; b. *Super textu Avicennæ : De Calvariæ curatione*, Roma, 1526.
2. *Eodem loco*, fol. 233 a.
3. *Super textu Avicennæ*, etc., fol. 226 b.
4. J.-F. Malgaigne, *Œuvres d'A. Paré*, t. II, 1840. *Note sur les trépans*, p. 57.
5. Léon Gallez, *loc. cit.*, p. 52.

De plus, Bérenger avait un trépan à couronne armée de deux ailes pour l'empêcher d'aller trop avant; *c'est dans ses œuvres qu'on trouve la première mention de l'arbre du vilebrequin appliqué au trépan*[1].

Bérenger, de Carpi, était un opérateur très audacieux, car il n'hésitait pas à trépaner sur les sutures et les tempes[2].

André de la Croix, qui vivait à Venise pendant la seconde moitié du XVIe siècle, a figuré une très grande variété d'instruments servant à la chirurgie crânienne dans sa *Chirurgie universelle*[3].

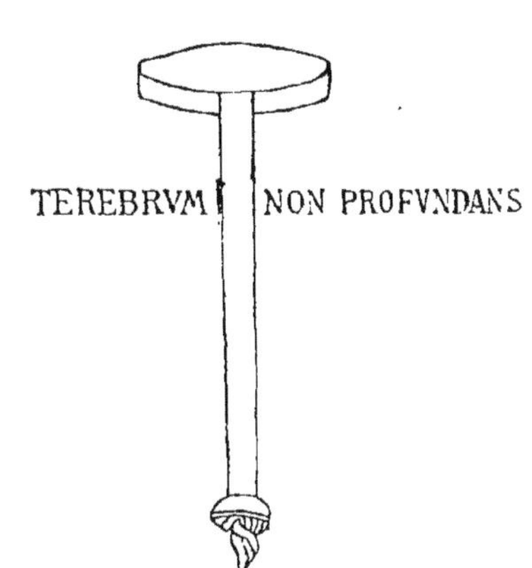

FIG. 86. — Tarière abaptiste (d'après Bérenger, de Carpi, 1535).

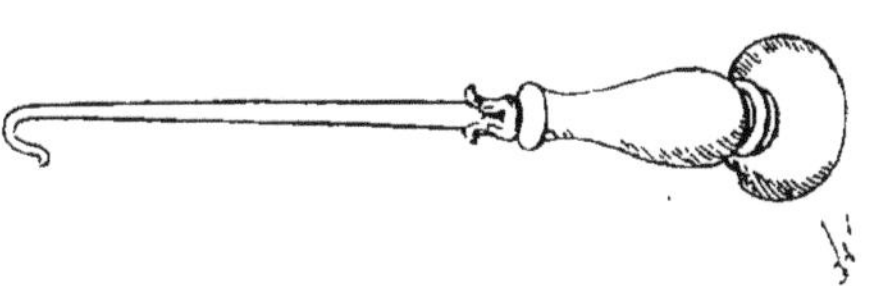

FIG. 87. — Crochet servant d'érigne pour écarter les lambeaux cutanés ou dure-mériens (d'après André de la Croix).

On y trouve des crochets (*raspatoria*, fig. 87), des couteaux lenticulaires (*phacotus*, fig. 88), des spatules pour protéger les méninges (*meningophilacas*, fig. 89), des scies

1. J.-F. Malgaigne, *loc. cit.*, pp. 57-58.
2. Jacobi Berengari Carpensis, *Chirurgia*, olim in Bononiensi Academia professoris. *De Fractura cranii*. Lugduni Batavorum, 1651.
3. *Chirurgiæ universalis opus absolutum*, Venetiis, 1596; Officina chirurgica, p. 12-23.

(*serrulæ*, fig. 90) et une foule de tarières et de trépans à couronne (fig. 91).

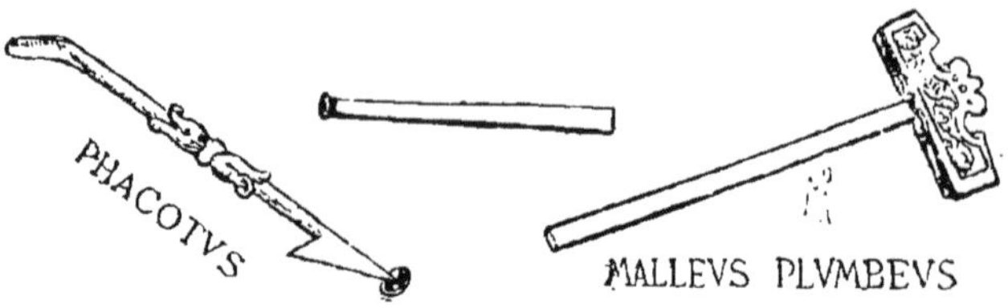

Fig. 88. — Couteau lenticulaire, ciseau et maillet destinés à agrandir les orifices de trépanation (A. de la Croix).

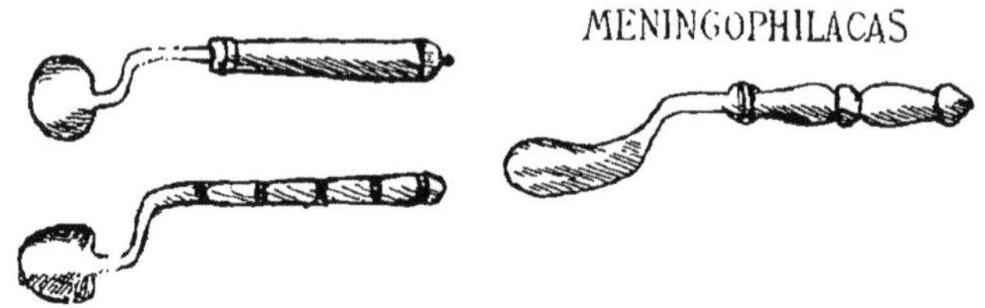

Fig. 89. — Méningophylax, sortes de spatules destinées à protéger les méninges (A. de la Croix).

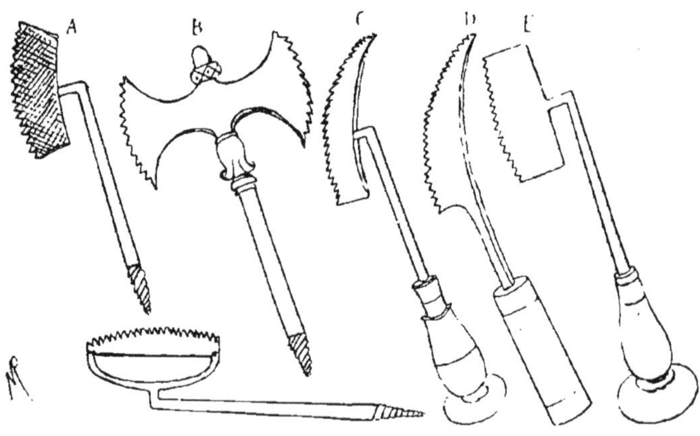

Fig. 90. — Scies (André de la Croix) :
A, serra limata ; B, serra duplicata ; C, serra arcuata ;
D, serrula ; E, serra plana.

Ces tarières se manœuvrent : avec un archet ou

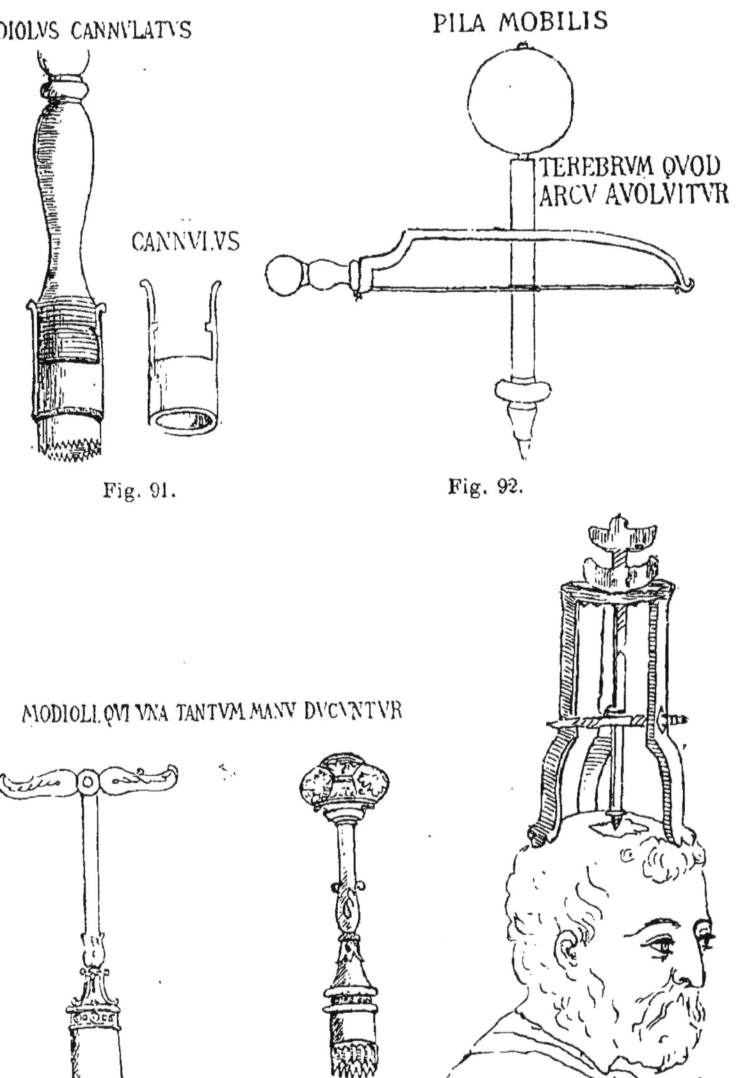

Fig. 91.

Fig. 92.

Fig. 93.

Fig. 94.

Fig. 91. — Modiulus cannulatus ou tréphine avec curseur (d'après A. de la Croix).
Fig. 92. — Tarière manœuvrée avec un archet d'après André de la Croix).
Fig. 93. — Tréphines (A. de la Croix).
Fig. 94. — Triploïde ou élévateur à trois branches pour enlever les portions
'os dans les fractures avec enfoncement (d'après André de la Croix).

un ruban (fig. 92), avec une main en les tenant

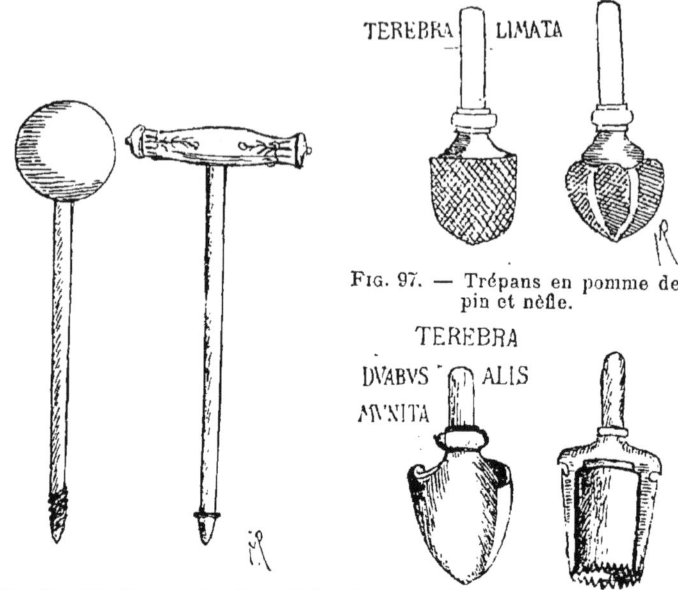

FIG. 97. — Trépans en pomme de
pin et nèfle.

FIG. 95.—Tarières perforatives d'Albucasis (d'après A. de la Croix).

FIG. 98. — Deux trépans ou pointes
de tarière à deux ailes.

par un manche (fig. 93), avec les deux mains,

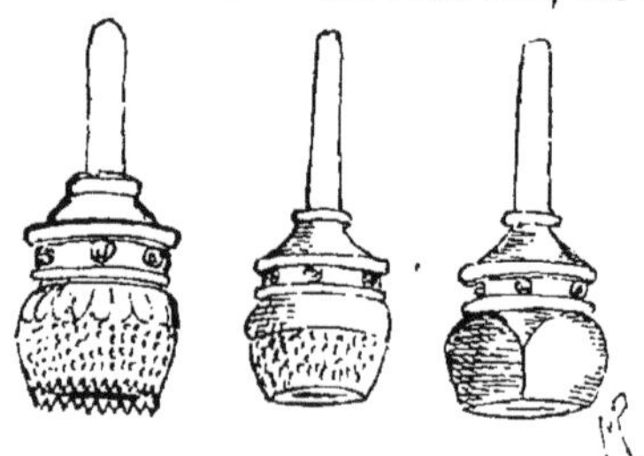

FIG. 96. — Couronnes de trépan en forme de pomme de pin avec
ou sans aspérités.

en les faisant tourner dans la paume de celles-

ci (fig. 91), au moyen d'un triploïde (fig. 94).
Ces tarières ont pour pointe soit un simple

MODIOLI QVATVOR ALIS MVNITI

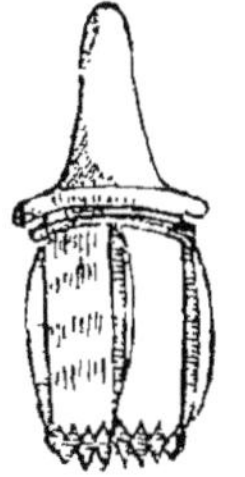
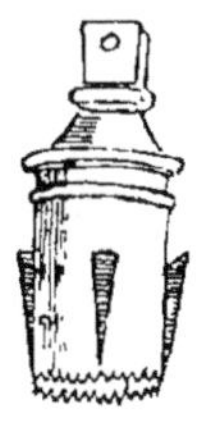

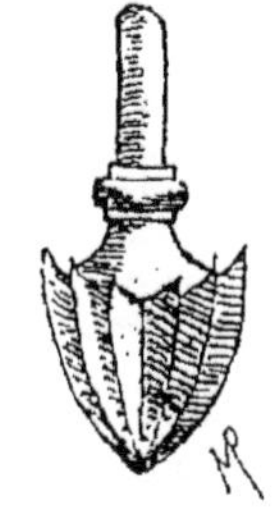

Fig. 99. — Trépans
à quatre ailes (A. de la Croix).

Fig. 100. — Trépan à
plusieurs ailes (*tereba
plurimis alis avoluta*).

foret (fig. 95), avec ou sans chaperon abaptiste,
comme celles d'Albucasis, soit une lime en

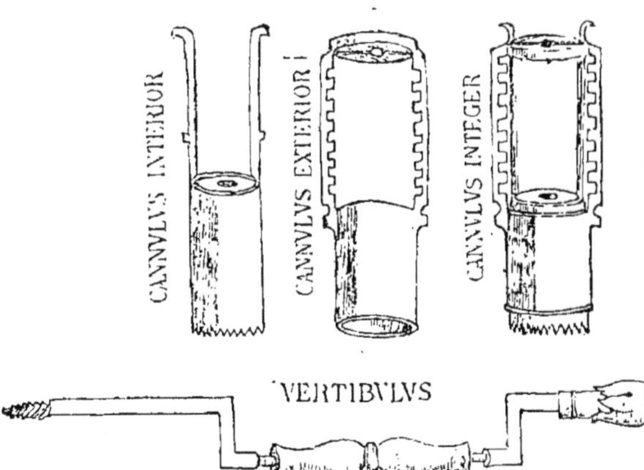

Fig. 101. — Instrumentum securitatis et arbre du trépan (d'après
André de la Croix).

forme de pomme de pin ou de nèfle, pour user l'os
(fig. 96 et 97), soit une lame munie d'une, de deux,

de trois ou de plusieurs ailes (fig. 98, 99 et 100).

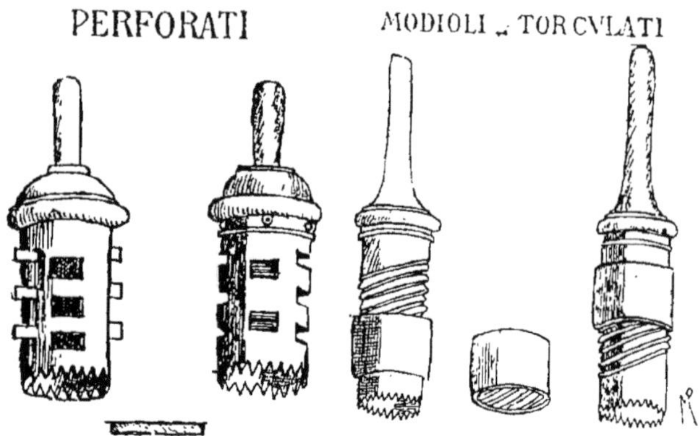

FIG. 102. — Couronnes de trépan des Parisiens (d'après A. de la Croix). Cheville servant de point d'arrêt.

FIG. 103. — Couronne de trépan des Romains (d'après A. de la Croix).

Les trépans à couronne sont, eux aussi, munis ou non du chaperon qui les empêche de s'enfoncer, qui les rend « *instrumenta securitatis* » et qui est tantôt fixe, tantôt mobile (fig. 101).

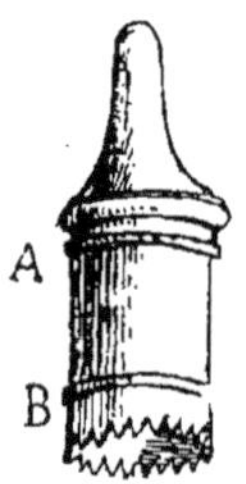

FIG. 104. — Couronne de trépan des Vénitiens avec anneau AB rendant l'instrument insummersible (d'après André de la Croix).

Les trépans sont manœuvrés au moyen d'une tige tournante ou arbre (fig. 101).

Malheureusement, André de la Croix n'a pas rappelé les noms de tous les inventeurs de ces instruments.

On y trouve, par exemple, un *instrumentum securitatis*, qui est probablement, ainsi que le

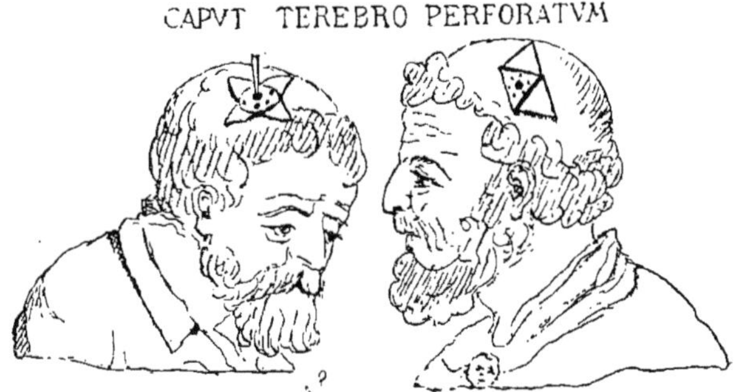

FIG. 105. — Orifices faits dans le crâne avec le trépan perforatif.

pense J.-F. Malgaigne, celui de Vigo ; on y ren-

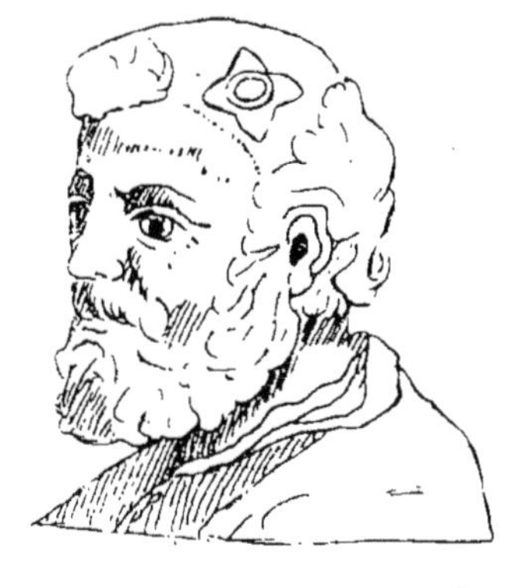

FIG. 106. — Rondelle osseuse enlevée avec la tréphine, après incision cruciale des téguments (A. de la Croix).

contre aussi deux *modioli mespilati* qui rappellent et expliquent la *mespula* de Vigo[1].

1. J.-F. Malgaigne, *loc. cit.*, p. 57-58.

André de la Croix a décrit le trépan des Français (fig. 102) garni d'une rangée transversale de trous dans lesquels s'engagent de petites chevilles qui empêchent la couronne de s'enfoncer plus qu'on ne le veut. (Voyez Guy de Chauliac, p. 55.) Mais il *proposa de remplacer cette disposition par un simple anneau mobile et susceptible de s'élever ou de s'abaisser sur la couronne*, ainsi que cela se pratiquait à Rome (fig. 103) et à Venise (fig. 104).

Ci-dessus, deux figures (p. 75, fig. 105 et 106) représentant des ouvertures faites au crâne avec le trépan perforatif et le trépan à couronne.

Dix-septième siècle. — En Allemagne, *Fabrice de Hilden* (1641), élève de Griffonius, inventa un *élévatoire* composé d'un foret ou vis (A), dont l'extrémité supérieure supportait un levier E (fig. 107).

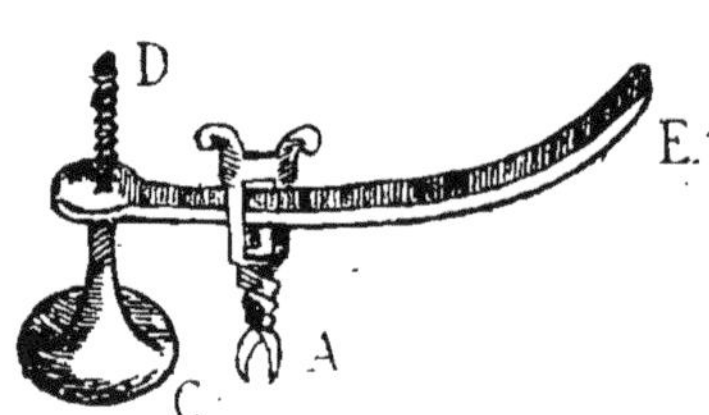

Fig. 107. — Élévatoire de Fabrice de Hilden.

A l'autre bout de ce levier, se trouvait fixée une plaque C se plaçant sur un point du crâne approprié à la hauteur voulue, au moyen d'une vis D ; on élevait alors peu à peu le levier jusqu'à ce que le fragment enfoncé fût remis en place[1].

1. Guilhelmi Fabricii Hildani, *Observationum et curationum chirurgicàrum centuriæ omnes.* Lugduni, 1641. — *De Elevatione cranii in adultioribus præcipue*, Centuria II, observ. IV, p. 139.

L'instrument que préférait Fabrice de Hilden était le trépan à couronne conique, munie d'une pyramide à son centre. « Le rebord de la couronne présentait des dentelures obliques sur toute la longueur ; il fit garnir l'instrument d'une noix mobile, par laquelle on lui imprimait des mouvements de rotation. Dès qu'il était parvenu au diploé, il retirait la pyramide et achevait l'opération avec la couronne seule.

« Il modifia aussi le tire-fond, qu'il compliqua d'un trépan perforatif et d'un levier formant avec lui un triangle [1]. »

Les chirurgiens français du dix-septième siècle s'appliquèrent à simplifier les instruments et la technique opératoire.

Citons : *De Vauguyon* (Paris, 1696), *Antoine Boirel* (Alençon, 1677), *Mehée de la Touche* (Meaux, 1675). Ce dernier pratiqua sur le même individu cinquante-deux trépanations, dont vingt-sept allaient jusqu'aux méninges [2].

En Italie il exista, à cette époque, de très hardis chirurgiens trépaneurs :

Jérôme Fabrice d'Acquapendente (1537-1619), professeur à Pavie, adopta la *tréphine* dont le manche (fig. 108) pouvait s'appliquer à différentes couronnes. Il garnit les couronnes de quatre ailes et finissait l'opération par l'action de la tenaille incisive ou du maillet [3].

1. Léon Gallez, *loc. cit.*, p. 58.
2. *Traité des lésions de la tête par contre-coup.* Meaux, 1675.
3. *De Operat. chirurg.*, Francof., 1620, p. I, cap. II, p. 28, et *Opera omnia*, Lugdunum, 1546.

César Magati (1579-1647), médecin à Ferrare, utilisa les trépans abaptistes munis d'un anneau, les trépans ailés, les perforatifs, mais rejeta complètement l'usage de la gouge [1].

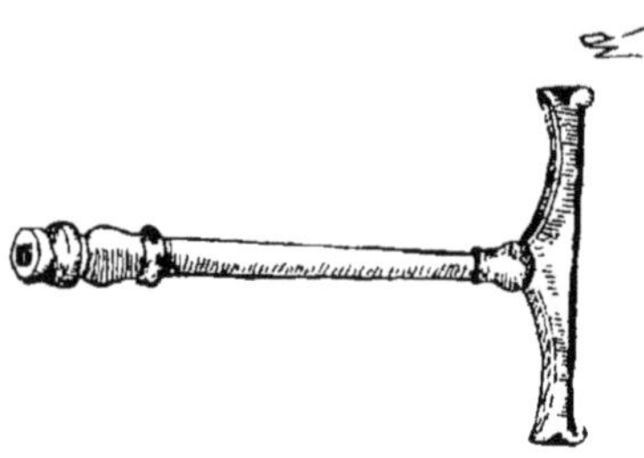

Fig. 108. — Manche de Fabrice d'Acquapendente (d'après Scultet).

Pierre de Marchettis, de Padoue (1589-1673), trépana dans les cas d'épilepsie traumatique, et de céphalalgie chronique syphilitique [2].

Marc-Aurèle Séverin (1580-1656), professeur à Naples, trépana pour les céphalées, la mélancolie, l'épilepsie, l'hydrocéphalie et même la paralysie faciale [3].

En Allemagne, *Jean Scultet d'Ulm* [4], compliqua l'arsenal instrumental ; c'est ainsi qu'il a décrit un grand nombre d'instruments dont les plus intéressants sont les suivants :

A. Le *trépan mâle*, à bord dentelé, muni de quatre ailes, et à son centre d'un clou (fig. 109).

B. Le *trépan femelle*, semblable au précédent, n'en différant que par l'absence du clou central

1. *De rara Medicatione vulnerum*, Francof., 1733, lib. II, cap. XXXI, p. 238.

2. *Sylloge observationum medico-chirurgicarum rariarum, etc.*, Amstel., 1665, observ. XVIII et XIX, p. 47 ; observ. VII, p. 16.

3. *De efficaci Medicina*, Francof., 1636, part. II, p. 136.

4. *L'Arsenal de chirurgie de feu Scultet*, trad. Deboze, Lyon, 1675, p. 5, table II, etc.

(fig. 110). Ces deux trépans devaient se monter sur un manche droit, que J. Scultet appelle *manche de Fabrice d'Acquapendente* (fig. 108).

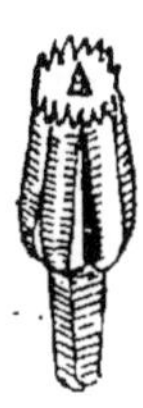 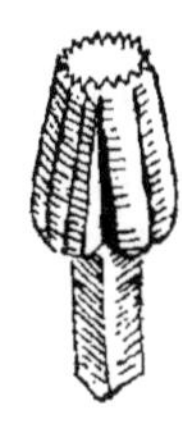 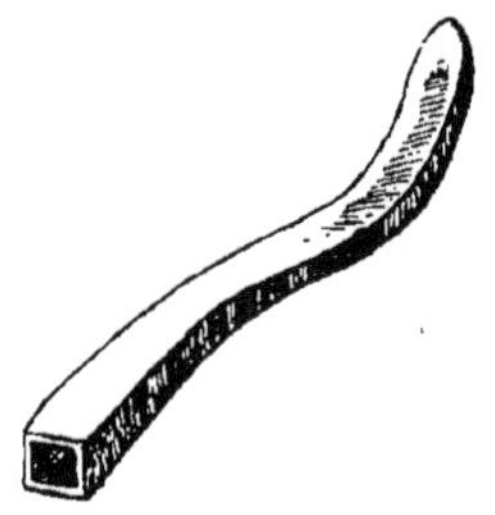

FIG. 109. — Trépan mâle (Scultet).   FIG. 110. — Trépan femelle (Scultet).   FIG. 111. — Méningophylax (Scultet).

C. Le *méningophylax*. C'était, comme nous l'avons déjà dit, une lame d'argent que l'on introduisait entre le crâne et la dure-mère, lorsqu'il était nécessaire de trépaner plusieurs fois, afin que le tranchant des tenailles et les dents des scies ne vinssent pas blesser les méninges (fig. 111).

D. Le *terebra triformis*, destiné à relever les os enfoncés (fig. 112).

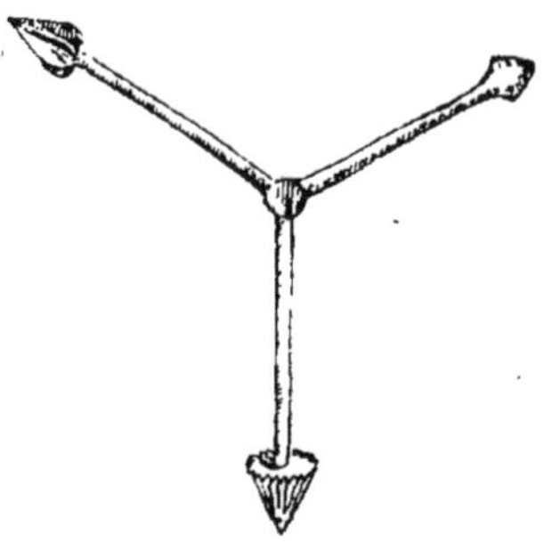

FIG. 112. — Terebra triformis (Scultet).

E. La *serrula versatilis* était une petite scie en va-et-vient, actionnée par une roue dont le mouvement était communiqué par une autre roue semi-dentelée placée au-dessus (fig. 113). Cette scie servait à enlever les ponts osseux intermédiaires à des ouvertures de trépan.

(Voir fig. 114 pour son mécanisme.) Scultet employait aussi la scie à main (fig. 115 et 116).

F. Les *pinces à bec-de-perroquet* et à *bec-de-vautour* étaient utilisées pour enlever les débris osseux et les esquilles engagées sous la dure-mère (fig. 117).

G. Enfin le *triploïde* (fig. 118), ainsi nommé à cause de sa triple base. A ce triploïde, Scultet

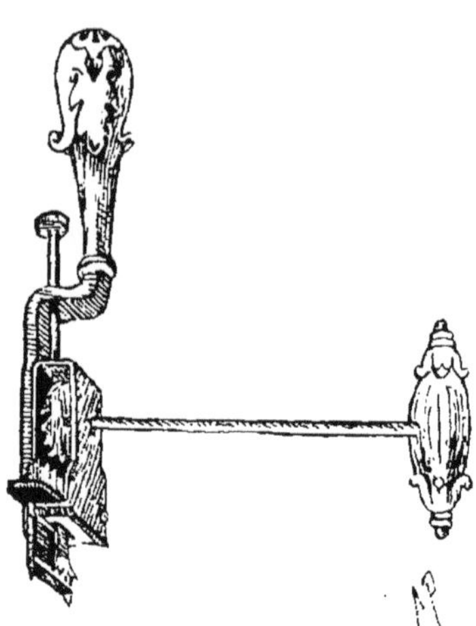

FIG. 113. — Serrula versatilis de Scultet.

fixait soit un élévateur courbe, GK, soit un terebellum, RH, pour relever ou extraire les fragments osseux.

Pour trouver le bregma, Scultet conduisait une ligne d'un conduit auditif à l'autre, en passant par le sommet de la tête ; une seconde ligne était menée du bout du nez et venait se terminer au vertex ; le point où s'entrecoupaient ces deux lignes correspondait au bregma (fig. 46).

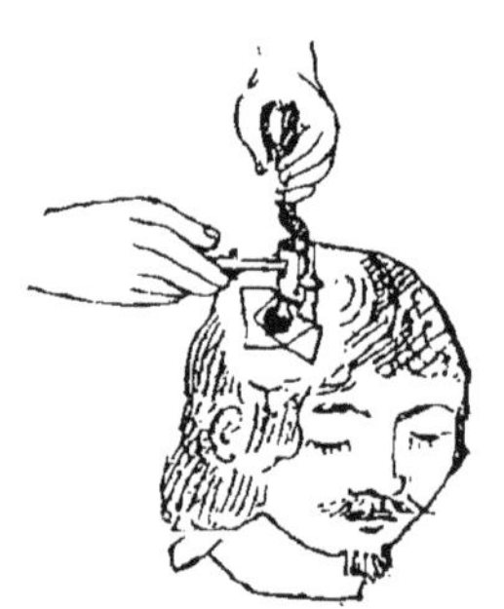

FIG. 114. — Manière d'appliquer la scie tournante de J. Scultet (d'après Scultet).

Scultet a aussi indiqué la façon d'employer la tarière (fig. 119).

Parmi les chirurgiens des Pays-Bas, *Jacob*

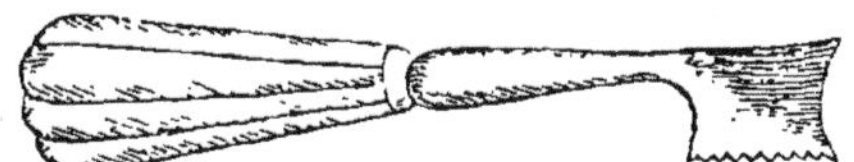

Fig. 115. — Scie droite (d'après Scultet).

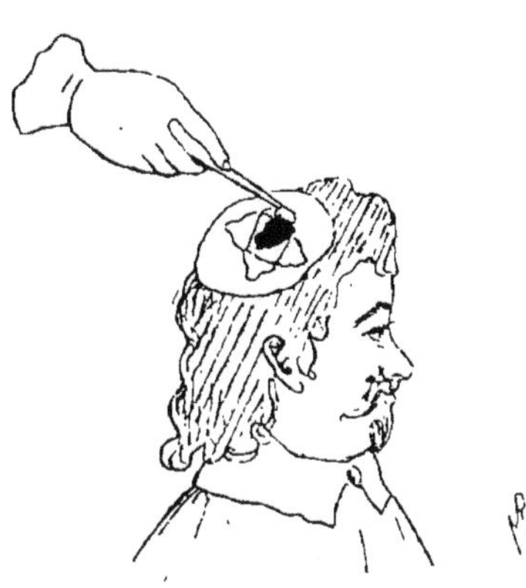

Fig. 116. — Manière de se servir de la scie à main pour agrandir les orifices de trépanation (d'après Scultet).

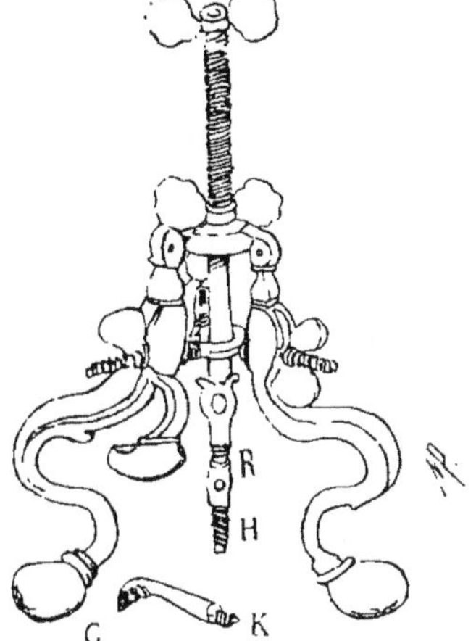

Fig. 118. — Triploïde de J. Scultet.

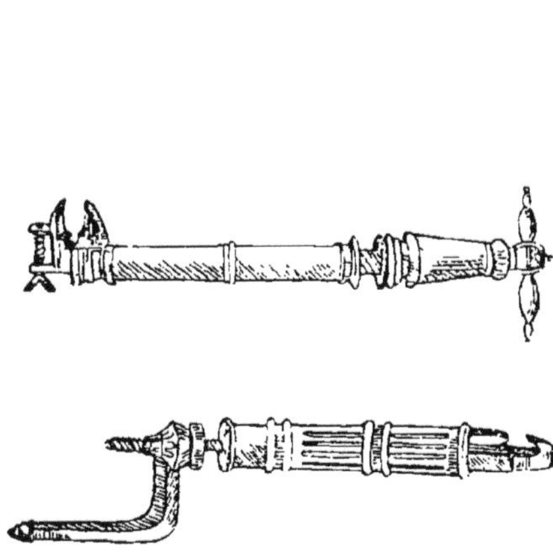

Fig. 117. — Pince à bec-de-perroquet et pince à bec-de-vautour (d'après Scultet).

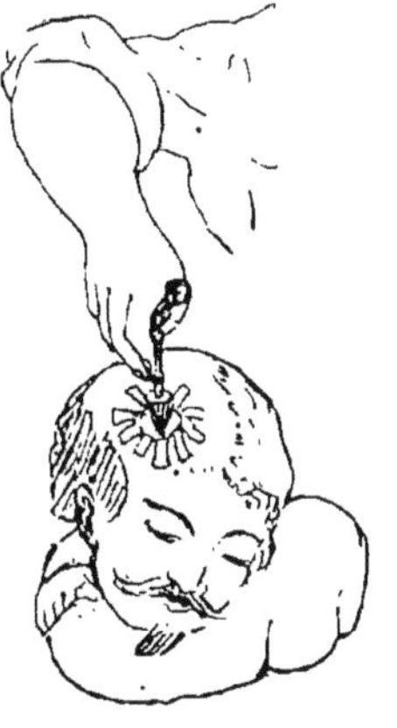

Fig. 119. — Mode d'application de la tarière (d'après Scultet).

5.

van Meekren (1682) parla le premier de la réimplantation osseuse pour réparer les brèches crâniennes[1].

Et *Cornelius Stalpart von der Wyl* (1620-1668) trépana vingt-deux fois de suite le même sujet pour un épanchement sanguin qu'il ne trouva qu'à la dernière opération; le malade guérit[2]. Le fait est relaté par Léon Gallez[3].

DIX-HUITIÈME SIÈCLE. — Le xviiie siècle a été le siècle du trépan; c'est, en effet, à cette époque qu'il a joui de la plus grande faveur en France et en Angleterre.

En France, l'Académie royale de chirurgie en proclama la nécessité dans tous les cas d'épanchement sanguin ou purulent et de fractures; cependant vers la fin du siècle, avec *Heister, Desault* et *Bichat*, une vive réaction s'opéra contre la trépanation.

Parmi les chirurgiens français partisans du trépan, nous citerons :

Pierre Dionis, qui, dans son cours d'opérations, simplifia la classification des blessures du crâne[4].

Il indiqua qu'il fallait trépaner dans les fissures

1. *Observationes medico chirurgicæ*, Amstelod., 1682, p. 19.
2. *Observationum variarum medicarum, anatomicarum et chirurgicarum centuria prior et posterioris pars prior*. Traduct. française de Planque, Paris, 1758.
3. Léon Gallez, *loc. cit.*, p. 69.
4. *Cours d'opérations de chirurgie*, démontrées au Jardin royal. Paris, 1707.

et les contusions crâniennes, et montra qu'il était partisan de la trépanation préventive. Notons encore qu'il déconseilla vivement l'emploi du trépan exfoliatif, le considérant comme dangereux, et fit usage du trépan à couronne.

Le pansement qu'il a préconisé, une fois la trépanation faite, est assez compliqué. En résumé, il se composait de linge et de charpie qu'il trempait dans un mélange de miel rosat et de baume blanc ; il le recouvrait avec un plumasseau imbibé d'esprit de vin, et appliquait ensuite un emplâtre de bétoine sur lequel il mettait une compresse ou une serviette, un bandage couvre-chef et un bonnet de laine. Les bourdonnets faits de charpie et de linge s'appelaient « *sindons* ».

P. Dionis a fait une remarque intéressante à propos de la gravité de l'opération ; ne connaissant pas encore les dangers des instruments malpropres et des mains sales sur les résultats opératoires, il a tout attribué au milieu ambiant. « Le trépan, dit-il, est plus heureux dans certains pays que dans d'autres ; à Avignon et à Rome, ils guérissent tous ; à Paris, le trépan est heureux et encore plus à Versailles, où il n'en meurt presque point ; *mais ils périssent tous à l'Hôtel-Dieu de Paris*, à cause de l'infection de l'air qui agit sur la dure-mère et qui y apporte la pourriture [1]. »

Auguste Belloste (1654-1730) imagina un appareil (fig. 120) pour le pansement des plaies du

1. Dionis, *Cours d'opérations de chirurgie démontrées au Jardin royal*, Paris, MDCCVII, sixième démonstration, p. 426.

trépan. C'était une plaque ou lame de plomb percée de trous, taillée de la grandeur de la rondelle osseuse enlevée et ayant sur ses côtés deux petits prolongements pouvant s'infléchir et s'appuyer sur les bords de l'ouverture osseuse[1] (fig. 121).

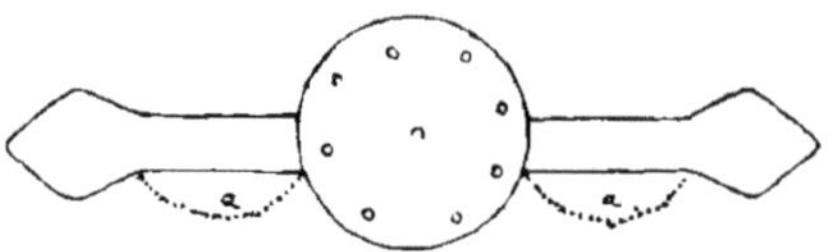

Fig. 120. — Plaque de Belloste à neuf trous pour servir aux grandes couronnes do trépan.

aa, longueur de tige correspondant à l'épaisseur de l'os.

Guillaume Mauquest de la Motte (1655 à 1737 ou 1740) fut un partisan très convaincu de la trépanation[2] et on peut dire un précurseur.

Outre le trépan préventif qu'il pratiquait dans les fractures du crâne, il a conseillé d'avoir recours aussi à cette opération dans les cas d'*apoplexie vraie*[3], ce qui a été fait plus tard, ainsi que nous le verrons, et dans les cas d'*épilepsie traumatique;* il rapporte, à propos de ce dernier point, une trépanation suivie de succès.

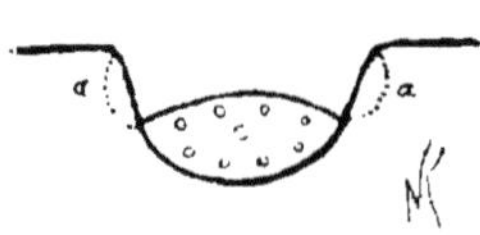

Fig. 121. — Plaque do Belloste prête à servir avec les colonnes ployées.

aa, longueur correspondant à l'épaisseur de l'os.

René-Croissant Garengeot (1688-1759) a préconisé, lui aussi, le trépan préventif dans les fractures du crâne et même dans les fractures par contre-coup. Il a appliqué le trépan sur les

1. *Le Chirurgien d'hôpital,* 3ᵉ édit., Paris, 1734, t. I, pp. 86 et suiv.

2. *Traité complet de chirurgie,* 3ᵉ édition (édit. Sabatier), Paris, 1771, t. I, pp. 543 et suiv.

3. *Loco citato,* pp. 544-605, en note.

sutures et aussi sur le sinus longitudinal après avoir précédemment déconseillé ce *modus faciendi*[1].

Garengeot a décrit les différents instruments nécessaires à la trépanation[2] : le trépan perforatif, l'exfoliatif, le trépan à couronne, le tire-fond, le méningophylax, le couteau lenticulaire. Enfin il a consacré un chapitre spécial à l'arbre du trépan et aux brosses *propres à nettoyer les couronnes de trépan*.

Jean-Louis Petit (1674-1750), directeur de l'Académie royale de chirurgie de Paris, a bien donné les indications et les contre-indications du trépan[3]. D'après lui, la fracture du crâne indique par elle-même le trépan et il en est de même des épanchements sanguins ; toutefois il conseille de s'abstenir de trépaner dans les cas où le coma résulterait d'une simple commotion cérébrale.

J.-L. Petit a imaginé l'élévatoire à chevalet représenté figure 122 ; cet instrument est conservé dans une des vitrines du musée Orfila, et c'est là que nous avons pu l'examiner et le dessiner.

Le chevalet est garni de peau à ses deux extrémités, et peut ainsi s'appliquer sur la voûte du

1. *Traité des opérations de chirurgie*, Paris, 1731, t. III, p. 122 et suiv.

2. Garengeot, *Traité des instruments de chirurgie les plus utiles*, Paris, 1727, t. II, pp. 91-159, et La Haye, 1725, t. II, pp. 79-133.

3. *OEuvres complètes. Traité des maladies chirurgicales et des opérations qui leur conviennent*, publié d'après l'édition de 1790 (œuvre posthume), Paris, 1844, pp. 346 et suiv.

crâne. Au point D est une charnière femelle, dont les charnons sont pris sur pièce au milieu du

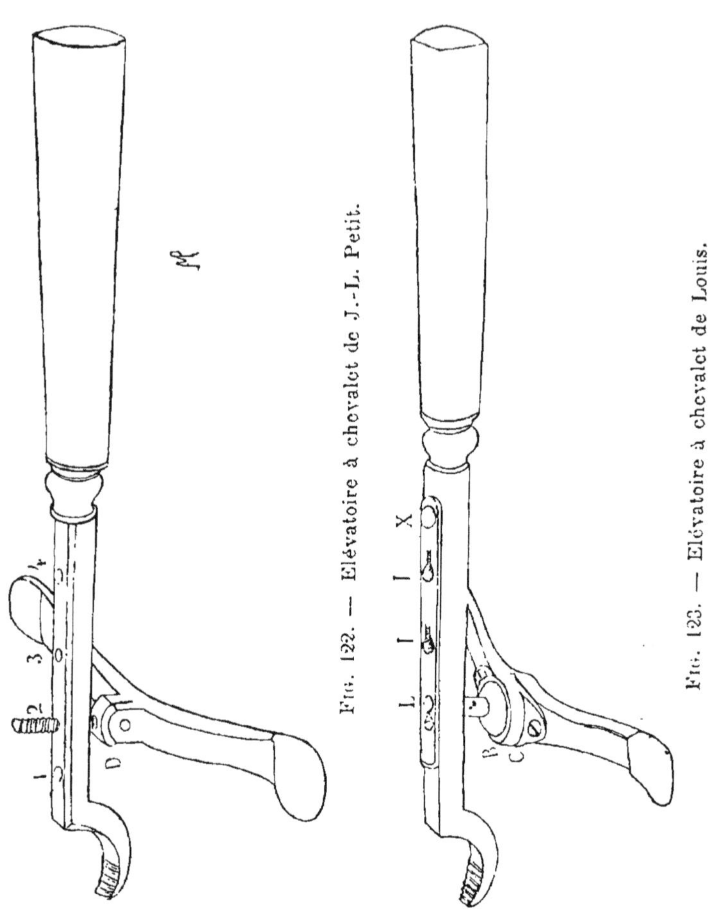

Fig. 122. — Elévatoire à chevalet de J.-L. Petit.

Fig. 123. — Elévatoire à chevalet de Louis.

chevalet, et reçoivent le charnon mâle; ce dernier est surmonté d'une queue taraudée; les trous 1, 2, 3, 4 sont taraudés pour recevoir à vis la queue du charnon mâle, ce qui fait le point fixe du levier; par ces quatre trous, on augmente la force à volonté; tout cela forme un levier du premier genre.

Louis a ajouté un perfectionnement à l'élévatoire de J.-L. Petit; cette correction consiste (fig. 123) dans la suppression de la charnière du chevalet, pour y substituer un genou qui se prête très bien aux mouvements en tous sens de la bascule, au lieu d'une charnière qui ne peut laisser mouvoir la bascule que dans un seul sens.

Cette sorte d'articulation est l'imitation de l'articulation coxo-fémorale, la tête fémorale représentée par la boule B, et la cavité cotyloïdienne par la cavité fixe C. Remarquons qu'on a fait depuis un fréquent usage de ce mode d'articulation dans la confection des instruments chirurgicaux.

A la partie supérieure de la boule B existe un appendice terminé par un bouton qui se trouve vissé sur sa platine. La tête de ce bouton ou tenon ne peut s'engager dans la coulisse située à côté du grand orifice, parce qu'on ferme cette coulisse en faisant glisser sur elle une petite plaque métallique mise en mouvement par le bouton. Une fois qu'elle est placée dans le grand orifice, dont les bords sont fraisés pour empêcher la tête du tenon de sortir, le levier est solidement articulé.

Tout comme pour l'élévatoire de J.-L. Petit, le point fixe du levier de Louis se change sur les points L, I, I.

H.-F. Ledran (1742), *Louis*, *R.-B. Sabatier* et *Lassus* ont fait de nombreuses trépanations.

Lassus s'est efforcé de démontrer qu'il ne fallait pas craindre d'ouvrir le sinus longitudinal supérieur[1].

François-Salvator Morand, dans un cas d'otorrhée, trépana le temporal carié, ouvrit la dure-mère, rencontra le foyer purulent et guérit son opéré.

Quesnay, membre de l'Académie royale de chirurgie, a conseillé de multiplier les trépanations[2]; il a préconisé *la nécessité du trépan dans les cas douteux*[3]; il est même allé plus loin, car il a dit qu'on pouvait au besoin inciser le cerveau[4] si l'on pensait à l'existence d'un abcès profond de l'organe déterminant des phénomènes graves.

Desault et *Chopart* (1779) ont été tout d'abord partisans enthousiastes[5] de la trépanation et en ont ensuite rejeté l'usage[6].

Il est vrai que ces chirurgiens opéraient à

1. *Mémoire sur les plaies du sinus longitudinal supérieur de la dure-mère* (Mém. de l'Académie royale de chirur., Paris, édit. de 1855, t. III, p. 197).

2. *Précis d'observations sur la multiplication de l'opération du trépan* (Mém. de l'Acad. royale de chir., Paris, 1855, t. I, p. 9).

3. *Précis de diverses observations sur le trépan dans les cas douteux* (Mémoires de l'Académie royale de chirurgie, Paris, 1855, t. I, p. 5).

4. *Des plaies du cerveau* (Mémoires de l'Académie royale de chirurgie, Paris, édit. de 1743, t. I, p. 310).

5. Chopart et Desault, *Traité des mal. chir. et des opérations qui leur conviennent*, Paris, 1779, t. I. — *Des Maladies de la tête*, pp. 67 et suiv.

6. X. Bichat, *Œuvres chirurg. de P.-J. Desault*, 3e édit., Paris, 1813, t. II, pp. 39 et suiv.

l'Hôtel-Dieu, où les résultats après toute intervention étaient déplorables, ainsi que l'avait bien fait ressortir Dionis dès le commencement du siècle en 1708 (voir p. 83).

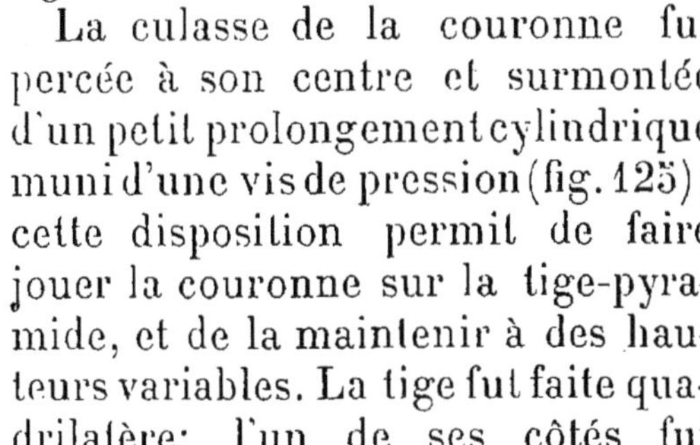

Fig. 124 — Trépan de X. Bichat.

Bichat fit subir au trépan des modifications simplifiant son maniement (fig. 124).

Frappé de l'inconvénient qu'il y avait de suspendre l'opération, à un moment donné, pour enlever la pyramide, il imagina de fixer directement la pyramide à l'arbre, c'est-à-dire d'en faire la continuation de la tige [1].

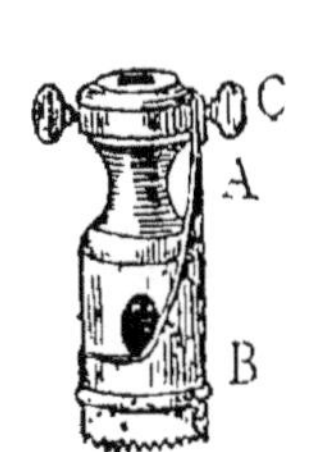

Fig. 125. — Curseur annulaire. AB servant à limiter l'action du trépan. Vis de pression C permettant d'abaisser ou de relever le curseur.

La culasse de la couronne fut percée à son centre et surmontée d'un petit prolongement cylindrique muni d'une vis de pression (fig. 125); cette disposition permit de faire jouer la couronne sur la tige-pyramide, et de la maintenir à des hauteurs variables. La tige fut faite quadrilatère; l'un de ses côtés fut creusé de petits orifices dans lesquels s'engagea la pointe de la vis de pression. Cette disposition, ainsi que nous le verrons, fut adoptée depuis pour la tréphine.

Au commencement de l'opération, la couronne doit être disposée de telle façon que ses

1. P.-J. Desault, *OEuvres chirurg.* ou *Exposé de la doctrine t de la pratique*, par X. Bichat, 3e édit., Paris, 1830.

dents soient dépassées par la pointe de la pyramide ; dès que la voie est bien tracée, il suffit de faire descendre la couronne pour que la pyramide soit cachée à l'intérieur de la couronne.

En Allemagne, l'enthousiasme pour la trépanation fut moindre qu'en France ; pourtant *Lorenz Heister* (1683-1758), *Shmücker* (1715-1785), *Treden* (1712-1791), y eurent recours.

Auguste Gottlieb Richter, professeur à Gottingen, n'était pas partisan de la trépanation préventive dans les cas de fractures simples du crâne. Il ne trépanait que lorsque des accidents se produisaient et aussi quand il y avait enfoncement du crâne.

Il préférait l'ancien trépied à l'élévatoire de J.-L. Petit, modifié par Louis ; seulement il supprima la vis de cet instrument et y ajouta un crochet fixé à une chaîne, au moyen duquel il remettait en place le fragment enfoncé[1].

En Angleterre, après *Richard Wisemann*, qui, à la fin du xviie siècle, fut un des chauds partisans du trépan, on peut citer :

Guillaume Cheselden (1688-1752), chirurgien de l'hôpital Saint-Thomas, à Londres, qui eut recours à la tréphine pour trépaner.

1. *Richter's Anfangsgründe der Wundarzneikunst*, Gottingen, 1789, Bd II, et Léon Gallez, *loc. cit.*, p. 97.

Sharp (1751), qui remplaça la forme conique de la couronne de la tréphine par la forme cylindrique[1]. Il tournait l'instrument à la main, se servant d'un levier en guise de poignée; d'ailleurs il ne craignait pas d'ouvrir la dure-mère. Il en fut de même de *Warner*[2].

Percival Pott (1712-1788), chirurgien en chef de Saint-Bartholomew Hospital, fut un ardent défenseur du trépan préventif : il opérait sur les sutures, sur les sinus même, et se servait d'une tréphine munie d'une couronne assez large[3].

Pierre Copland, Benjamin Gooch et *d'Abernethy* ont été plus réservés; ils craignaient, surtout ce dernier, le fongus de la dure-mère[4].

Samuel Croker King (1793) imagina un trépan des plus compliqués, qui fut peu employé[5].

1. *Traité des opérations de chirurgie*, édit. angl., Londres, 1751, pp. 136 et suiv.
2. *Cases of surgery*. London, 1754.
3. *Observations of the nature and consequences of those injuries to which the head is liable from external violence*, London, 1768, pp. 131 et suiv. — Voir Littré, *Œuvres d'Hippocrate*, t. III, p. 159.
4. P. Copland, *Commentaires de médecine d'Edimbourg*, t. II, p. 320. — B. Grooch, *Traité pratique des plaies*, pp. 1 à 15. — D'Abernethy, *Surgical and physiological essays*, London, 1797, part. III.
5. S. Croker King, *Transactions de l'Académie royale des sciences de Londres*, vol. IV, p. 170.

Benjamin Bell, chirurgien d'Edimbourg (1796), trépanait lors de compression cérébrale par du sang ou du pus : il faisait l'opération en un seul temps et rejetait l'emploi des fameux « sindons », dont se servait Dionis (p. 82), bourdonnets faits de charpie et de linge dont on bourrait les trous produits par le trépan[1].

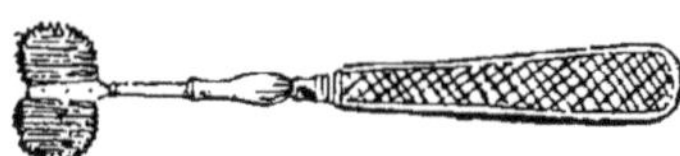

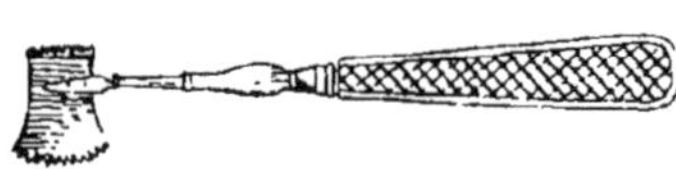

FIG. 126. — Scies de Hey.

Hey fit faire des scies spéciales[2] (fig. 126), qui portent son nom, et qui n'étaient d'ailleurs pas nouvelles ; elles pouvaient, dans certains cas, remplir le même but que le trépan et peuvent être comparées à celle de Scultet[3] (fig. 115).

Dix-neuvième siècle. — Le XIXᵉ siècle est caractérisé par trois périodes distinctes :

Ainsi, dans la première moitié de ce siècle, il exista de vives contradictions entre les chirurgiens ; les uns condamnent le trépan, les autres, au contraire, défendent cette opération. Dans la seconde moitié du siècle, vers le milieu à peu près, le trépan fut rejeté d'une façon presque

1. B. Bell, *Cours complet de chirurgie théorique et pratique;* trad. sur la 4ᵉ édit. angl., par Bosquillon, Paris, an IV (1796), t. III, pp. 21 et suiv.

2. Voir Samuel Cooper, *Dictionn. de chir. prat.*, trad. sur la 5ᵉ édit. angl., Paris, 1826, article *Tréphine*, t. II, p. 517.

3. Scultet, *loc. cit.*, table VI, fig. 2, p. 12.

absolue. Puis, à la fin du siècle, une nouvelle ère du trépan fut ouverte ; ce récent revirement dans les idées des chirurgiens tient à deux grandes causes : l'antisepsie ou l'asepsie chirurgicales et la découverte des localisations cérébrales.

En France, et dès le commencement du siècle, on trouve, dans deux thèses importantes, une tendance au rejet du trépan ; ce sont : la thèse de *V. Lacoste*[1] (1802) et la dissertation de *Colombot*[2] (1804).

Richerand (1815) considéra le trépan comme un moyen thérapeutique exceptionnel : on ne devait y avoir recours que dans les cas de fêlure du crâne, lorsqu'il y avait des phénomènes indiquant la compression du cerveau ; de cette façon, on pouvait donner issue au sang épanché ; ou bien encore il était indiqué quand il existait des esquilles enfoncées, comprimant aussi la masse cérébrale[3].

1. *Dissertat. chirurg. sur certains accidents qui accompagnent les plaies de la tête, considérés plus particulièrement sous le rapport de l'application du trépan*, présentée à l'Ecole de médecine de Paris le 13 floréal an X, in *Précis historique et Considérations sur l'art de guérir, spécialement sur la chirurgie*, par Maugras, Paris, an XI (1803).

2. *L'opération du trépan est-elle toujours indiquée dans les cas de fracture du crâne, de compression du cerveau et de commotion de cet organe ?* Dissertation présentée le 10 ventôse an XII à l'Ecole de médecine de Paris. Paris, an XII (1804), n° 179.

3. Richerand, *Nosographie chirurgicale*, 4e édit., t. II, Paris, 1815, pp. 258 et 290.

Percy et *Laurent* (1821) manifestèrent peu d'enthousiasme pour le trépan[1].

Il en fut de même de *Patissier*.

Murat[2] (1828) n'a reconnu qu'une seule indication à la trépanation : la compression cérébrale par un épanchement ou un fragment osseux. Il s'est servi de *cure-dents* pour enlever la sciure osseuse et comme pansement, a eu encore recours aux *sindons!*

Boyer[3] (1828) proscrivit le trépan préventif, sauf dans la contusion du crâne par coup de feu, et dans les fractures avec enfoncement ou épanchement sanguin comprimant le cerveau.

En cas d'abcès, il dit qu'il fallait se hâter de trépaner. Il a été moins affirmatif dans les céphalalgies succédant à un traumatisme et dans les cas d'épilepsie traumatique ou idiopathique.

J.-D. Larrey (1829) n'a reconnu la nécessité du trépan que dans les cas de fractures avec enfoncement de fragments osseux, mais sans s'éloigner de la voûte du crâne[4].

---

1. Percy et Laurent, *Trépanation*, in *Dictionn. des Sciences médicales*, en 60 vol., par une Société de médecins et de chirurgiens, t. LV, 1821, p. 531.

2. Murat, *Trépan et Trépanation*, in *Dictionn. de méd.* en 30 volumes, Paris, 1828, t. XX, p. 488.

3. *Traité des maladies chirurgicales et des opérations qui leur conviennent*, 2ᵉ éd., t. V, p. 152, Paris 1818. — Edit. publiée par le Dr Cornet. Bruxelles, 1828, t. III, pp. 16 et suiv.

4. *Clin. chirurg.*, Paris, novembre 1829, t. I, pp. 210 et suiv.

Dupuytren (1837) était plutôt contre le trépan :
il ne l'a admis que dans les cas de compression
du cerveau par un épanchement superficiel ou
profond, ou encore par des corps étrangers[1].

Malgaigne[2] fit la statistique de toutes les trépanations faites à Paris de 1833 à 1841, il en
trouva quinze cas, tous terminés par la mort;
aussi fut-il absolument opposé à l'emploi du trépan.

Gama (1835) fut aussi opposé au trépan; il ne
fit une exception que pour les corps étrangers
enclavés dans les os ou les ayant dépassés, mais
restés à la portée des instruments; et encore for-
mule-t-il des réserves[3].

Enfin *Marjolin* (1844) fit une étude complète
des plaies de tête, et donna de bonnes indications du trépan.

Mais une réaction en faveur du trépan prit
naissance avec *Velpeau*[4] et avec *Denonvilliers*[5],

1. *Leçons orales de clin. chirurg.*, recueillies et publiées
par Gaillard et Marx, Paris, 1839, 2ᵉ édit., t. VI, pp. 146 et
suiv.

2. *Traité d'anatomie chirurgicale*, Paris, 1859, 2ᵉ édit., t. I,
p. 576. — *De la théorie du traitement des plaies de la tête*
(*Gaz. méd. de Paris*, 1836, p. 49).

3. *Traité des plaies de la tête et de l'encéphalite*, Paris, 1835,
2ᵉ édit., pp. 64 et suiv.

4. *De l'opération du trépan dans les plaies de la tête* (*Th. de
Paris*, 1834).

5. *Déterminer les cas qui indiquent l'application du trépan
sur les os du crâne* (*Thèse de Paris*, 1839).

qui démontrèrent que les insuccès du trépan tenaient à ce qu'il n'était guère appliqué qu'à la dernière extrémité[1].

A. Nélaton (1847) eut rarement recours à la trépanation et ne la trouvait légitime que dans fort peu de cas, par exemple : dans la compression cérébrale par des fragments osseux, et dans les épanchements sanguins. En fait, il considérait la trépanation comme une intervention exceptionnelle et très grave[2].

Léon Le Fort, en 1867, fit remarquer qu'en dix ans, la trépanation n'avait été pratiquée dans toute la France que *quatre fois*, tant était grande la défaveur dans laquelle était tombée cette opération.

Des discussions s'élevèrent alors à la Société de chirurgie de Paris à propos d'un fait de P. Broca : il s'agissait d'une trépanation pratiquée chez un enfant et suivie de guérison.

P. Broca était partisan de la trépanation dans le cas d'enfoncement considérable avec plaie, avant l'explosion des accidents; tandis que dans les enfoncements sans plaie, il voulait que l'on attendît la venue des complications. *M. Perrin* combattit cette dernière proposition, adopta la trépanation préventive, et recommanda de ne

1. *Compendium de chirurgie*, Paris, 1851. On y trouve un excellent résumé de la question et l'indication alors rationnelle du trépan.

2. *Eléments de pathologie chirurgicale*, Paris, 1847, t. II, p. 553 et suiv.

s'abstenir que si, après un violent traumatisme, il y avait fracture, déchirure de la dure-mère, et contusion du cerveau. *Giraldès, A. Verneuil, Deguise, R. Marjolin, U. Trélat* se montrèrent très abstentionnistes; ils déclarèrent n'être disposés à intervenir que dans les fractures avec enfoncement des os, ou dans celles compliquées de la présence de corps étrangers. *Legouest* fut, de tous, le plus porté à trépaner, tout en faisant des restrictions; il en fut de même de *Léon Le Fort*.

Enfin, *H. Larrey* publia un long mémoire sur ce sujet, mais avec des conclusions d'une prudence excessive [1].

En Allemagne, *Vincent von Kern*, de Gratz (1829), fut peu partisan du trépan [2].

Il en fut de même de *Caspari*, de Leipzig (1823), tout en ayant cependant sur cette opération des idées un peu plus larges [3].

Deux thèses de Halle, celle de *Schwartz* (1835) et celle de *Ed. Walther* (1836), donnent des conclusions s'appuyant sur des statistiques favorables à cette opération.

Chelius, d'Heidelberg (1836), adopta le trépan préventif pour certains cas [4] et le trépan secon-

---

1. *Étude sur la Trépanation*, etc. (*Mém. de la Soc. de chirurgie*, t. VII, p. 49, Paris, 1869).

2. *Abhandlung über die Verletzungen am Kopfe und die Durchbohrung der Hirnschalen*, Wien, 1829.

3. *Die Kopfverletzungen und deren Behandlung*, Leipzig, 1823.

4. *Traité de chirurgie*, traduct. J.-B. Pigné, Bruxelles, 1836, pp. 89 et suiv.

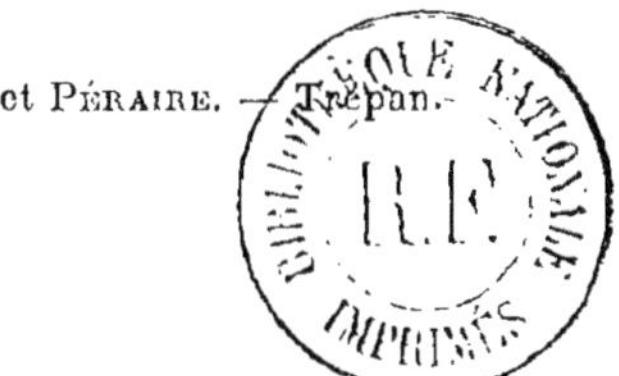

daire pour d'autres ; il utilisa la scie de Hey et combattit la réimplantation des rondelles osseuses.

Dieffenbach (1834), au début de sa carrière, fut partisan de la trépanation [1], mais il la combattit ensuite ; c'est, en somme, l'évolution de Desault retardée.

Si *Bruns*, de Tübingen (1854), acceptait assez bien la trépanation [2], *Stromeyer* (1855), au contraire, s'en montra l'adversaire résolu comme *Malgaigne* et comme *Gama* en France [3].

Von Nussbaum, de Munich [4] (1866), et *Esmarck*, de Kiel [5] (1871) repoussèrent aussi la trépanation.

Mais la réaction en faveur du trépan s'opéra avec *Beck* [6] (1872) et *Roser* [7] (1872). *Carl Seydel* [8] émit même l'idée qu'il fallait trépaner unique-

1. *Operative Chirurgie*, Leipzig, 1848, Bd II, s. 17, etc. Voir aussi : *Erfahrungen und Beobachtungen über Kopfverletzungen*, Berlin, 1834.
2. *Die chirurgischen Krankheiten und Verletzungen des Gehirns und seiner Umhüllungen*, Tübingen, 1854, ss. 365, 990 und 1001.
3. *Maximen der Kriegsheilkunde*, Hannover, 1855, 1te Auflage, Bd II, s. 529.
4. *Vier chirurgische Briefe*, München, 1866, s. 33.
5. *Verbandplatz und Feldlazareth*, Berlin, 1871, s. 28.
6. *Chirurgie der Schüssverletzungen*, Freiburg in Brisgau, 1872, s. 131.
7. *Handbuch der anatomischen Chirurgie*, Tübingen, 1872, vite Auflage, s. 17.
8. *Ueber den Influss der Antiseptik auf die indicationem zur Trepanation.* (*Münch. med. Woch.*, 2 novembre 1886, no 44, p. 777.)

ment dans le but de désinfecter les fractures du crâne. Volkmann, Mac Cornac, Nussbaum, Richter, Helferich, Krönlein furent du même avis; et *Samuel Wagner*[1], sur 83 cas de fractures du crâne compliquées de plaie et ainsi traitées, compte 81 succès et 2 morts.

Von Leser[2], sur 35 cas de trépanation primitive à la clinique de Halle, n'observe aucun accident consécutif.

En Angleterre, *Astley Cooper* (1837) n'était pas partisan du trépan dans les cas de contusion du crâne[3]. Il admit, tout d'abord, qu'on devait trépaner quand il y avait un épanchement de sang ou de pus ou une fracture du crâne avec compression, puis il considéra le trépan comme une opération redoutable et l'abandonna.

Samuel Cooper (1826) n'y eut recours[4] que lorsqu'il y avait compression du cerveau par des fragments osseux ou du sang. Il modifia la tréphine, en rendant la pyramide mobile sur la couronne, comme avait fait Bichat pour le trépan.

Brodie[5] considéra la trépanation comme une

1. *Berliner Klinische Wochenschrift*, 1886, n° 17, p. 280.
2. *Berl. Klin. Wochens.*, n° 49, p. 811, et n° 50, p. 827, 1886.
3. *Lectures on the principles and practice of surgery*, London, 1837. — *Theoretische praktische Vorlesungen über die Chirurgie*, übersetz aus dem Englischen von Schütte, Leipzig, 1837.
4. *Dictionn. de Chirurgie prat.*, trad. de l'anglais sur la 5° édit., Paris, 1826, article *Tréphine*, t. II, p. 517.
5. *Surgical observat. relating to injuries of the brain. Transact. medico-chirurg.*, vol. XIV, part. II, pp. 325 et suiv.).

opération exceptionnelle, et *Hill*[1] s'en déclara l'adversaire convaincu.

Paget[2] se montra disposé à trépaner dans les cas de fractures du crâne avec enfoncement déterminant des phénomènes de compression.

R. W. Amidon[3] relata 115 cas d'application du trépan avec 29 décès : dans 4 cas seulement, d'après l'auteur, la mort peut être attribuée à l'opération, ce qui fixerait le taux de la mortalité à 3,2 p. 100.

En Russie, *Pirogoff* (1864) est très réservé dans l'emploi du trépan et dit que le cerveau peut supporter sans danger une certaine compression[4].

En Amérique, les chiffres plaident en faveur du trépan ; en effet, dans la guerre de la Sécession (1864), la statistique a été des plus encourageantes ; car, sur 1,298 plaies de tête, on a pratiqué 229 trépanations et on a eu 101 guérisons, soit 55 p. 100.

Pour les extractions de fragments osseux, 858 cas trépanés, 385 morts, soit 44.86 p. 100.

De là une tendance incontestable à revenir à l'usage du trépan.

1. Cité par Langenbeck. *Nosologie und therapie der chirurgischen Krankheiten*, Göttingen, 1830, Bd IV, p. 44.

2. *Clinical lecture on injuries of the head.* (*British medical Journal London*, 5 février 1870, p. 134.)

3. *A statistical contribution to cerebral surgery* (*Annals of Surgery*, vol. I, Saint-Louis, 1885, p. 196-232).

4. *Grundzüge der Allgemeinen Kriegschirurgie*, Leipzig, 1864.

Ainsi que nous l'avons déjà dit, c'est grâce à l'antisepsie, c'est grâce aux recherches sur les localisations cérébrales que la trépanation a, depuis peu de temps, repris le rang qui lui était dû en chirurgie. L'étude des circonvolutions et des localisations a apporté de nouveaux arguments en sa faveur et la méthode antiseptique a donné aux chirurgiens modernes les moyens d'éloigner de cette opération, comme de toutes les autres, le danger des complications des plaies.

Cependant, on peut dire qu'en France la réaction en faveur du trépan est née à Strasbourg.

C'est ainsi qu'avant même l'ère de l'antisepsie, et surtout sa vulgarisation, Sédillot[1] (1869, 1870), Eugène et Jules Bœckel[2] (1873) proposèrent de revenir aux anciennes doctrines du XVIIIe siècle et au trépan préventif d'Hippocrate.

Enfin, Just Lucas-Championnière, le vulgarisateur en France de l'antisepsie, appliqua le trépan aux affections nerveuses non traumatiques, et ses succès le rendirent très enthousiaste protagoniste de cette intervention[3].

Mais celui qui, le premier, profita de ses connaissances et de ses recherches personnelles sur les localisations cérébrales pour appliquer le

---

1. *Gazette médicale de Strasbourg*, 1869, n° 22, p. 264 ; 1870, n° 2, p. 13-20, et n° 10, p. 117-121 ; — *Académie des sciences*, 1874, 1876.

2. *Examen critique des doctrines de la trépanation*, Paris, 1873.

3. J. Lucas-Championnière, *La trépanation guidée par les localisations cérébrales*, Paris, 1878.

6.

trépan, fut P. Broca; son nom doit être cité en première ligne, et bien que les étrangers affectent de le laisser dans l'ombre, nous devons dire bien haut que les découvertes de ce chirurgien et l'application pratique de celles-ci à la chirurgie du cerveau sont absolument remarquables et honorent la science chirurgicale française.

C'est le 27 juillet 1871 que P. Broca pratiqua cette trépanation : il s'agissait d'un aphasique, P. Broca prédit qu'il allait trouver une lésion de la troisième circonvolution frontale ascendante gauche, ce qui arriva.

Depuis cette époque, les observations se sont multipliées : citons celles de J. Lucas-Championnière (1874), celle de Marvaud (1875), celles de Terrillon et de Proust (1876), celles de F. Terrier, etc.

On détermina chaque fois avant et après l'opération le lieu de la lésion par rapport aux circonvolutions.

En Allemagne, *Hueter, von Bergmann, Volkmann, Socin, Güssenbauer, Krœnlein*, etc...; en Angleterre, *West, V. Horsley*, etc.; en Amérique, *W. W. Keen, M. Allen Starr*, etc., étendirent le champ d'action de la trépanation, jusqu'aux dernières limites.

Et cependant, dans les guerres récentes (de 1876-1885) peu de trépanations ont été effectuées.

F. Lange[1], dans la guerre russo-serbe de 1876,

1. *Meine Erlebnisse im Serbisch-türkischen Kriege* von 1876. *Eine Kriegschirurgischen Skizze*, *mit eine vorworte*, von Esmarch, Hannover, 1880

n'en cite aucune; *Pirogoff*[1], dans la guerre russo-turque, de 1877 à 1878, n'a pratiqué que quatre fois le trépan. Enfin *Gluck*[2], dans la guerre serbo-bulgare de 1885, n'a appelé l'attention que sur deux cas.

1. *Das Kriegs-Sanitäts-Wesen und die Privathülfe auf dem Kriegschauplatze in Bulgarien und im Rucken der operienden Armee*, Leipzig, 1877-1878.
2. *Kriegschirurgische Mittheilungen aus Bulgarien* (*Berliner Klinische Wochenschrift*, Berlin, 1886, p. 219, 238, 258).

DEUXIÈME PARTIE

Pour bien savoir où il faut trépaner, l'étude des *circonvolutions cérébrales* et celle des *localisations cérébrales* est absolument nécessaire.

Après une description rapide des circonvolutions, en renvoyant aux traités classiques d'anatomie et de physiologie pour plus de détails, nous aborderons l'étude de la *topographie crânio-cérébrale*, c'est-à-dire l'examen des rapports que les diverses régions des circonvolutions affectent avec les parois osseuses du crâne.

Il est, en effet, indispensable de bien connaître ces connexions, attendu qu'aux faces externe et interne des hémisphères, il existe des régions importantes, sur lesquelles doit souvent porter l'action du chirurgien, nous voulons parler des *centres moteurs*.

Circonvolutions cérébrales.

Les circonvolutions cérébrales sont des saillies sinueuses recouvrant, on le sait, la surface du cerveau.

C'est en étudiant le cerveau des animaux inférieurs et en particulier celui des singes, que Gratiolet est arrivé à dégager le type fondamental des circonvolutions de l'homme. En effet, le cerveau des singes est moins riche en détails, moins *frisé* que celui de l'homme, mais il en est en quelque sorte le schéma.

Il existe des circonvolutions sur la face externe du cerveau, sur sa face interne et sur sa face

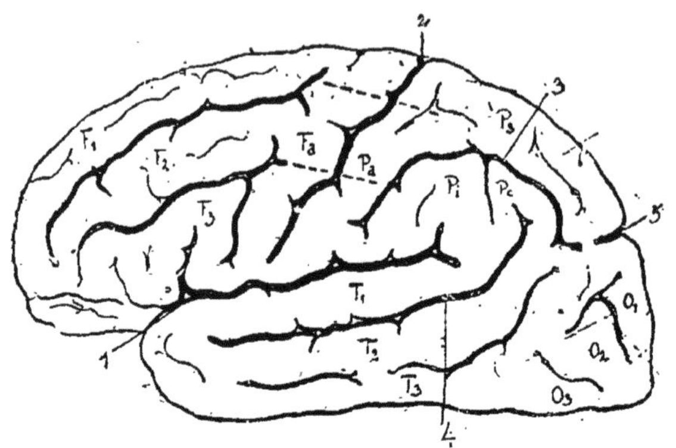

Fig. 127. — Face externe du cerveau.

Hémisphère gauche : 1, scissure de Sylvius; 2, sillon de Rolando; 3, scissure interpariétale; 4, scissure parallèle; 5, scissure perpendiculaire externe; F_1, première circonvolution frontale; F_2, deuxième circonvolution frontale; F_3, troisième circonvolution frontale F_a, circonvolution frontale ascendante; P_a, circonvolution pariétale ascendante; P_s, lobule pariétal supérieur; P_i, lobule pariétal inférieur; P_c, lobule du pli courbe; t_1, première circonvolution temporale; t_2, deuxième circonvolution temporale; t_3, troisième circonvolution temporale; O_1, première circonvolution occipitale; O_2, deuxième circonvolution occipitale; O_3, troisième circonvolution occipitale. Les deux traits ponctués divisent par tiers les deux circonvolutions ascendantes.

inférieure ou base; toutefois nous ne décrirons ici que les circonvolutions de la face externe, les seules à peu près, qui nous intéressent dans les cas d'intervention.

Sur cette face externe (fig. 127 et 128), trois grandes scissures, la scissure de Rolando, la scissure de Sylvius et la scissure pariéto-occipitale (perpendiculaire externe), délimitent des divisions fort importantes : ainsi, la *scissure de Rolando* sépare le lobe frontal du lobe pariétal, la *scissure de Sylvius* sépare le lobe pariétal du lobe temporal et enfin la *scissure perpendiculaire externe* ou *pariéto-occipitale* sépare le lobe pariétal du lobe occipital.

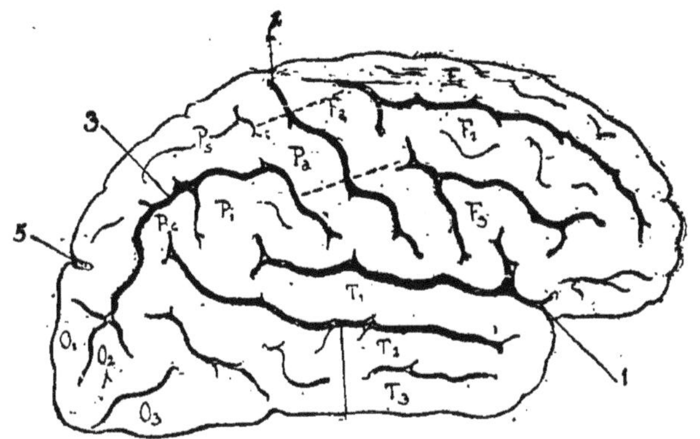

Fig. 128. — Face externe du cerveau.

Hémisphère droit : 1, scissure de Sylvius ; 2, sillon de Rolando ; 3, scissure interpariétale ; 4, scissure parallèle ; 5, scissure perpendiculaire externe. F_1, première circonvolution frontale ; F_2, deuxième circonvolution frontale ; F_3, troisième circonvolution frontale ; Fa, circonvolution frontale ascendante ; Pa, circonvolution pariétale ascendante ; Ps, lobule pariétal supérieur ; Pi, lobule pariétal inférieur ; Pc, lobule du pli courbe ; t_1, première circonvolution temporale ; t_2, deuxième circonvolution temporale ; t_3, troisième circonvolution temporale ; O_1, première circonvolution occipitale ; O_2, deuxième circonvolution occipitale ; O_3, troisième circonvolution occipitale. Les deux traits ponctués divisent par tiers les deux circonvolutions ascendantes.

1° La SCISSURE DE ROLANDO croise transversalement et sans interruption la face externe de l'hémisphère cérébral. Elle commence un peu au-dessus du point de bifurcation de la scissure de Sylvius dont elle est séparée par l'anastomose des deux circonvolutions frontale ascendante et pariétale ascendante, puis elle se dirige en haut et en arrière pour atteindre le bord supérieur de l'hémisphère un peu en arrière de sa partie moyenne.

L'extrémité supérieure de la scissure de Rolando correspond à la face interne de l'hémisphère, au milieu du *lobule paracentral.*

Les circonvolutions qui bordent la scissure de Rolando sont en avant la frontale ascendante et en arrière la pariétale ascendante.

2° La scissure de Sylvius se bifurque au moment où elle atteint la face externe de l'hémisphère. Elle envoie en arrière un prolongement postérieur un peu ascendant, et en avant un prolongement antérieur très court.

Le *prolongement postérieur* limite en haut la circonvolution temporale et se termine en arrière dans le *lobule du pli courbe*, qui forme un crochet concave en avant et en bas.

Le *prolongement antérieur* forme avec le prolongement postérieur un angle dans lequel est reçu le crochet qui limite en bas la scissure de Rolando et qui unit les deux circonvolutions frontale ascendante et pariétale ascendante. Ce prolongement s'enfonce dans l'épaisseur de la troisième circonvolution qui le limite en lui formant un crochet analogue à ceux signalés déjà. C'est dans ce crochet, à la partie postérieure de la troisième circonvolution gauche, que P. Broca a localisé le centre moteur du langage articulé.

En écartant les bords de la scissure de Sylvius on aperçoit un lobule conique, constitué ordinairement par trois plis radiés : c'est le *lobule du corps strié* ou *l'insula de Reil*, rigoureusement limité par trois rigoles qui le séparent des circonvolutions voisines.

3° La SCISSURE PERPENDICULAIRE EXTERNE est située en arrière et limite le lobe pariétal en haut et le lobe occipital en bas. Cette scissure est interrompue par des anastomoses unissant les circonvolutions pariétales et temporales aux circonvolutions occipitales : ces circonvolutions sont appelées *plis de passage*.

La surface externe de l'hémisphère cérébral est ainsi divisée par ces scissures en quatre lobes : *lobe frontal*, *lobe pariétal*, *lobe temporal*, et *lobe occipital*.

α. LOBE FRONTAL. Ce lobe est séparé du lobe pariétal par la scissure de Rolando; il présente quatre circonvolutions : *une transversale, la frontale ascendante* et trois *antéro-postérieures* s'anastomosant avec la précédente par son extrémité postérieure; ce sont : *la première, la deuxième* et *la troisième circonvolutions frontales*.

La *frontale ascendante* commence à la scissure interhémisphérique sur la face interne de l'hémisphère et se termine près de la scissure de Sylvius, où elle se continue avec le pied de la troisième circonvolution frontale. En haut, elle se continue avec la pariétale ascendante avec laquelle elle forme le lobule paracentral, à la face interne de l'hémisphère.

La *première frontale, supérieure,* forme le bord supérieur de l'hémisphère ; elle suit la scissure interhémisphérique jusqu'à l'extrémité antérieure du cerveau, où elle se recourbe et devient rectiligne pour former le *gyrus rectus* du lobule orbitaire.

La *deuxième frontale, moyenne,* descend vers la face inférieure du lobe frontal en suivant parallèlement la direction de la première dont elle est séparée par le *sillon frontal supérieur.* Elle arrive à la face inférieure du lobe frontal en s'épanouissant au-devant du *sillon cruciforme.*

La *troisième frontale, inférieure,* est la plus courte ; très sinueuse, elle est subdivisée par les branches en V de la scissure de Sylvius en trois portions : une postérieure ascendante, le *pied ;* une moyenne, le *cap ;* et une antérieure qui va se continuer avec le lobule orbitaire, la *tête.*

β. Le LOBE PARIÉTAL est limité en avant par la scissure de Rolando, en arrière par la scissure perpendiculaire externe, en bas par le prolongement postérieur de la scissure de Sylvius.

Il comprend trois circonvolutions :

La *circonvolution pariétale ascendante,* qui limite en arrière la scissure de Rolando et forme le lobule paracentral en s'unissant à la circonvolution frontale ascendante sur la face interne de l'hémisphère. Son bord postérieur donne naissance aux *circonvolutions pariétale supérieure* et *inférieure.*

La *pariétale supérieure* ou *première pariétale* décrit des sinuosités, forme une partie du bord supérieur de l'hémisphère cérébral et longe la scissure interpariétale dont elle forme la lèvre supérieure ; puis son extrémité postérieure passe dans le lobe occipital en formant un pli de passage qui interrompt la scissure perpendiculaire externe et qui se continue avec la première circonvolution occipitale.

La *pariétale inférieure* ou *deuxième pariétale* naît sur la partie inférieure de la circonvolution pariétale ascendante et se porte en arrière en décrivant des sinuosités nommées *lobule du pli courbe*. Le *pli courbe* en forme de crochet est situé à sa partie postérieure ; ce pli courbe est à cheval sur l'extrémité postérieure de la scissure parallèle qui sépare la première circonvolution temporale de la deuxième temporale. Il est formé par la convergence de l'extrémité postérieure de la circonvolution pariétale inférieure, de la première et de la deuxième circonvolution temporale et du second pli de passage qui unit la deuxième circonvolution occipitale à la circonvolution pariétale inférieure.

Un sillon sinueux (*sillon* ou *scissure interpariétale*) sépare les deux circonvolutions pariétales, supérieure et inférieure.

γ. Le LOBE TEMPORAL OU TEMPORO-SPHÉNOÏDAL est situé au-dessous du prolongement postérieur de la scissure de Sylvius. Il offre trois circonvolutions parallèles :

La *première temporale* forme le bord inférieur du prolongement postérieur de la scissure de Sylvius et est limitée en bas par la scissure parallèle. En avant, elle se continue par un crochet avec la deuxième temporale ; en arrière, elle se perd dans le lobule du pli courbe.

La *deuxième temporale*, placée au-dessous de la scissure parallèle, se confond avec le pli courbe en arrière en formant un crochet embrassant la partie postérieure de la scissure parallèle.

La *troisième temporale*, située au-dessous de la précédente, est irrégulière ; elle est séparée de la deuxième temporale par une scissure incomplète.

∂. Lobe occipital. Ce lobe très petit, irrégulier, comprend trois circonvolutions : la *circonvolution occipitale supérieure*, qui se continue par un pli de passage avec la pariétale supérieure ; la *moyenne*, qui se continue avec la pariétale inférieure par un pli constituant une émanation du pli courbe ; et enfin *l'occipitale inférieure*, qui n'existe pas toujours.

Entre ces circonvolutions se trouvent deux sillons plus ou moins distincts.

Localisations cérébrales.

C'est en 1863 que Paul Broca démontra le premier que les lésions de la troisième circonvolution frontale gauche déterminaient l'embarras de la parole.

C'est donc à ce chirurgien que revient l'honneur de la découverte de ce véritable centre moteur, puisqu'il préside aux mouvements d'une gymnastique musculaire nécessaire pour exprimer sa pensée. Le premier, comme nous l'avons déjà dit, il osa entreprendre une trépanation

sans autre guide que le syndrome aphasie loco-
motrice.

Sept ans plus tard, en 1870, deux physiologistes, Fritsch et Hitzig, remarquèrent qu'un courant électrique traversant la tête de droite à
gauche, produisait des mouvements dans certains muscles des yeux, et ayant renouvelé cette
expérience sur le cerveau même, ils firent la
même observation.

Hitzig étudia alors la substance corticale du
cerveau du chien afin d'y rechercher si, en exci-
tant les divers points de l'écorce cérébrale, il
n'arriverait pas à produire des contractions musculaires en différents points du corps. Ce qui
avait été prévu arriva, et, en 1873, Hitzig publia
un mémoire[1] dans lequel il annonçait que l'ex-
citation de certaines régions de la surface du
cerveau determinait la contraction de certains
groupes musculaires. Telle est l'origine de la découverte des *centres moteurs de l'écorce du cerveau*.

La même année, David Ferrier constata l'existence des centres moteurs du cerveau chez le
singe[2]; il admit que la *zone rolandique*, c'est-
à-dire la zone groupée autour du sillon de
Rolando, était le siège de ces principaux centres
moteurs, et que cette zone jouait un rôle purement moteur.

Le cerveau du singe supporte tellement bien
la comparaison avec le cerveau de l'homme, et

1. *Reichert's und Dubois-Reymond's Archiv*, 1870 et 1873.
2. D. Ferrier, *Les fonctions du cerveau*, trad. par H.-C. de
Varigny, Paris, 1878.

les faits pathologiques ont été si suffisamment démonstratifs, qu'on est autorisé à dire qu'il existe dans le cerveau du singe comme dans le cerveau humain, des centres moteurs indéniables.

Ceux-ci siègent au niveau de la circonvolution frontale ascendante, sur la circonvolution pariétale ascendante, au lobule paracentral, à l'extrémité antérieure de la circonvolution pariétale supérieure, au point d'insertion des première et deuxième circonvolutions frontales, à la circonvolution frontale ascendante, enfin au pli courbe.

Centres moteurs et sensitifs.

D'après D. Ferrier, il existe *quatorze* centres corticaux.

Les centres présidant aux mouvements sont groupés en quelque sorte le long de la scissure de Rolando. Le tiers supérieur de la ligne rolandique comprend les centres moteurs des membres inférieurs; le tiers moyen, ceux des membres supérieurs; le tiers inférieur, ceux de la face. L'examen des figures 127 et 128 rend facilement compte de leur situation.

Voyons les centres qui sont les plus connus et qui sont acceptés par les cliniciens[1] :

1° Centre des membres inférieurs. — Ce centre occupe le tiers supérieur des deux circonvolutions ascendantes et le lobule paracentral (face interne

---

1. Pour l'étude de ces différents centres, nous avons fait de larges emprunts à l'ouvrage de Léon Gallez, où la question se trouve fort bien traitée (Léon Gallez, *loc. cit.*, p. 155-160).

hémisphérique). Pour E.-C. Seguin [1], la partie supérieure des circonvolutions ascendantes fournirait le centre des mouvements de la cuisse et de la hanche, tandis que le lobule paracentral répondrait à celui des jambes et des orteils.

2° CENTRE DES MEMBRES SUPÉRIEURS. — Tiers moyen des deux circonvolutions ascendantes (pré et post-rolandiques); d'après Beevor et V. Horsley, ce centre se décompose ainsi :

Epaule : Partie supérieure du centre des membres supérieurs.

Coude : En dessous et en arrière du précédent.

Poignet : En dessous et en avant.

Doigts : Encore plus bas et en avant.

Pouce : Partie la plus inférieure et postérieure de cette région.

Pour Ferrier, le centre des mouvements d'extension du bras et de la main serait le pied de la première circonvolution frontale; les mouvements de supination et de flexion de l'avant-bras seraient régis par une portion d'écorce voisine de la terminaison de la scissure frontale supérieure; le centre pour les mouvements de la main et du poignet serait en arrière du sillon de Rolando.

M. Jastrowitz [2] a admis que l'hémisphère gauche offrait des centres moteurs plus éten-

1. R. F. Weir and E. C. Seguin, *Contribution to the Diagnosis and surgical Treatment of Tumors of the cerebrum* (*American Journ. of the med. sc.*, Philadelphia, august 1888, p. 109-128).

2. *Beiträge zur localisation im Grosshirn und über deren praktische Verwerthung* (*Deutsche medic. Woch.*, Leipzig und Berlin, 1888, n°s 5 et suiv., p. 81, 108, 125, 151, 172, 188, 209).

dus que l'hémisphère droit, dans lequel, par contre, les centres sensitifs seraient plus développés.

3° Centre des mouvements de la face. — J. Charcot et Pitres[1] le placent au pied des circonvolutions frontale et pariétale ascendantes. Carville et Duret[2], au pied de la deuxième frontale.

Quant à V. Horsley[3], il le subdivise en trois centres secondaires :

1° En haut se trouverait le centre des mouvements des joues et des commissures buccales, près du pied de la deuxième frontale.

2° En bas et en avant, le centre des mouvements d'adduction des cordes vocales et les mouvements de la gorge.

3° En bas et en arrière, le centre des mouvements d'ouverture et de fermeture de la bouche, la protusion et la rétraction de la langue et les mouvements du plancher buccal.

4° Centre des mouvements du tronc et de l'abdomen. — D'après V. Horsley et Schäfer, le centre des muscles du tronc siégerait dans la circonvo-

1. *Localisations corticales* (*Revue mensuelle de méd. et de chir.*, Paris, p. 454-457, 1877).

2. *Critique expérimentale des travaux de Fritsch, Hitzig et Ferrier* (*Comptes rendus des séances et mémoires de la Société de biologie*, Paris, 1873 et 1874, p. 374). — C. Carville et H. Duret, *Sur les fonctions des hémisphères cérébraux* (*Archives de physiologie normale et pathologique*, Paris, 2e série, tome II, 7e année, 1875, p. 352-491).

3. *A note on the means of topographical Diagnosis of focal disease affecting the so-called Motor region of the cerebral cortex* (*American Journ. of the medical sciences*, Philadelphia, april 1887, p. 242-369).

lution marginale, vers la partie moyenne des hémisphères ; celui des mouvements de l'abdomen serait situé au niveau de l'extrémité postérieure du sillon frontal supérieur.

En fait, ce centre est mal caractérisé, et, à ce sujet, de nouvelles recherches nous paraissent nécessaires.

5° CENTRE DES MOUVEMENTS DE LA TÊTE ET DU COU. — Au niveau du pied de la deuxième circonvolution frontale (Ferrier, de Boyer).

6° CENTRE DE LA LANGUE. — Jastrowitz le localise dans les deux hémisphères, à la partie la plus inférieure de la frontale ascendante et à la base de la frontale inférieure.

7° CENTRE DES MOUVEMENTS DES YEUX. — Pour Ferrier, il se confond avec celui de la tête et du cou. Pour d'autres, il serait dans la région pariétale.

D'après Landouzy[1], J. Charcot et Pitres[2], il correspondrait à la partie du lobule pariétal inférieur, intermédiaire aux scissures sylviennes et parallèles. Grasset[3] le place dans la partie postérieure du lobule pariétal inférieur, autrement dit pli courbe ou gyrus angulaire.

8° CENTRES DE L'APHASIE. — *a. Aphasie motrice*

1. *Contribution à l'étude des convulsions et paralysies liées aux méningo-encéphalites fronto-pariétales*, Thèse de Paris, 1876. — *De la blépharoptose cérébrale* (*Archives génér. de médecine*, Paris, août 1877, vol. II, 6e série, t. XXX, p. 145-158).

2. *Loco citato*, 1877.

3. *Progrès médical*, Paris, 27 mai 1876, 4e année, n° 22, p. 406-407.

d'articulation (*aphémie*, *alalie*). — Le sujet comprend le langage parlé, lit, écrit, mais *ne peut parler* : tiers postérieur de la troisième circonvolution frontale gauche (P. Broca). Chez les *gauchers*, ce centre est situé à droite.

b. Agraphie. — Le sujet parle, entend, lit, peut copier un mot comme un dessin, mais *ne sait écrire*. Ce centre se trouve au-dessus du précédent, dans le pied de la deuxième circonvolution frontale gauche, selon Exner. D'après Hun, il siégerait dans le gyrus angulaire ou lobule du pli courbe.

Ces deux centres sont voisins de ceux de la langue et des bras.

c. Cécité verbale. — Le malade entend, comprend le langage parlé, s'exprime bien, il peut écrire, mais *ne peut lire* : tiers antérieur de la deuxième circonvolution pariétale gauche (lobule pariétal inférieur) ; lobule pariétal inférieur et pli courbe, selon J. Charcot ; pli courbe, d'après Déjerine[1].

d. Surdité verbale. — Le sujet parle, entend, lit, écrit, *mais ne comprend pas ;* il a perdu la mémoire des sons de la parole : parties moyenne et postérieure de la première circonvolution temporale gauche.

9° RÉGION SENSITIVE DE L'ÉCORCE CÉRÉBRALE. — La région sensitive semble correspondre à la partie postérieure du cerveau. En avant, on fait arriver habituellement ses limites jusqu'au contact de

---

1. Société de biologie, 21 mars 1891 (*La Semaine médicale*, Paris, 1891, p. 112).

la région motrice, c'est-à-dire jusqu'à la pariétale ascendante. Pour J. Ballet, elles iraient jusqu'au pied des circonvolutions frontales, la région sensitive engloberait donc la zone motrice ; mais les circonvolutions postérieures seraient purement sensitives.

C. L. Dana[1], de New-York, accorde le même siège aux centres moteurs et sensitifs.

Parmi les centres sensitifs, les seuls qui nous intéressent au point de vue chirurgical sont le *centre visuel* et le *centre auditif*, ce sont d'ailleurs les seuls sur lesquels l'accord des physiologistes paraît vouloir se faire.

Le *centre visuel*, d'après David Ferrier[2], serait sous la circonvolution du pli courbe. Hermann Munk le recula dans le lobe occipital[3].

Après des expériences définitives, Ferrier et Yeo ont admis que ce centre était dans le pli courbe et le lobe occipital. La destruction de ces régions des deux côtés donnerait une cécité complète et permanente[4].

Le *centre auditif*, d'après Ferrier, siégerait à la partie moyenne de la circonvolution temporosphénoïdale supérieure. Pour Luciani et Munk, il s'étendrait à tout le lobe temporal.

---

1. *The cortical localization of cutaneous sensations (Boston medic. and surg. Journ.*, 4 octobre 1888, vol. CXIX, n° 14, p. 329).

2. *British medic. Journ.*, London, 26 avril 1873, vol. I, p. 457.

3. H. Munk, *Weitere Mittheilungen zur Physiologie der Grosshirnrinde (Arch. für Anatomie und Physiologie*, Leipzig, 1878, s. 163, 178).

4. Consulter sur ce point controversé : N. Vialet, *Les centres cérébraux de la vision, etc.*, thèse de Paris, 1893.

Topographie crànio-encéphalique.
Rapports anatomiques du crâne et de l'encéphale.

1° *Leuret, Gratiolet* (1854-1857) semblent avoir eu, les premiers, l'idée de rechercher les connexions du cerveau avec le crâne[1]. Malheureusement pour arriver à ce but leur procédé a donné des résultats absolument erronés : il consistait à couler du plâtre dans la boîte crânienne et à tracer sur le moulage ainsi obtenu les scissures et les sutures en prenant des mesures sur le cerveau préalablement enlevé.

2° *P. Broca* (1861) a eu recours au procédé des *fiches*[2]. Il enfonça des chevilles de bois dans la substance cérébrale par des trous de vrille pratiqués en des points déterminés du crâne et put établir ainsi les rapports réels de quelques-uns des sillons avec les sutures.

3° *Bischoff* (1868) employa la même méthode[3]; mais au lieu de se servir de chevilles en bois, il prit des chevilles en fer.

4° *F. Heftler*, de Saint-Pétersbourg (1873), à l'instigation de son maître, le professeur Landzert, institua un procédé assez compliqué, mais fort ingénieux, consistant essentiellement à superposer sur une même figure plane trois dessins faits successivement, en grandeur naturelle, à

---

1. *Anatomie comparée du système nerveux*, Paris, 1857, t. II, pp. 115-124.
2. *Sur la topographie crànio-cérébrale* (*Revue d'anthropologie*, Paris, 1876, t. V, p. 193).
3. *Die Grossirnwindungen des Menschen.* München, 1868.

l'aide d'un appareil (le diopter de Lucae) qui donne des projections géométrales : le premier dessin représente le contour extérieur des parties molles, le deuxième la surface et les sutures des os du crâne, le troisième la surface du cerveau. Ce procédé, d'une exécution très difficile, a donné des résultats à peu près parfaits[1].

Depuis, différents auteurs ont contrôlé et vérifié les résultats obtenus par F. Heftler ; nous citerons :

5° *Turner*, d'Edimbourg[2] (1874). Procédé des aires crâniennes.

6° *Féré* (1875). Coupes horizontales et verticales sur des cerveaux congelés[3].

7° *A. Ecker* (1876), procédé des fiches de P. Broca et dessins des principaux sillons et circonvolutions avec le *diopter*[4].

8° *G. A. Anderson* et *W. Makins* (1879-1890). Impressions colorées des sillons[5].

9° *Muller*, de Berne[6] (1889).

1. *Des circonvolutions cérébrales chez l'homme et de leurs rapports avec le crâne* (Disserlat. inaugur. à l'Académie méd.-chirurg. de Saint-Pétersbourg, 5 mai 1873).

2. *On the relations of the convolutions of the human cerebrum to the outer surface of the skull and head* (Journ. of anat. and physiol., Cambridge and London, vol. VII, 1873, p. 142-148 et 359-362).

3. *Note sur quelques points de la topographie du cerveau* (Bulletin de la Soc. anat., Paris, décembre 1875, p. 828).

4. *Die topographische Beziehungen zwischen Schädel und Gehirn im normalen Zustand*, Braunschweig, 1876, et *Arch. f. anthrop.*, Braunschweig, 1878, Bd X, p. 233 et 241.

5. *Experiments in cranio-cerebral topography* (The Journal of Anatomy, London and Cambridge, 1879, p. 455).

6. *Ueber die topographischen Beziehungen des Hirns zum Schädelbach*, th. de Berne, 1889.

10° *Zernov*[1] (1890).

11° *C. L. Dana*[2] (1889).

12° *Seeligmüller*[3].

13° *Chiarugi* (1886)[4].

14° *Debierre* et *René-Léon Le Fort*, de Lille (1890), qui ont imaginé un procédé reposant sur le même principe que celui d'Anderson et Makins : c'est l'autogravure cérébrale[5].

15° Enfin *E. Masse* et *J. Woolonghan* (1894), qui ont appliqué à la topographie crânio-encéphalique la méthode dite d'alignement et de prolongement pour le tracé des plans[6].

1° RAPPORTS DE LA SCISSURE DE ROLANDO AVEC LE CRANE. — Gratiolet avait admis que la scissure de Rolando correspondait à la suture fronto-pariétale ; c'était une erreur qui fut rectifiée par P. Broca. Aujourd'hui, on sait que cette scissure se trouve en arrière de la suture fronto-pariétale, et, d'après Heftler, à 48 millimètres en haut et à 28 millimètres en bas. Féré a obtenu des résultats absolument identiques. Pour P. Poirier, sur les femmes, les distances rolando-coronales

---

1. *Journal du huitième Congrès des naturalistes et des médecins russes.* Saint-Pétersbourg, 1890.—*L'anthropologie*, t. I, n° 4, 1890.

2. *On cranio-cerebral topography* (*The medic. Record*, New-York, n° 2, vol. XXXV, 12 janvier 1889, p. 29-40).

3. *Notiz über das topographische Verhältniss der Furchen und Windungen des Gehirns zu den Nähten des Schädels* (*Arch. für Psychiatrie*, Berlin, 1877, Bd. VIII. p. 327).

4. *La forma del cervello umano.* Sienna, 1886.

5. R.-L. Le Fort. *Topographie crânio-cérébrale. Applications chirurgicales*, Paris et Lille, 1890, pp. 35-38.

6. *Nouveaux essais de topographie crânio-encéphalique*, Paris, 1894.

sont un peu moindres : 45 et 27 millimètres en moyenne[1].

2° RAPPORTS DE LA SCISSURE DE SYLVIUS. — Cette scissure commence sous l'aile du sphénoïde, atteint la suture temporo-pariétale au niveau de sa jonction avec la suture sphéno-pariétale, suit ensuite, sur une longueur de 4 centimètres environ, la courbe ascendante de la suture temporo-pariétale, puis va très obliquement en haut et en arrière, pour se terminer au-dessous et en arrière de la bosse pariétale.

3° SCISSURE PERPENDICULAIRE EXTERNE. — Elle répond à peu près exactement au lambda; V. Horsley et P. Poirier l'on souvent trouvée de 2 à 5 millimètres en avant du sommet du lambda.

4° SILLON PARALLÈLE. — Le sillon parallèle suit un trajet parallèle à celui de la scissure de Sylvius, mais à 12 ou 15 millimètres au-dessous de celle-ci.

5° SILLONS PRÉ-ROLANDIQUE ET POST-ROLANDIQUE. — Ces sillons sont parallèles à la scissure rolandique. C'est exact à 1 centimètre près.

6° LOBES CÉRÉBRAUX. — P. Poirier a déterminé la limite inférieure des lobes frontal, temporal et sphénoïdal[2].
Lobe frontal. — Le bord inférieur et externe

1. *Topographie crânio-encéphalique*, Paris, 1891, p. 14.
2. *Loc. cit.*, pp. 15 et 16.

de ce lobe est de 6 à 12 millimètres au-dessus de la moitié externe de l'arcade orbitaire ; il se relève un peu (8 à 15 millimètres) au niveau de l'apophyse orbitaire externe. En dedans, il répond à la suture naso-frontale.

Lobe temporal. — La pointe mousse du lobe temporal est à 15 millimètres en arrière du bord externe de l'apophyse orbitaire et à 2 centimètres au-dessus de l'apophyse zygomatique. De là, le bord inférieur du lobe temporal se rend en bas et en arrière vers le conduit auditif, et effleure le bord supérieur de l'apophyse zygomatique au niveau de la cavité glénoïde. Puis il passe de 4 à 10 millimètres au-dessus du conduit auditif externe et monte jusqu'au bord postérieur et supérieur du rocher.

La suture pariéto-mastoïdienne, l'astérion et l'inion (protubérance occipitale externe) sont sur une même ligne, qui répond constamment à la partie horizontale du sinus latéral. Au-dessous de cette ligne, c'est le *cervelet* limité en haut par une ligne continuant le bord supérieur de l'apophyse zygomatique jusqu'à la protubérance occipitale externe.

Plan naso-lambdoïdien. — Ce plan passe par la suture naso-frontale et le sommet du lambda, touche le cap de la troisième circonvolution frontale, suit, sur une longueur de 4 à 6 centimètres, la portion externe de la scissure de Sylvius, rase la partie inférieur du lobe du pli courbe, traverse à sa base le pli courbe et arrive à la suture perpendiculaire externe.

Le pli courbe est à 7 centimètres du lambda, et

le lobule du pli courbe est à 10 centimètres de ce
même lambda.

7° SINUS. — *Sinus longitudinal supérieur.* —
Ce sinus suit la ligne sagittale, mais il peut être
dévié. Il a 1 centimètre de largeur ; toutefois la
présence des lacs sanguins et des confluents
veineux lui donne 3 centimètres en tout. Les
appareils de trépan devront donc s'éloigner de
1 centimètre 1/2 de la ligne médiane antéro-
postérieure pour éviter ce sinus.

Le *confluent des sinus* ou *pressoir d'Hérophile*
répond à la protubérance occipitale externe.

Sinus latéraux. — Leur portion horizontale
répond à la ligne courbe supérieure de l'occipital
en arrière et à la suture pariéto-mastoïdienne en
avant ; leur portion oblique répond au tiers
moyen de l'apophyse mastoïde. La largeur du
sinus latéral est de 1 centimètre 1/2.

Le *plan naso-inien* passe vers le tiers postérieur
de la tête, entre le lobe occipital du cerveau et
le cervelet, en suivant la partie horizontale du
sinus latéral.

Sinus sphéno-pariétal. — Ce sinus n'a qu'une
importance relative, quoi qu'en dise P. Poirier[1].

La gouttière dans laquelle il est logé est parallèle à celle de l'artère méningée moyenne ; de là
la possibilité d'ouvrir le sinus en cherchant cette
artère ; mais en haut cette gouttière s'en éloigne
pour se rendre, par un trajet bifurqué, à des exca-
vations logeant les granulations de Pacchioni ; en

1. *Loc. cit.*, p. 19.

bas elle s'en éloigne aussi pour s'engager sous la petite aile du sphénoïde.

L'hémorragie opératoire résultant de l'ouverture du sinus sphéno-pariétal n'a pas la gravité qu'on a bien voulu lui attribuer, et l'on peut toujours s'en rendre maître par la compression faite au moyen du catgut, ou mieux avec de la cire phéniquée.

8° L'INFLUENCE DE L'AGE SUR LA TOPOGRAPHIE CRANIO-ENCÉPHALIQUE est incontestable et a été l'objet de quelques recherches. — De la Foulhouse [1], Symington [2] et P. Poirier [3] ont cherché à préciser la topographie crânio-cérébrale de l'enfant.

Il résulte de leurs recherches que la *scissure de Rolando* chez l'enfant est toujours placée en arrière de la suture coronale.

La *scissure de Sylvius* est très au-dessus de la suture écailleuse temporo-pariétale.

Si, pour Féré, le *ptérion*, chez les enfants, répond à la partie postérieure de la troisième frontale, pour P. Poirier il répondrait à un point situé au-dessous de cette circonvolution.

La *scissure pariéto-occipitale* est en rapport chez l'adulte comme chez l'enfant avec le lambda : mais chez l'adulte elle est située à 1 à 3 millimètres au-dessus de ce point, et chez l'enfant à 12 millimètres.

1. *Th. de Paris*, 1876.
2. *The anat. of the child.*, Edinburgh, 1887.
3. *Loc. cit.*, pp. 24-27.

Détermination sur le vivant des principaux points de l'écorce.

1° Points de repère sur le vivant. — Les sutures ne peuvent être utilisées comme points de repère; il n'y a que le lambda qui puisse compter.

La sensibilité spéciale que possèdent ces sutures sous l'influence de la pression du doigt, moyen proposé par Fraenkel pour les découvrir, est inexacte et d'ailleurs inutile.

a. Glabelle. — C'est la saillie située au-dessus de la racine du nez; *point nasal* de P. Poirier.

Il répond au fond de l'angle naso-frontal, ou de la suture naso-frontale.

b. Protubérance occipitale externe ou *inion.* — Il y a une différence de niveau entre la protubérance occipitale externe et l'interne; car l'externe est placée tantôt au-dessus, tantôt au-dessous de l'interne. Toutefois cette différence n'a jamais dépassé 15 millimètres.

La protubérance occipitale externe est souvent mal accusée et pour la trouver, on peut, en partant du bord postérieur de l'apophyse mastoïde, suivre la ligne courbe occipitale supérieure; mais le meilleur moyen est d'incliner la tête en avant pour tendre le ligament cervical qui s'insère sur cette ligne.

c. Conduits auditifs. — Ces conduits ont à peu près constamment la même situation par rapport aux autres points du crâne et leurs connexions dans les parties profondes sont aussi toujours identiques.

d. Apophyse orbitaire externe. — Cette apophyse est facile à trouver au travers des téguments ; mais il faut bien déterminer si l'on part de son bord antérieur ou de son bord postérieur, car il y a une différence de 6 millimètres entre les deux. Le bord postérieur de cette apophyse se continue avec la partie antérieure de la ligne temporale (crête temporale du frontal).

e. Bosse pariétale. — Cette bosse aurait son importance pour Turner et pour Byrom Bramwell, ce qui nous semble contestable. Dans tous les cas, elle est difficile à trouver, on peut donc facilement s'en passer.

f. Lambda. — Ce point de réunion de l'occipital avec les pariétaux est accusé par une saillie ou une dépression due au relief de l'angle supérieur de l'occipital. La distance qui le sépare de l'inion est de 6 à 7 centimètres, mais il vaut mieux dire 7.

g. Apophyse zygomatique. — Cette apophyse réalise le fameux plan horizontal ; en tout cas, elle est sensiblement horizontale dans l'attitude verticale et facile à trouver, ce qui constitue deux avantages incontestables pour les chirurgiens.

2° DÉTERMINATION DE LA LIGNE ROLANDIQUE. — Les auteurs qui ont le mieux étudié cette question sont : P. Broca, J. Lucas-Championnière, Silvestrini, Giacomini, von Bergmann et Merkel, Köhler, Thane, Féré, Reid, Hare, Dana, V. Horsley, Anderson et Makins, Müller, P. Poirier,

Debrierre et René-Léon Le Fort, d'Antona et O. Lannelongue.

Mais avant ces auteurs, les anciens s'étaient d'abord préoccupés de l'idée de déterminer le *bregma*, comme l'ont fait ensuite P. Broca et J. Lucas-Championnière.

Pour trouver le bregma, Albucasis conseillait d'appliquer le carpe sur la racine du nez du patient, entre ses deux yeux, puis d'étendre la main et les doigts : l'extrémité du doigt du milieu répondait ainsi au bregma.

Avicenne prenait un fil et l'étendait d'une oreille à l'autre, en le faisant passer par-dessus le nez ; puis, l'ayant doublé, il mettait un des bouts sur un des méats en tirant droit vers l'autre méat, par-dessus la tête, et opérait au niveau de l'autre extrémité.

Celse menait deux lignes qu'il marquait avec de l'encre, la première depuis le milieu d'une oreille jusqu'au milieu de l'autre, et la seconde depuis le nez jusqu'au sommet de la tête : il plaçait le bregma au point où les deux lignes se rencontrent (fig. 46).

A. *Méthodes françaises.* — 1° *P. Broca*[1] (1871). — Cet auteur a parfaitement établi les règles destinées à trouver la troisième circonvolution frontale gauche, siège du centre du langage articulé.

Par la base de l'apophyse orbitaire externe, il faisait passer, à travers la fosse temporale,

1. P. Broca, *Revue d'anthropologie de Paris*, 1876, t. V, p. 242.

une ligne horizontale sur laquelle il prenait une longueur de 5 centimètres ; il obtenait ainsi un second point correspondant à peu près à la pointe du lobe temporal ; par ce second point, il élevait une perpendiculaire sur la ligne précédente, et sur cette perpendiculaire, il mesurait 2 centimètres ; il aboutissait ainsi à un troisième point qui correspondait à peu près au centre de la région du langage. Il se trouvait alors un peu en avant de la ligne de Rolando.

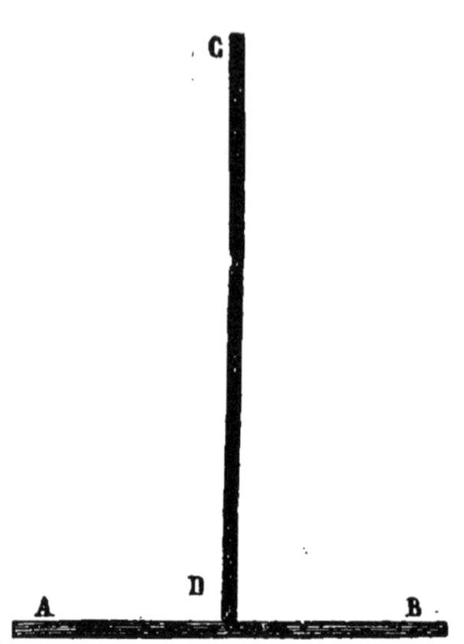

FIG. 129. — Équerre flexible de P. Broca.

Pour déterminer l'*extrémité supérieure* de la scissure de Rolando, P. Broca se servait d'une équerre flexible[1]. Cette équerre (fig. 129), formée de deux lames d'acier souples, présentait à son sommet et un peu en arrière une petite saillie de bois ou *tourillon*, perpendiculaire et bien mousse destinée à être introduite dans le conduit auditif externe gauche.

La branche horizontale de l'équerre était pliée

1. *Bull. de la Soc. d'anthropol. de Paris*, 1873, 2ᵉ série, t. VIII, p. 147.

sous la cloison du nez ; la branche verticale, repliée sur le sommet du crâne et allant rejoindre l'autre conduit auditif, indiquait le plan auriculo-bregmatique ; le point où cette dernière lame croisait la ligne médiane correspondait, d'après P. Broca, au bregma. Il suffisait alors de mesurer la distance déjà connue, qui

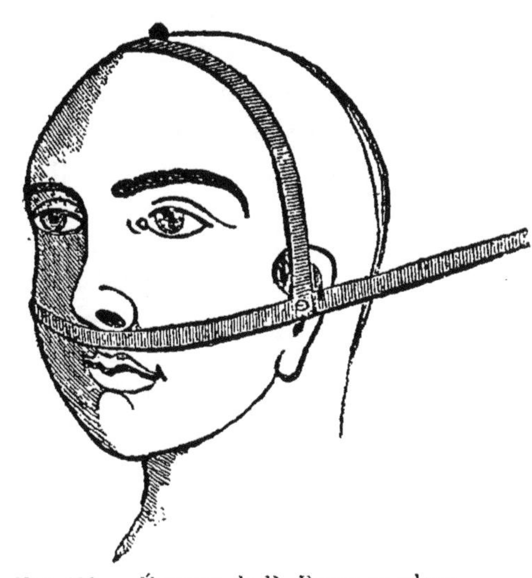

FIG. 130. — Équerre de P. Broca en place.

sépare le bregma de la partie supérieure du sillon de Rolando.

2° *Just Lucas-Championnière* [1] (1878) cherche à déterminer la situation du bregma par le toucher. Lorsqu'il ne peut le sentir à la palpation, il place à cheval sur la tête du patient un ruban métrique, à peu près perpendiculaire au regard horizontal, passant par les deux oreilles et appliqué sur les

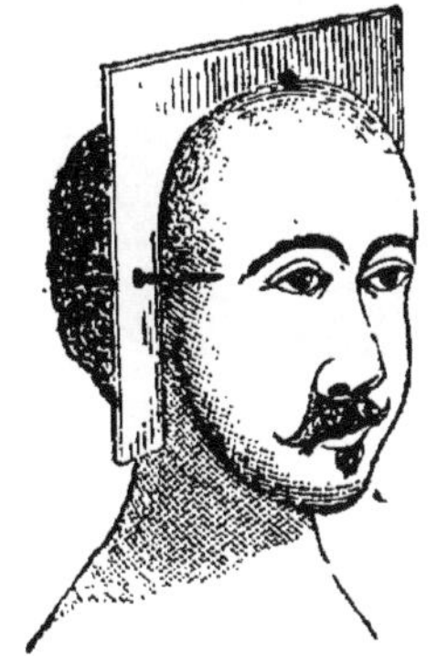

FIG. 131. — Tête rasée.
Le regard est horizontal; un carton échancré est à cheval sur la tête bien en face des deux conduits auditifs.

1. *La trépanation guidée par les localisations cérébrales.* Paris, 1878.

conduits auditifs ; juste au milieu du ruban, au sommet de la tête, se trouve le point cherché. Il se sert aussi, et dans le même but, d'une feuille de carton échancrée (fig. 131), de manière à pouvoir la mettre à cheval sur la tête, ou bien encore, il emploie l'équerre flexible de P. Broca déjà

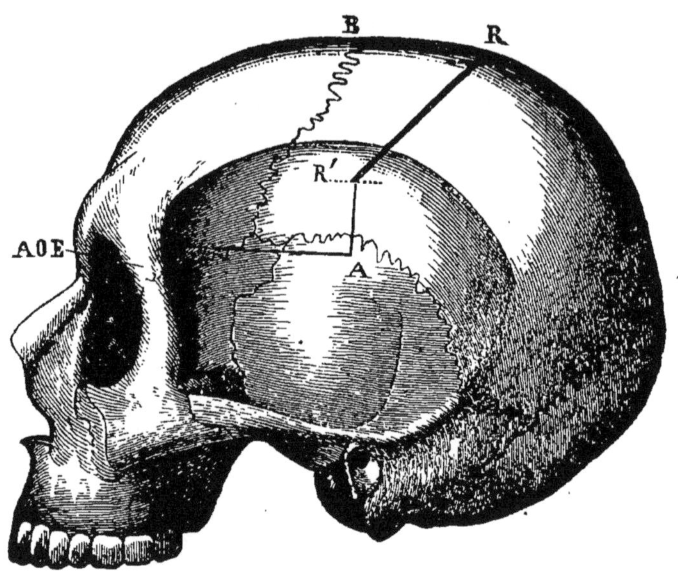

Fig. 132. — Tracé de la ligne rolandique R R'.
B, bregma ; A, point de repère à 7 centimètres en arrière de AOE, apophyse orbitaire externe.

décrite et dont nous représentons la mise en place (fig. 130).

Le bregma déterminé, J. Lucas-Championnière compte 55 millimètres en arrière de lui, pour fixer l'*extrémité supérieure* du sillon de Rolando.

Ce procédé a été critiqué plus par les anatomistes que par les chirurgiens ; c'est ainsi que

Féré[1] et P. Poirier[2] ont élevé contre lui des objections assez valables ; d'après ces auteurs, le plan auriculo-bregmatique n'est jamais perpendiculaire à ce plan vague qu'on appelle *plan du regard horizontal* ; il forme toujours avec l'horizontale un angle aigu ouvert en avant ; on tombe

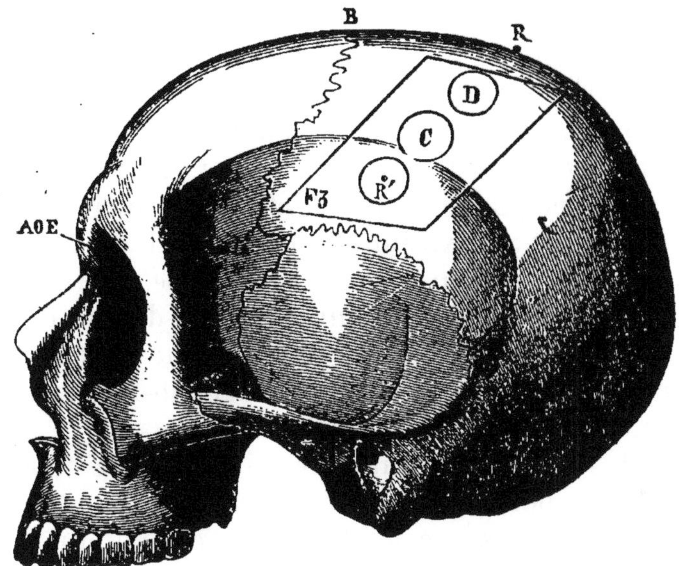

Fig. 133. — Figure quadrilatère représentant environ l'espace où peut être appliqué le trépan.
B, bregma ; R, sommet de la ligne rolandique ; R', extrémité inférieure de cette ligne ; F3, pied de la troisième frontale ; CDR', trois couronnes de trépan sur la ligne rolandique.

donc à 1 ou 2 centimètres en arrière du bregma.

La méthode de J. Lucas-Championnière pour rechercher l'extrémité inférieure de la scissure

1. *Revue d'anthropologie*, deuxième série, t. IV, Paris, 1881, p. 468-487.
2. *Loc. cit.*, pp. 31 et suiv.

rolandique est plus exacte (fig. 132). Comme P. Broca, il choisit, derrière l'apophyse orbitaire externe, le point où la base de cette apophyse se recourbe et se relève pour se continuer avec la crête temporale du frontal; de là, il tire une ligne horizontale de 7 centimètres (P. Broca n'en mesurait que 5) et élève sur son extrémité une perpendiculaire de 3 centimètres. Le point ainsi trouvé répond à la partie inférieure de la ligne rolandique (fig. 133).

3° *Féré*. — Le procédé de Féré[1] ne détermine que l'*extrémité inférieure* du sillon ; on trace les deux plans glabello-lambdoïdien et auriculo-bregmatique ; l'extrémité cherchée est de 45 à 55 millimètres en arrière de l'apophyse orbitaire externe, à peu près à 1 centimètre au-dessus du plan glabello-lambdoïdien et à la même distance en arrière du plan vertical ou auriculo-bregmatique.

4° *P. Poirier*. — Pour déterminer sur la tête entière le point répondant à l'extrémité supérieure de la scissure de Rolando, cet auteur a recommandé de prendre sur la ligne sagittale, à partir du sillon naso-frontal, la moitié plus 2 centimètres de la distance naso-inienne.

Donc : 1° Tracer la ligne sagittale;

2° Mesurer le sillon naso-inien ;

3° Prendre la moitié de cette distance à partir du sillon nasal et y ajouter 2 centimètres.

---

1. Féré, *Note sur quelques points de la topographie du cerveau* (*Bull. de la Soc. anat.*, Paris, décembre 1875, p. 828) et *Nouvelles recherches sur la topographie crânio-cérébrale* (*Rev. d'anthrop.*, Paris, 1881, p. 468).

Comme contrôle, mesurer sur la ligne sagittale 18 centimètres à partir du sillon nasofrontal : le point ainsi déterminé correspond toujours à l'extrémité supérieure de la scissure.

Ce procédé de P. Poirier est dérivé des procédés anglais et américain : Thane, Chiene, Horsley, Hare, Byrom Bramwell.

Pour déterminer l'*extrémité inférieure de la scissure* de Rolando, P. Poirier compte, à partir du trou auditif, 7 centimètres sur la perpendiculaire pré-auriculaire à l'apophyse zygomatique. Ou mieux, il prend sur cette ligne, à partir du trou auditif, la moitié moins un travers de doigt de la distance auri-sagittale.

C'est pratique, mais ce n'est pas d'une exactitude parfaite.

5° *René-Léon Le Fort*. — D'après cet auteur, le sommet du sillon de Rolando se trouve aux 532 millièmes de l'arc sagittal, en comptant à partir de la glabelle jusqu'à l'inion. Il a dressé un tableau de calculs faits d'avance pour la longueur de l'arc sagittal de 29 à 36 centimètres.

Ces mensurations étant faites sur des têtes ordinaires, il convient de reporter l'extrémité du sillon à 5 millimètres en arrière chez les brachycéphales, et à 5 millimètres en avant chez les dolichocéphales.

Du sommet du sillon ainsi fixé, l'auteur abaisse une ligne sur le milieu du bord supérieur de l'arcade zygomatique ; la ligne obtenue correspond aussi exactement que possible.

d'après lui, à la direction de la scissure rolandique[1].

6° *Ch. Debierre.* — Le procédé de cet auteur offre des analogies avec le précédent[2]. Les tables dressées par Debierre sont basées sur les faits suivants :

1° L'extrémité supérieure du sillon de Rolando est située au niveau des 55 centièmes de l'arc sagittal glabello-iniaque ;

2° Ce sillon fait toujours un angle moyen de 60 à 70 degrés avec cet arc ;

3° Sa longueur moyenne est de 90 à 100 millimètres.

Ch. Debierre a inventé *un goniomètre céphalique* permettant d'obtenir les calculs en quelques minutes.

7° *Spiro Clado.* — Sur le vivant comme sur le cadavre[3], il est quatre points osseux qu'on retrouvera toujours aisément :

La saillie inienne, le bord postérieur de l'apophyse mastoïde, l'angle sous-glabellaire ou racine du nez, l'angle temporo-zygomatique, que forme l'arcade zygomatique avec le bord postérieur de l'os malaire.

A ces points de repère, S. Clado en ajoute un cinquième qui s'obtient par construction, en

1. R.-L. Le Fort, *Loc. cit.*, p. 63.
2. Debierre, *Note sur la topographie crânio-cérébrale et un nouvel instrument, le goniomètre céphalique* (Congrès international des sciences médicales tenu à Berlin le 7 août 1890, et Association française pour l'avancement des sciences, Limoges, 12 août 1890).
3. *Congrès français de chirurgie*, séance du 8 avril, Paris, 1893, p. 740.

mesurant sur la ligne sagittale depuis l'angle sous-glabellaire, la moitié de la longueur naso-inienne, plus un travers de doigt. C'est encore le meilleur procédé qu'avaient trouvé les anatomistes (Thane, V. Horsley, etc.) pour déterminer l'extrémité supérieure de la scissure de Rolando.

En joignant ce point, qu'on peut appeler *rolando-sagittal*, au sommet de l'angle de l'os malaire facile à trouver en se guidant sur l'arcade zygomatique), on obtient la *ligne-clé* dont l'importance est capitale.

En effet, la scissure de Rolando part du point rolando-sagittal et suit la direction de la ligne, clé. Son extrémité inférieure se trouve à un travers de doigt au-dessous du tiers supérieur de cette ligne.

8° *Masse*, de Bordeaux. — Cet auteur s'est livré à des recherches ayant pour objet de tracer à la face externe du crâne, par un procédé spécial d'auto-gravure, sur des têtes d'études, des lignes correspondant au sillon de Rolando et à la scissure de Sylvius.

Voici comment s'exprime cet auteur[1] :

« Ces lignes tracées, nous avons déterminé leurs relations géométriques avec deux grandes lignes de direction, l'une supérieure et antéro-postérieure, à laquelle nous avons donné le nom de méridien crânien, passant par l'ophryon[2], le bregma et l'inion[3]; l'autre, horizontale, à laquelle

1. Congrès de Rome. *Semaine médicale*, Paris, 14° année, n° 21, 7 avril 1894, p. 165.
2. L'ophryon est le milieu de la région inter-sourcilière.
3. L'inion correspond à la protubérance occipitale externe.

8.

nous avons donné le nom d'équateur crânien, passant par l'ophryon, au-dessus de l'attache crânienne du pavillon de l'oreille et de l'inion.

« Nous avons projeté chacune des lignes correspondant au sillon de Rolando et à la scissure de Sylvius sur ces espèces de longitude et de latitude crâniennes. Il est tout aussi facile d'établir ces lignes sur le vivant que sur le cadavre. Ceci fait, nous avons procédé à des séries de mensurations, à l'aide desquelles nous sommes arrivés à trouver des nombres fractionnaires décimaux, qui expriment les relations constantes qui existent entre ces lignes et les segments de cercle qui les coupent, soit directement, soit par prolongement.

« Nous avons maintes fois constaté qu'il suffit de connaître ces nombres fractionnaires pour pouvoir déterminer avec exactitude, à l'aide de simples mensurations faites avec un ruban métrique sur des têtes de différentes dimensions, la direction des sillons de Rolando et des scissures de Sylvius.

« Nos conclusions pratiques sont les suivantes : Il faut prendre le 53 p. 100 du méridien crânien, à partir de l'ophryon, pour déterminer la situation exacte de l'extrémité supérieure du sillon de Rolando.

« On trouve la direction de ce sillon en déterminant un point sur l'équateur crânien au 42 p. 100 de la distance qui sépare sur cette ligne l'ophryon de l'inion. Sur cette ligne rolandique, l'extrémité inférieure du sillon de Rolando se trouve, de haut en bas, au 67 p. 100 de la ligne totale. »

9° *O. Lannelongue* et *P. Mauclaire*. — Ces deux auteurs ont surtout recherché un procédé pratique de topographie crânio-cérébrale applicable à la crâniectomie chez l'enfant. D'après eux, on peut dire que chez l'enfant, quels que soient l'âge et le sexe, l'extrémité supérieure du sillon de Rolando se trouve au niveau des 55/100 de la distance qui sépare le bregma de la protubérance occipitale externe.

Pour déterminer l'extrémité inférieure du même sillon, ils tracent une ligne horizontale, partant de l'apophyse orbitaire externe, à sa partie moyenne. Sur cette ligne, à l'union du 1/5 antérieur avec les 4/5 postérieurs, ils élèvent une perpendiculaire égale en hauteur à ce 1/5. Si au lieu de prendre le 1/5 ils prennent le 1/6, ils tombent au niveau de la circonvolution de P. Broca. Le pli courbe se trouvera sur une perpendiculaire élevée à l'union des 2/3 antérieurs avec le 1/3 postérieur de la même ligne, et haute comme ce même 1/3. L'artère méningée moyenne coupe leur ligne horizontale au niveau de l'union du 1/10 antérieur avec les 9/10 postérieurs.

Ces recherches sont en contradiction avec l'opinion des auteurs qui pensent que le sillon de Rolando recule avec l'âge ; ceci est basé sur l'idée préconçue que le cerveau antérieur se développe plus que le postérieur ; en réalité, le développement reste proportionnel [1].

1. O. Lannelongue et P. Mauclaire, *Huitième Congrès français de chirurgie*, tenu à Lyon du 9 au 13 octobre 1894, Paris, p. 350-382.

B. *Méthodes anglaises.* — 1° *Thane* (1888). — Cet auteur[1] a employé un procédé dont P. Poirier s'est également servi, comme nous l'avons déjà dit.

D'après Thane, l'extrémité supérieure du sillon de Rolando se trouve à peu près à un demi-pouce (12 à 13 millimètres) en arrière du point milieu de la distance qui sépare la racine du nez de la protubérance occipitale externe. Son extrémité inférieure est sur la branche postérieure de bifurcation de la scissure de Sylvius, à 1 pouce environ (25 millimètres) de cette bifurcation. Celle-ci répond à un point situé à 1 1/4 pouce (31 millimètres) en arrière et à un quart de pouce (6 millimètres) au-dessus de l'apophyse orbitaire externe.

2° *Reid* (1884). — Le procédé de cet auteur tenu en haute estime de l'autre côté de la Manche est assez compliqué et peu sûr[2] ; E. Decressac[3] en a donné la description dans sa thèse inaugurale.

3° *A. W. Hare* (1884). — Hare a trouvé que l'extrémité supérieure de la ligne rolandique était située à 55.7 p. 100 de la distance qui sépare la glabelle de l'inion. L'ouverture de l'angle est en moyenne de 67 degrés.

1. *Cerebral Surgery* (*Liverpool medico-chirurgical Journal*, July 1888, p. 306).

2. *Observations on the relations of the principal fissures and convolutions of the cerebrum to the outer surface of the scalp* (*The Lancet*, 27 sept. 1884, vol. II, p. 539).

3. E. Decressac, *Contribution à l'étude de la chirurgie du cerveau basée sur la connaissance des localisations* (*Th. de Paris*, 1890, p. 96).

D'après ces données, au moyen du *cyrtomètre* de Claude Wilson, il détermine la position de l'extrémité supérieure du sillon de Rolando, et trace une ligne suivant la direction oblique en bas et en avant à 67 degrés : c'est le sillon de Rolando, dont la longueur est de 8 centimètres 5 en moyenne.

Ce cyrtomètre est composé d'une première tige métallique, flexible, destinée à entourer la tête au niveau de la glabelle et de l'inion; une deuxième tige insérée à angle droit sur la première, doit s'appliquer sur la ligne sagittale, elle porte au niveau du point qui correspond au 55.7 p. 100 de la distance à mesurer, une troisième tige pouvant glisser au moyen d'un curseur et formant avec elle un angle de 67 degrés ouvert en avant.

La direction du sillon de Rolando est donc indiquée par l'ouverture de l'angle qu'il forme avec la ligne médiane [1].

Ce procédé est d'une exactitude relative mais très suffisante.

4° *V. Horsley* (1887). — Sur une tige en fer doux nickelé, de 10 pouces de longueur, que l'on place sur la ligne sagittale, s'articulent deux tiges plus courtes, faisant chacune avec la première un angle en avant de 67 degrés ; ces branches courtes sont graduées en pouces; le sommet de l'angle se place à un demi-pouce (12.7 millim.) derrière la ligne médiane, sur l'arc sagittal;

---

1. Arthur W. Hare, *On a method of determining the position of the fissure of Rolando and some other cerebral fissures in the living subjects* (*Journal of Anat. and Physiol.*, London and Cambridge, vol. VIII, p. 175-181, janvier 1884).

la graduation permet de mesurer la longueur de la ligne rolandique et d'en fixer ainsi l'extrémité inférieure[1].

5° *W. Anderson* et *G. H. Makins.* — Tracer d'abord[2] la ligne frontale A M S qui joint la dépression préauriculaire A et le point médio-sagittal M S situé lui-même à mi-chemin de la glabelle et de la protubérance occipitale externe (fig. 134).

Déterminer le point squameux S qui est à l'union du tiers inférieur et du tiers moyen de la ligne frontale.

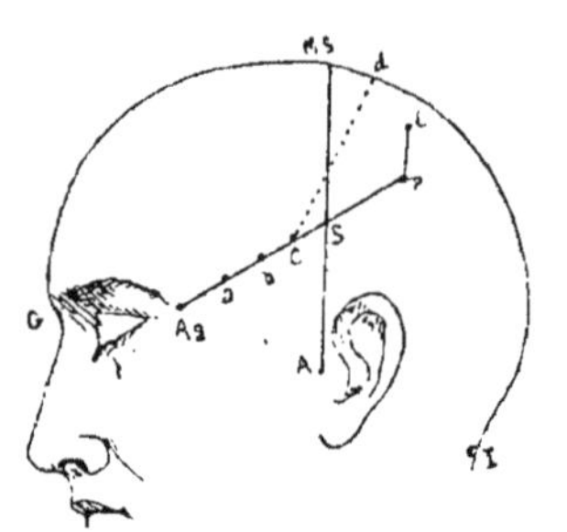

Fig. 134.
Procédé d'Anderson et Makins.

Tracer ensuite la ligne oblique A*g* P, qui joint l'apophyse angulaire externe Ag au point squameux. C'est la direction de la scissure de Sylvius.

L'origine de cette scissure est en *a*, situé aux 5/12 de la distance qui sépare l'apophyse du point squameux ; la bifurcation de la scissure est en *b*, située aux 7/12 de la même distance ; la terminaison de la scissure est au point P de la ligne prolongée, point dont la distance SP est égale à CS.

1. Victor Horsley, *A note on the means of topographical diagnosis of focal disease affecting the so called motor region of the cerebral cortex* (American Journal of the medical Sciences, Philadelphia, vol. XCIII, 1887, p. 342-369).

2. *Journal of anat. and physiol.*, London and Cambridge, 1889, p. 255.

L'extrémité supérieure du sillon de Rolando est en *d*, à 3/8 de pouce en arrière du point médio-sagittal. L'extrémité inférieure est en *c*, situé sur la ligne oblique et dont la distance CS est égale à MS *d*.

Il est ainsi facile de construire la ligne de Rolando, représentée en pointillé sur la figure 134.

C. *Méthodes allemandes.* — 1° *E. von Bergmann*[1] et *Fr. Merkel*[2]. — Sur une ligne horizontale, ces deux auteurs élèvent deux perpendiculaires; la première, passant juste derrière l'apophyse mastoïde, détermine, par son intersection avec la suture sagittale, l'extrémité supérieure de la scissure de Rolando; la deuxième, partant de l'articulation temporo-maxillaire, coupe l'extrémité inférieure de la scissure à 5 centimètres au-dessus de l'articulation; la ligne qui réunit ces deux points indique le trajet de la scissure rolandique.

Cette méthode n'est pas d'une exactitude bien rigoureuse; en effet, d'après P. Poirier, l'extrémité inférieure du sillon, que ces auteurs placent à 5 centimètres au-dessus de l'articulation temporo-maxillaire, se trouve, en réalité, à 7 et quelquefois à 8 centimètres au-dessus[3].

2° *A. Kœhler* (1889). — Kœhler a inventé un

---

1. E. v. Bergmann, *Die lehre von den Kopfverletzungen.* *Deutsche Chirurgie*, Lieferung, XXX, Stuttgart, 1880, p. 255-265.

2. *Handbuch der topograph. Anatomie*, Braunschweig, 1885-1890, Bd I, s. 97.

3. P. Poirier, *Loc. cit.*, p. 35.

appareil pour rendre facile l'application du précédent moyen [1].

C'est un arc flexible (fig. 135) dont un des bouts s'applique à la racine du nez et l'autre sur la protubérance occipitale en se moulant sur le crâne. De cet arc se détachent, à angle droit, deux fils métalliques souples; l'un se place au bord postérieur de l'apophyse mastoïde, l'autre, au bord antérieur du conduit auditif externe parallèle au premier dont il est séparé par une distance de 2 centimètres.

La ligne oblique qui part de point où le premier fil se détache de l'arc et aboutit à un point du deuxième fil situé à 2 centimètres au-dessus du bord supérieur du conduit auditif externe, représente la direction du sillon de Rolando.

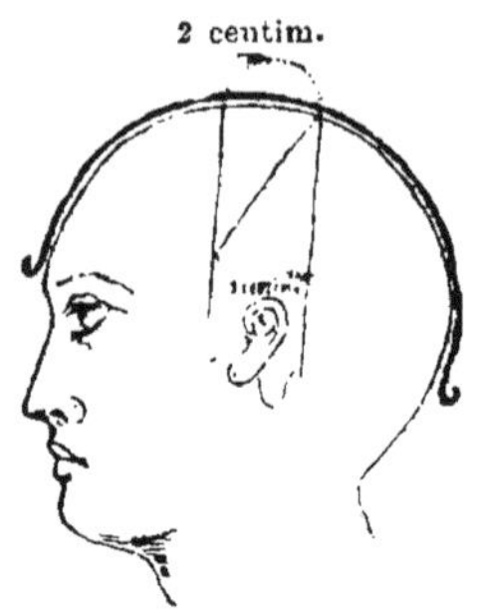

Fig. 135. — Appareil de Kœhler pour déterminer le trajet du sillon de Rolando sur la surface extérieure du crâne.

D. *Méthodes italiennes.* — 1° *Passet* et *Giacomini.* — Les mensurations de Passet et de Giacomini ont conduit leurs auteurs aux résultats suivants :

« D'après Passet, la scissure de Rolando est séparée de l'extrémité antérieure du lobe frontal par une distance de 115 millimètres pour son extrémité supérieure, de 87 millimètres seule-

1. A. Koehler, *Apparat zur projection der Centralfurche auf die Aussenfläche des Schädels* (*Deutsche medicinische Wochenschrift*, n° 29, Leipzig und Berlin, 18 juli, 1889, s. 587).

ment pour son extrémité inférieure. Giacomini, à son tour, est arrivé, pour ces mêmes distances, aux chiffres de 111 et de 71 millimètres[1]. »

2° *D'Antona*[2] a proposé une *nouvelle méthode pour la détermination de la topographie crânio-encéphalique.* — La base de cette méthode est la détermination d'une ligne qui joint le bord inférieur de l'orbite au conduit auditif externe, points d'une précision et d'une fixité absolues. On trace ensuite la ligne bi-auriculaire perpendiculairement à la première ; cette ligne coupe le sillon de Rolando à sa partie moyenne. A 3 centimètres du conduit auditif elle rencontre la scissure temporale inférieure, à 4 cent. 1/2 le sillon parallèle ou temporal supérieur, à 6 centimètres la scissure de Sylvius. En ce point, si l'on mène une perpendiculaire parallèle à la ligne orbito-auditive, elle rencontre l'angle inférieur du sillon de Rolando à 12 millimètres de la bi-auriculaire et le pied postérieur de la troisième à 35 millimètres. L'extrémité supérieure du sillon de Rolando se trouve à 12 millimètres en arrière de la bi-auriculaire, 1 centimètre avant sa rencontre avec la sagittale.

3° DÉTERMINATION DE LA SCISSURE DE SYLVIUS. — Il existe plusieurs procédés. α. Voyons d'abord les *français* :

1° *J. L.-Championnière* et *Debierre*. — La scissure de Sylvius étant sous-jacente à la suture

1. L. Testut, *Traité d'anatomie humaine*, Paris, 1893, p. 463.
2. D'Antona, *Huitième session de la Société de chirurgie ital.*, tenue à Rome, Octobre 1891 (*Revue de chirurgie*, n° 10, 10 octobre 1892, p. 886).

écailleuse, il faut la chercher à 5 centimètres au-dessus de l'arcade zygomatique. Son extrémité antérieure correspond au ptérion, soit 3 centimètres en arrière de l'apophyse orbitaire externe [1].

2° *Féré*. — Cet auteur détermine les deux plans auriculo-bregmatique et glabello-lambdoïdien, comme pour la recherche du sillon de Rolando. Le point d'intersection de ces deux plans peut, avec la région ptérique, donner la direction approximative de la scissure de Sylvius [2].

3° *P. Poirier*. — Il conseille de tracer une ligne horizontale allant du fond de l'angle naso-frontal à 1 centimètre au-dessus du lambda [3].

Cette *ligne naso-lambdoïdienne* passe à 6 centimètres au-dessus du conduit auditif, touche le cap de la troisième frontale, suit sur une longueur de 4 à 6 centimètres la portion externe de la scissure, rase la partie inférieure du pli courbe, traverse celui-ci à sa base et aboutit au sillon ou scissure pariéto-occipitale ; c'est bien là la *ligne sylvienne*.

4° *René-Léon Le Fort*. — Cet auteur trace la *ligne orbito-lambdoïdienne* (par analogie à la ligne naso-lambdoïdienne de Poirier), ligne très facile à conduire.

En effet, le point où le bord supérieur de l'apophyse orbitaire externe se relève pour former la

1. Voir Rieffel, *Gaz. des hôpitaux*, Paris, 1891, p. 260.
2. *Nouvelles recherches sur la topographie crânio-cérébrale* (*Revue d'anthropol.*, Paris, 1881, p. 468).
3. *Loc. cit.*, p. 43.

ligne courbe temporale, se perçoit bien chez tous les sujets ; quant au lambda, si on ne peut le sentir, on le déterminera par sa distance de l'inion, qui est d'environ 62 millimètres chez les brachycéphales et de 72 millimètres chez les dolichocéphales [1].

5° *Spiro Clado*. — Nous avons vu, page 136, comment cet auteur recherchait la scissure rolandique et quels étaient ses points de repère.

D'après S. Clado, la scissure de Sylvius aurait pour direction générale celle de la ligne joignant le point glabellaire au carrefour sylvien et prolongée au delà.

La courte scissure séparant en arrière le lobe pariétal du lobe occipital se trouve à l'extrémité postérieure de la même ligne sylvienne.

6° *Masse*, de Bordeaux. — Il faut se reporter à la page 137 où la façon de rechercher le sillon de Rolando est indiquée par cet auteur, pour comprendre son procédé pour arriver à la découverte de la scissure de Sylvius.

D'après Masse, la scissure de Sylvius coupe l'équateur crânien au 32 p. 100 de la distance qui sépare horizontalement l'ophryon de l'inion.

On trouve la direction générale de la portion rectiligne de la scissure de Sylvius en déterminant, sur le méridien crânien, un point situé sur le prolongement de cette ligne qui se trouve au 79 p. 100 du méridien crânien mesuré à partir de l'ophryon. Quant à l'extrémité postérieure de la portion rectiligne de la scissure de Sylvius, elle

---

1. *Loc. cit.*, p. 73.

se trouve en moyenne au 48 p. 100 de la ligne sylvienne, mesurée de bas en haut et d'avant en arrière.

β. *Procédés anglo-américains.* — Les procédés anglo-américains sont ceux de R. W. Reid, de A. W. Hare, de Byrom Bramwell, d'Anderson et Makins, de Dana.

1° *Robert W. Reid* conseille de tirer une ligne d'un point situé à un pouce un quart en arrière de l'apophyse orbitaire externe vers un autre point placé à trois quarts de pouce au-dessous du point culminant de la bosse pariétale : cette ligne suit la courbure de la scissure de Sylvius autant qu'une ligne droite peut suivre une ligne courbe.

La branche verticale de la scissure de Sylvius naît de celle-ci en un point situé à deux pouces en arrière et un peu au-dessus de l'apophyse orbitaire externe [1].

2° *A. W. Hare* trace une ligne horizontale, qui joint par le plus court chemin l'apophyse orbitaire externe et la protubérance occipitale. Cette ligne passe environ à un demi-pouce au-dessus du conduit auditif, point d'élection pour la trépanation des abcès cérébraux consécutifs aux affections de l'oreille moyenne. Il suffit, à partir de l'apophyse orbitaire, de mesurer sur cette ligne une distance de 1 pouce 1/4 pour avoir le point d'origine de la scissure de Sylvius. Pour en

---

1. Robert W. Reid, *Observations on the relation of the principal fissures aud convolutions of the cerebrum to the outer surface of the scalp* (*The Lancet*, London, 27 septembre 1884, vol. II, p. 539).

tracer la direction, il faut alors joindre ce point avec la partie la plus proéminente de l'éminence pariétale[1].

3° Le procédé de *Byrom Bramwell* ne diffère pas de celui de A. W. Hare [2].

4° *Dana*[3] trace une ligne verticale du stéphanion au milieu de l'arc zygomatique ; puis de l'apophyse orbitaire externe il tire une ligne horizontale, qui va vers la partie la plus élevée de la suture squameuse, il prolonge en arrière cette ligne, en la recourbant graduellement de manière qu'elle atteigne la bosse pariétale. Le point où se rencontrent ces deux lignes correspond à l'origine de la scissure de Sylvius ; la ligne verticale indique à peu près la situation de la branche antérieure, et la partie postérieure de la ligne horizontale, celle de la branche postérieure.

Nous ne dirons rien du procédé d'*Anderson* et *Makins*, l'ayant déjà indiqué page 142, en parlant de la recherche de la scissure rolandique établie par ces auteurs.

5° Quant à *V. Horsley*, il commence par fixer le ptérion placé à l'origine de la scissure de Sylvius ; il est situé à mi-longueur d'une ligne verticale réunissant le stéphanion au milieu du bord supérieur de l'arcade zygomatique.

Mais reste à trouver le stéphanion : d'après cet auteur, il suffit de suivre la suture coronale et

1. *Loc. cit.*, p. 140.
2. *Intracranial Tumours*, chap. xi. Edinburgh, 1888.
3. *On cranio cerebral Topography* (*New-York med. Record.*, 1889, p. 29).

la ligne courbe temporale que l'on rend sensible en faisant contracter le muscle temporal[1].

Ce procédé nous paraît peu pratique.

4° DÉTERMINATION DE LA SCISSURE PERPENDICULAIRE EXTERNE. — Nous n'insisterons pas sur les différents procédés de détermination de cette scissure. Ce sont ceux de *A. W. Hare*[2], d'*Anderson* et *Makins*, de *Dana* et de *d'Antona*[3].

Cette scissure correspond à peu près au lambda, soit 7 centimètres au-dessus de l'inion.

5° DÉTERMINATION DU LOBULE ET DU PLI COURBE. — *R.-L. Le Fort* dit que le *lobule* se trouve sur une ligne qui va du sommet du sillon de Rolando à l'astérion, à 15 millimètres au-dessus du point où cette ligne est croisée par la ligne orbito-lambdoïdienne.

Pour trouver le *pli courbe*, il conseille de trépaner à 2 centimètres en arrière du même point de jonction des deux lignes « rolando-astérique » et « orbito-lambdoïdienne[4] ».

P. Poirier découvre le *pli courbe* en trépanant sur la ligne sylvienne (ou naso-lambdoïdienne) à 7 centimètres du lambda, et le *lobule du pli courbe*, sur la même ligne à 10 centimètres du lambda. Chez les enfants, ces longueurs se réduisent à 6 et 9 centimètres[5].

---

1. *Loc. cit.*, p. 141.
2. *Loc. cit.*, p. 140.
3. Huitième réunion de la Société italienne de chirurgie, 1891 (*La Semaine médicale*, Paris, 1891, p. 434).
4. *Loc. cit.*, p. 135.
5. *Loc. cit.*, p. 44.

6° DÉTERMINATION DE L'ARTÈRE MÉNINGÉE MOYENNE. — *α. Considérations anatomiques.* — L'artère méningée moyenne, dite encore *sphéno-épineuse,* après son entrée dans la cavité crânienne par le trou petit rond, se porte presque horizontalement en avant et en dehors, traversant ainsi l'étage moyen de la base du crâne, où son tracé est facile à suivre, grâce au sillon qu'elle creuse dans le temporal et la grande aile du sphénoïde. C'est vers la partie moyenne de cette fosse qu'elle se bifurque en branches antérieure et postérieure.

La branche antérieure, la seule qui intéresse le chirurgien, est en avant du sillon de Rolando, à quelques millimètres en avant de la branche verticale de la scissure de Sylvius. Elle gagne l'extrémité externe de la petite aile du sphénoïde, puis le sillon ou le canal que lui offre l'angle du pariétal ; vers ce point elle émet un rameau postérieur important. La situation de l'artère en cet endroit est utile à préciser : tantôt elle entre en contact avec la suture fronto-pariétale, plus souvent elle s'en éloigne de 5, 10 et jusqu'à 13 millimètres ; en moyenne elle est à 5 millimètres en arrière de la suture coronale [1].

β. *Considérations cliniques.* — D'après *Malgaigne,* l'artère méningée moyenne se trouverait sous l'angle antérieur et inférieur du pariétal [2] ;

---

1. Gérard Marchant, *Considérations cliniques anatomiques expérimentales et thérapeutiques sur les ruptures de l'artère méningée moyenne* (*Revue mensuelle de méd. et de chir.,* Paris, 1880, p. 200 et 295).

2. J.-F. Malgaigne, *Manuel de médecine opératoire,* Paris, 1837, p. 220, et 9ᵉ édition, 2ᵉ partie, 1889, p. 7.

c'est donc en ce point qu'on doit appliquer la couronne de trépan si on veut lier cette artère.

Jacobson conseille de l'appliquer à environ 5 centimètres en arrière et 12 millimètres au-dessus de l'apophyse orbitaire externe.

Vogt[1] cherche l'artère à l'intersection de deux lignes : une horizontale, située à deux travers de doigt au-dessus de l'arcade zygomatique, et une autre verticale passant à un travers de pouce en arrière de la branche montante du malaire. Elle répond assez exactement au point de réunion des sutures sphéno-temporale et sphéno-pariétale (fig. 136).

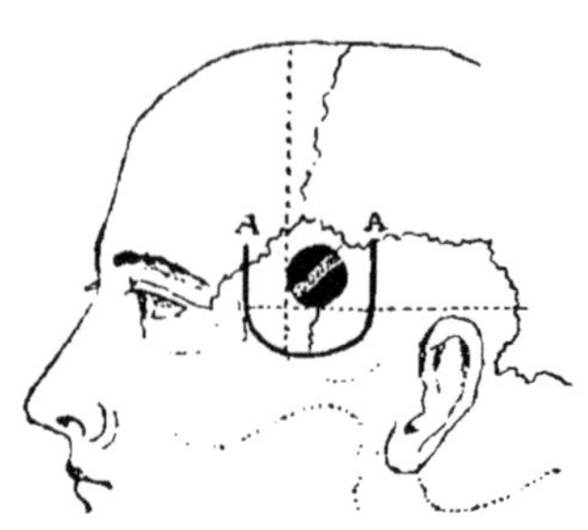

Fig. 136. — Topographie de l'artère méningée moyenne dans la fosse temporale (P. Vogt).

AA, lambeau pour la trépanation en vue de la ligature de l'artère méningée moyenne. (Löbker, *Traité de méd. opérat.*, traduit par Hanquet, 2e édit. française, 1890, p. 231.)

P. Poirier conseille d'élever une perpendiculaire sur l'apophyse zygomatique à égale distance du bord postérieur de l'apophyse montante du malaire et du conduit auditif, et de prendre 5 centimètres au-dessus de l'apophyse zygomatique sur la perpendiculaire ; ce procédé lui aurait réussi sur trente cadavres[2].

1. *Beitrag zur symptomatik und therapeutik Compliciter Schädelverletzungen* (*Deutsche Zeitschrift für Chirurgie*, Leipzig, 1872, Bd. II, s. 165-184).
2. *Loc. cit.*, p. 90.

D'après *R.-L. Le Fort*[1], qui est en contradiction avec les opinions précédentes, la branche antérieure de l'artère méningée située d'abord de 5 à 10 millimètres en arrière du ptérion, monterait le long de la suture coronale en conservant la même distance et même quelquefois s'en rapprocherait de façon à se diriger vers le bregma.

Krönlein recommande d'ouvrir le crâne au-dessous de la bosse pariétale; il donne pour cette trépanation, ainsi que pour celle de la fosse temporale, les indications suivantes (fig. 137) : Une ligne fictive, *pp.* passant par le bord sus-orbitaire, est tirée d'avant en arrière, parallèlement à ce qu'il appelle « la ligne horizontale de la tête »;

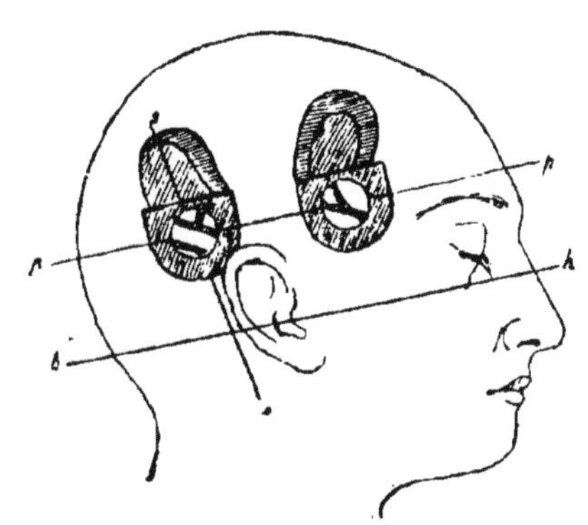

Fig. 137. — Trépanation pour la ligature de l'artère méningée moyenne, d'après Krönlein. (Löbker, *Traité de méd. opérat.*, traduit par Hanquet, 2ᵉ édit. française, 1890, p. 232.)

celle-ci, *hh*, réunit le bord inférieur de l'orbite au conduit auditif externe. Sur la ligne *pp* se trouveront les deux points d'application du trépan : l'antérieur, à 3 ou 4 centimètres en arrière de l'apophyse zygomatique du frontal; le postérieur, au point d'entrecroisement de la ligne horizontale fictive *pp* avec une autre ligne

1. *Loc. cit.*, p. 100.

9.

verticale *ss*, passant immédiatement en arrière de l'apophyse mastoïde.

C. Hueter, pour trouver l'artère méningée moyenne, a conseillé d'appliquer le trépan dans la fosse temporale, immédiatement au-dessus du point où la courte apophyse zygomatique de l'os malaire s'unit à la grande apophyse correspondante du temporal pour former l'arcade zygomatique[1].

Mais, cette façon de procéder ne nous paraît pas exacte; d'après nos recherches, ce n'est pas immédiatement au-dessus de l'arcade zygomatique, mais bien à deux travers de doigt au-dessus de celle-ci, et un peu en arrière, qu'il faut trépaner, pour pouvoir trouver l'artère et la lier.

7° DÉTERMINATION CLINIQUE DES POINTS DE TRÉPANATION POUR DÉCOUVRIR LES PRINCIPAUX CENTRES MOTEURS ET SENSORIELS ET FAIRE LA LIGATURE DE L'ARTÈRE MÉNINGÉE MOYENNE. — Il suffit de jeter un coup d'œil sur la figure 138 pour comprendre les relations du crâne et du cerveau.

D'après les notions les plus récentes, retenons les faits suivants :

Ligne rolandique. — *a.* Au sommet de cette ligne se trouve le centre des mouvements du membre inférieur.

b. Au tiers moyen de cette ligne, le centre des mouvements du membre supérieur.

c. Au tiers inférieur, le centre des mouvements de la face et de la langue.

---

1. Dr Karl Löbker (traduit par Herman Hanquet), *Traité de méd. opér.*, 2e édit. française, Paris, 1890, p. 230.

Ligne sylvienne. — *a.* Entre cette ligne et le conduit auditif, se trouve le centre de la mémoire auditive verbale (surdité verbale).

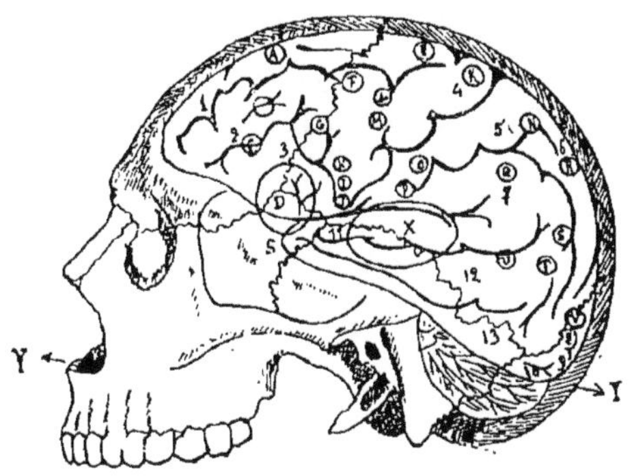

Fig. 138. — Relations du crâne et du cerveau. Centres psycho-moteurs et sensoriels de l'écorce (dessin fait d'après une planche de R.-L. Le Fort, *Topographie crânio-cérébrale*, Paris, 1890, pl. II).

1, première circonvolution frontale ; 2, deuxième circonvolution frontale ; 3, troisième circonvolution frontale ou de Broca ; 4, frontale ascendante ; 5, pariétale ascendante ; 6, lobule pariétal supérieur ; 7, lobule pariétal inférieur ; 8, première circonvolution occipitale ; 9, deuxième circonvolution occipitale ; 10, troisième circonvolution occipitale ; 11, première circonvolution temporale ; 12, deuxième circonvolution temporale ; 13, troisième circonvolution temporale. — A, centre des mouvements rotatoires de la tête ; B, centre des mouvements du cou ; C, centre des mouvements des yeux ; D, centre de la mémoire motrice verbale (aphasie motrice) ; E, centre des mouvements du tronc ; F, centre des mouvements du coude ; G, centre des doigts ; H, centre de la face supérieure et des angles de la bouche ; I, centre des mouvements des cordes vocales ; J, centre des mouvements du pharynx ; K, centre du gros orteil ; L, centre des mouvements de l'épaule ; M, centre du poignet ; N, centre de la hanche ; O, centre du pouce ; P, centre de la face et de la langue ; Q, centre du sens musculaire ; R, centre des mouvements de la jambe ; S, centre de l'élévation de la paupière ; T, centre de la mémoire des mots écrits ; U, centre de la vision binoculaire ; V, centre de la vision ; X, centre de la mémoire des sons verbaux ; Y, Y, plan spino-auriculaire (plan du regard horizontal).

b. Au pli courbe, à 7 centimètres du lambda sur la ligne sylvienne se trouverait le centre visuel.

c. Le lobule du pli courbe est situé à 10 centimètres du lambda, juste au-dessus de la ligne sylvienne.

d. L'artère méningée moyenne est sur la ligne sylvienne à 5 centimètres au-dessus du milieu de l'apophyse zygomatique, entre l'apophyse montante du malaire et le conduit auditif.

TROISIÈME PARTIE

MANUEL OPÉRATOIRE

La trépanation du crâne comprend trois temps principaux :

1° Mettre les os à nu.

2° Les perforer et leur faire subir une perte de substance.

3° Égaliser les bords de l'ouverture, s'il y a lieu.

Instruments (trépans, etc.).

Le seul instrument nécessaire pour le premier temps est le bistouri, avec lequel les tissus mous sont incisés jusqu'à l'os.

Si le périoste échappe à la première incision, il faut l'inciser dans un second temps avec le bistouri.

L'os doit être gratté avec la rugine, mais dans une étendue qui ne doit pas dépasser la surface probable de la perforation crânienne.

Les instruments destinés à ruginer le tissu osseux ont, eux aussi, varié comme forme. Les rugines que l'on trouve d'ordinaire dans les boîtes de trépan sont composées d'une plaque d'acier, fixée perpendiculairement à une tige du même métal, montée sur un manche (fig. 139). La plaque, qui a habituellement la forme d'un parallélogramme, présente, sur ses bords, des biseaux abattus et tranchants; quelquefois l'un des côtés du parallélogramme est remplacé par une pointe.

Garengeot[1] et Velpeau[2] trouvèrent inutile l'emploi des rugines, ce dernier même ne voulait pas qu'on détachât le péricrâne; « car il ne gêne nullement l'action de la couronne, et sa blessure avec la scie n'est pas plus dangereuse

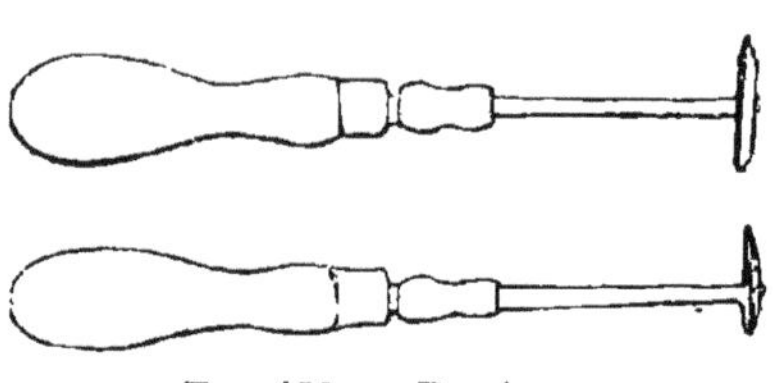

Fig. 139. — Rugines.

qu'avec la rugine. De plus, en se servant immédiatement de la couronne du trépan, on ne déchire le péricrâne que dans l'étendue nécessaire, tandis qu'avec la rugine, on le décolle toujours trop loin, ce qui expose à la nécrose. » Cette dernière opinion n'est plus soutenable aujourd'hui.

Le deuxième temps, la section de l'os, se fait ordinairement avec le *trépan* ou la *tréphine*, secondé par quelques instruments, surtout par le tire-fond et les élévatoires.

Avec le trépan à arbre où à vilebrequin, on perçoit une sensation plus nette de l'effort que l'on

1. Garengeot, *Traité des instruments de chirurgie*, La Haye, MDCCXXV, p. 79.

2. Velpeau, *Nouveaux éléments de médecine opératoire*, tome III, p. 9, 2e édition, Paris, 1839.

fait et de la pression qu'on exerce qu'avec la tréphine ou trépan à main ; or, c'est là un avantage
important dans une région comme le crâne où
une échappée de l'instrument peut occasionner
des accidents.

Mais passons en revue ces divers instruments :
Les *trépans* se divisent en deux groupes :
A. Ceux qui prennent un point d'appui sur la
partie à enlever ;
B. Ceux qui exigent un point d'appui exté-
rieur.

A. Trépans a point d'appui central.

Dans ce groupe se trouvent :
1° Le trépan ordinaire de Bichat, modifié par
Sirhenry et Charrière, et le trépan à manivelle ;
2° La tréphine ;
3° Le trépan perforatif et exfoliatif ;
4° Les polytriteurs.

1° Le *trépan ordinaire* ou *à arbre* (fig. 140) se

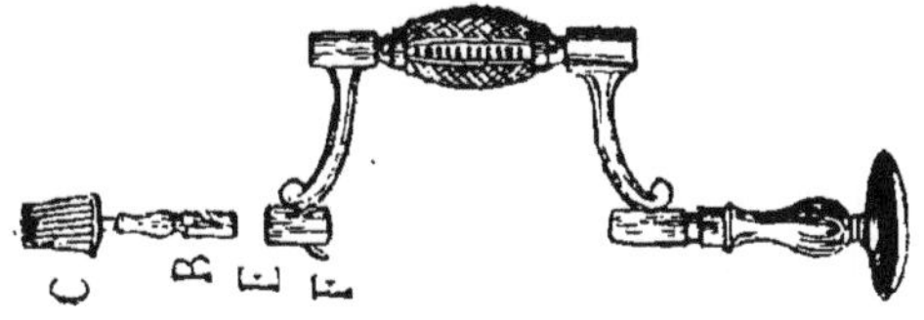

FIG. 140. — Trépan, ancien modèle.

compose de deux parties : l'arbre et la couronne
proprement dite.

L'arbre est identique à celui du vilebrequin des
ouvriers ; la palette qui le termine en haut est

mobile sur son centre ; la boule qui est au milieu de l'arbre est aussi mobile sur son axe.

La couronne se compose d'un cylindre d'acier denté sur son bord inférieur, traversé dans toute sa longueur par une pyramide, et réuni à l'arbre par une tige d'acier. La couronne, la pyramide et la tige ont varié dans leur forme et dans leur agencement réciproque.

La couronne de l'ancien trépan (fig. 140) est un cône creux et tronqué C, mesurant 4 centimètres de hauteur environ ; la base du cône est tournée du côté de l'arbre. Le bord libre et inférieur du cône porte une rangée de dents de scie, dirigées de droite à gauche. La base du cône est fermée par un disque d'acier, portant le nom de culasse ; du centre de la face supérieure de la culasse part une tige d'acier qui, se reliant à l'arbre par un tenon B, engagé dans la mortaise E, est retenu par un ressort F.

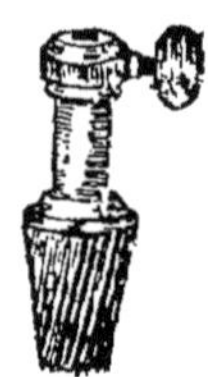

FIG. 141. Couronne conique à biseaux tranchants.

Le centre de la face inférieure de la culasse est muni d'un trou dans lequel on visse la pyramide, par un mouvement de rotation dirigé de gauche à droite ; la pyramide est une tige pointue à son extrémité libre qui doit dépasser de quelques millimètres le niveau des dents de la scie.

La couronne a été ensuite modifiée ; actuellement elle est fixée à l'arbre par une vis (fig. 141).

Autrefois on saisissait le trépan de la main gauche et, le maintenant de la main droite, on appuyait à l'aide du menton (fig. 142), du front ou de la poitrine sur la palette supérieure ; puis on plaçait la pyramide sur le centre de la surface que l'on devait enlever, et on faisait tourner le vilebrequin de *droite à gauche*. La pointe de la pyramide, en s'enfonçant dans l'os, formait une sorte de pivot autour duquel venait rouler la scie circulaire qui alors ne pouvait glisser sur la surface arrondie du crâne.

Aujourd'hui et à juste titre on a trouvé ce procédé fort défectueux ; on n'appuie plus le menton, le front ou la poitrine sur la palette du trépan, parce que cette manière de faire est contre toutes les règles de l'antisepsie la plus élémentaire ; on y appuie la main gauche (fig. 143), ou bien on se fait aider par un assistant dont la seule occupation est de maintenir la couronne en place, jusqu'à ce que les dents de la scie rotative aient mordu le crâne en traçant sur lui un sillon.

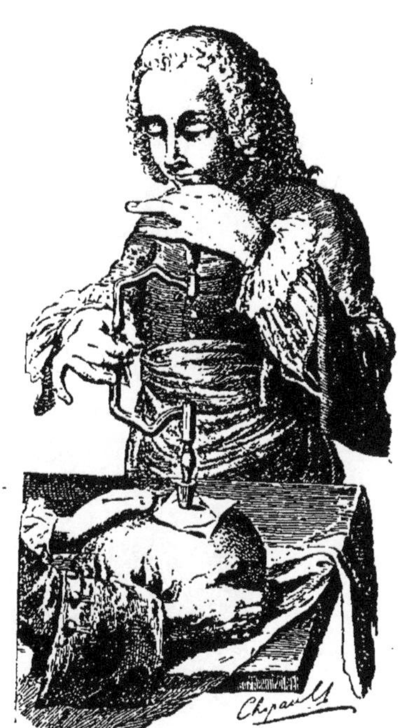

Fig. 142. — Application du trépan à couronne conique par un chirurgien du xviiie siècle (d'après l'Encyclopédie).

Le trépan dont on se sert encore aujourd'hui est celui de X. Bichat plus ou moins modifié

par Sirhenry et Charrière. Ainsi, dans le trépan
de Bichat, la couronne est mobile sur la pyramide qui continue la tige, tandis que dans le trépan de Sirhenry, la couronne est réunie à la
tige; c'est la pyramide qui est mobile. Ce construc-

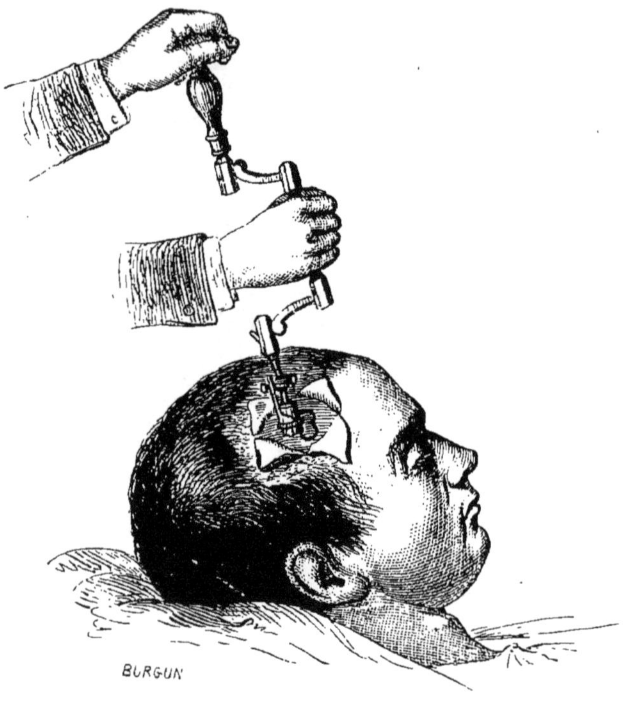

Fig. 143. —Application moderne du trépan à couronne circulaire.
Les manches de l'opérateur ne devraient pas traîner sur les poignets,
mais être relevées au-dessus des coudes.

teur a encore proposé de mettre des charnières
aux parties coudées de l'arbre; cette dernière
modification n'avait d'autre but que de rendre
l'instrument plus portatif.

Les anciens préféraient la couronne conique
(fig. 140), parce qu'ils craignaient qu'une cou-

ronne cylindrique ne dépassât le but en pénétrant dans l'intérieur du crâne ; or, Charrière a rendu cet accident impossible en faisant courir sur la face externe de la couronne un anneau curseur en maillechort ; le bord inférieur de cet anneau présente une saillie notable ; le bord supérieur supporte une tige fenêtrée qui peut être fixée à diverses hauteurs par une vis de pression [1] (fig. 125).

2° *Trépans à manivelle.* — Charrière a proposé de faire tourner la couronne du trépan à l'aide d'une manivelle ; dans ce but, il a disposé la scie à molette de son invention et la scie à champignon de Martin, de façon qu'elles puissent supporter des couronnes de trépan.

Tel est le trépan avec cadre autour de l'engre-

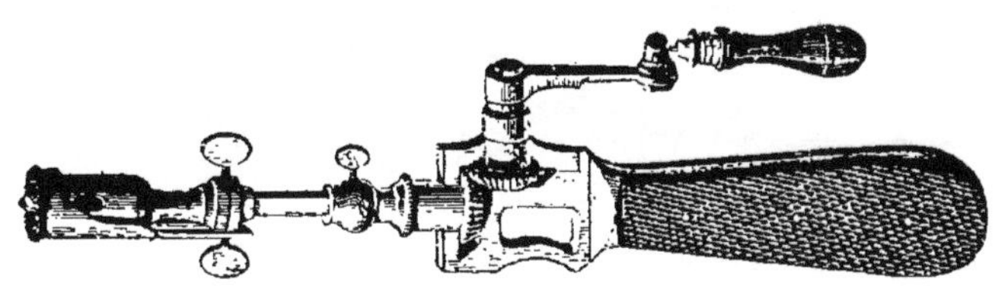

Fig. 144. — Trépan avec cadre autour de l'engrenage
(ancien modèle).

nage (fig. 144) ; tel est aussi le trépan à manivelle (fig. 145). Ces modifications font du trépan un instrument d'un mécanisme fort simple et commode à manœuvrer.

Le trépan à manivelle ressemble au perfora-

1. G. Gaujot et E. Spillmann, *Arsenal de la Chirurgie contemporaine*, Paris, 1872, t. II, p. 327.

teur dont se servait S. Laugier pour la saignée des os (fig. 146); malheureusement il ne fait que des ouvertures crâniennes très étroites et il

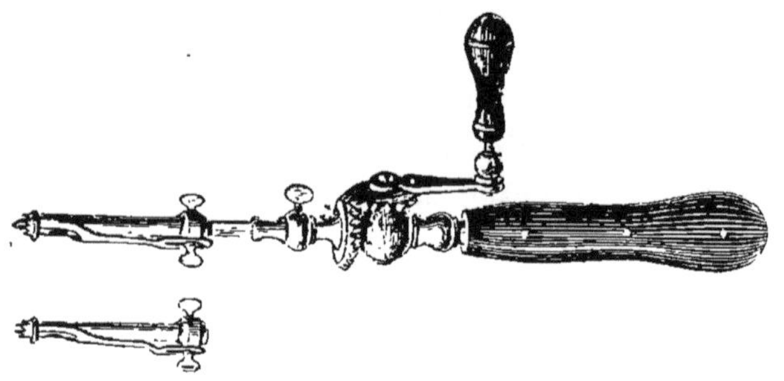

Fig. 145. — Trépan à manivelle.

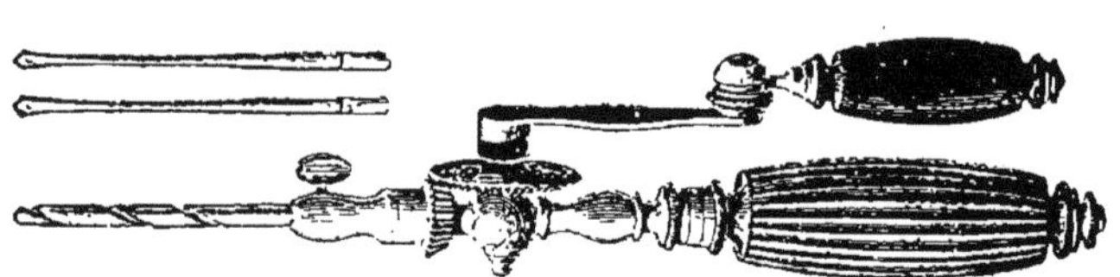

Fig. 146. — Trépan à engrenage et à manivelle de S. Laugier, pour la saignée des os.

gagnerait à être muni d'une couronne de 2 ou 3 centimètres de diamètre.

Deux genres de trépan à manivelle, dus à J.-J. Perret, existent dans une vitrine du musée Orfila, d'ailleurs tout couverts de poussière; nous avons cru devoir les exhumer pour les dessiner et les décrire (fig. 147).

Du reste, en feuilletant l'ouvrage de Jean-Jacques Perret[1], gracieusement mis à notre disposition par M. Collin, nous avons découvert qu'il y était fait mention de l'un d'eux.

Ce trépan a été construit dans le but de laisser à l'opérateur toute liberté de voir continuellement ce qu'il fait; dans ce but, Perret a imaginé un rouage mis en mouvement par une manivelle qu'on tourne toujours du même côté. En d'autres termes, tout le mécanisme intérieur se compose essentiellement d'une roue dentée horizontale en rapport avec une autre roue dentée verticale, mise en mouvement par la manivelle. Cette roue communique son mouvement à la roue dentée horizontale, et comme sur celle-ci est fixée la tige qui donne attache à

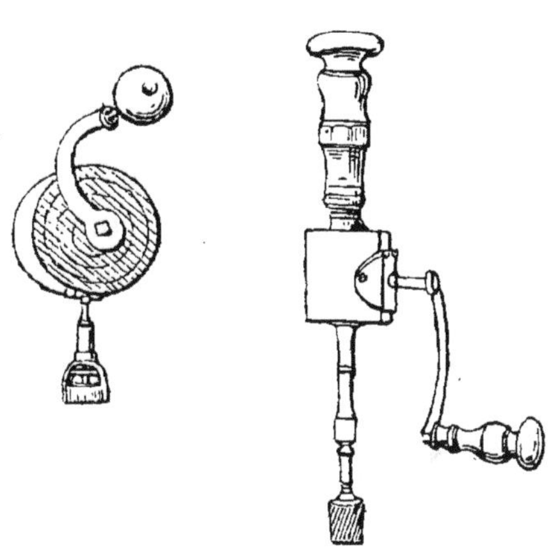

Fig. 147. — Trépans de Perret.

la couronne, on comprend que cette couronne puisse être ainsi facilement actionnée. Tout ce système de rouage est contenu dans une boîte en cuivre jaune.

La couronne de ce trépan est conique.

D'après J.-J. Perret, la trépanation pratiquée

1. J.-J. Perret, maître coutelier de Paris, *L'art du coutelier expert en instruments de chirurgie*, seconde partie, Paris, MDCCLXXII, sect. II, chap. xlvi, p. 413.

avec cet instrument s'exécute très rapidement et très bien.

Le second trépan de J.-J. Perret ressemble de loin à un moulin à café ; c'est dire que sa forme est loin d'être bien élégante. Ici la boîte qui contient tout le système de rouage a des proportions énormes ; c'est même sur elle que le chirurgien prend un point d'appui pour fixer la couronne du trépan au lieu de se servir du manche et de la palette comme dans le trépan précédent. De plus, la couronne, au lieu d'être conique et allongée, est ici nettement arrondie et très courte.

3° *Trépan démontable de Lüer*. — Le trépan de Lüer est un trépan se démontant complètement (fig. 148). Entièrement construit en acier nickelé, il est facilement maniable et se compose de six pièces :

1° Le corps du trépan comprenant la pyramide de fixation de l'instrument, une tige métallique présentant un certain nombre de crans d'arrêt destinés à fixer la couronne à différentes distances de la pointe de la pyramide, enfin le levier coudé.

2° La portion cylindrique démontable joue le rôle d'enveloppe pour le bras du levier correspondant. C'est un cylindre dont la cavité livre passage à la tige métallique du bras de levier.

3° La poignée montée d'une part sur la tige du bras du levier, d'autre part sur un cylindre enveloppe métallique.

4° La couronne. La cavité centrale de celle-ci est destinée à livrer passage à la tige à crans

d'arrêt. La fixation de la couronne sur la tige
à crans se fait au moyen de la vis. La surface

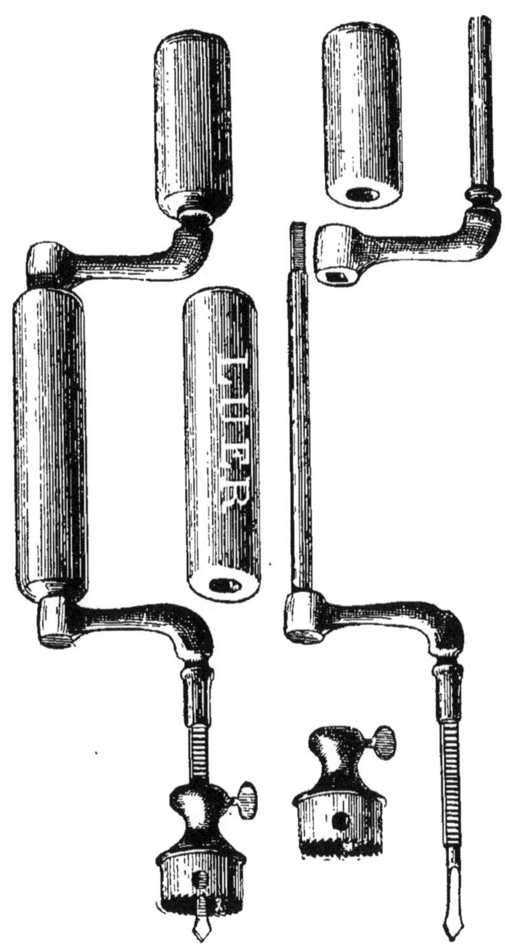

Fig. 148. — Trépan démontable de Lüer.

interne de la couronne présente des angles entièrement arrondis.

On peut signaler en effet comme un grand

inconvénient du trépan, sa complexité, d'où la difficulté de son nettoyage et de la stérilisation de ses diverses parties constituantes ; c'est dans le but de parer à cet inconvénient sérieux qu'a été construit le trépan démontable de Lüer.

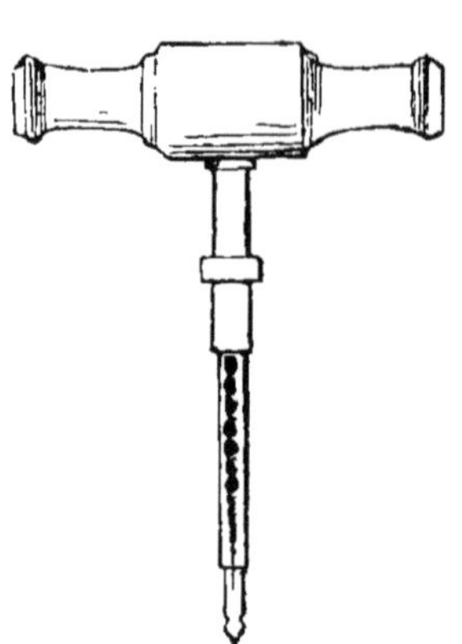

FIG. 149. — Tréphine avec son manche.

4° *Tréphines*. — Les chirurgiens allemands et anglais préfèrent la tréphine au trépan.

Il en est de même des chirurgiens de marine, sans doute à cause de son maniement plus facile sur les vaisseaux toujours en mouvement.

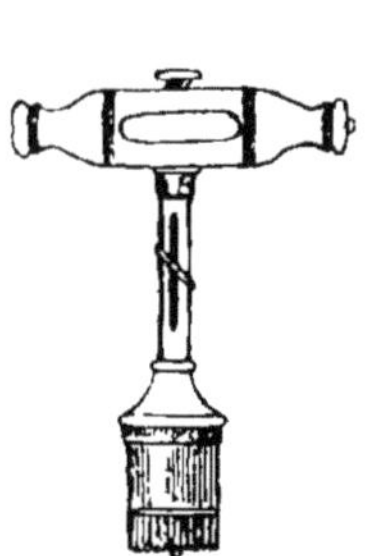

FIG. 150. — Tréphine avec sa couronne.

La partie inférieure de la tréphine (fig. 149 et 150), c'est-à-dire : la tige, la couronne et la pyramide, est agencée comme dans le trépan ordinaire, modifié par X. Bichat et Charrière.

Ce qui distingue la tréphine, c'est la suppression de l'arbre du vilebrequin, qui est remplacé par une poignée analogue à celle d'une vrille.

La couronne trace sa voie, non plus par un mouvement circulaire de droite à gauche, mais par des demi-mouvements de rotation alternatifs de gauche à droite et de droite à gauche. Pour

obtenir ce résultat, la couronne est armée de
dents inclinées en sens inverse, les unes de droite
à gauche, les autres de gauche à droite.

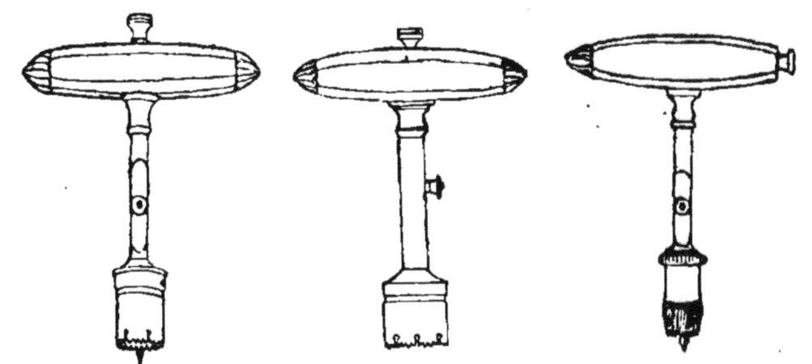

Fig. 151. — Tréphines anglaises.

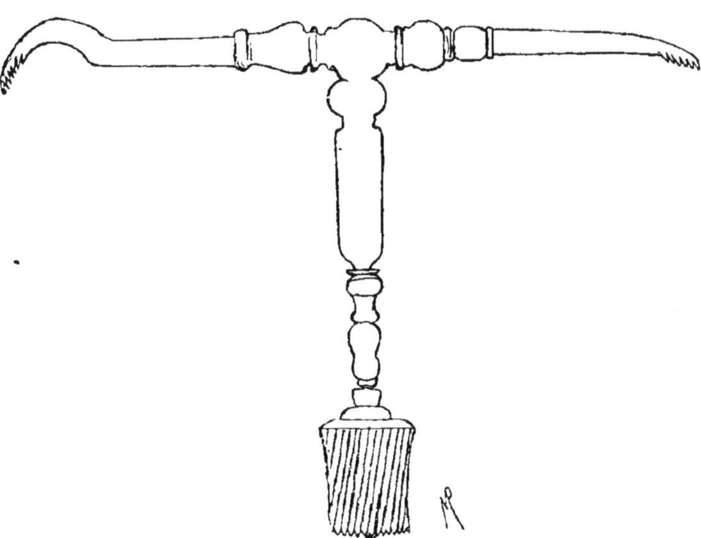

Fig. 152. — Tréphine anglaise avec manche disposé en forme
d'élévatoire droit et courbe.

La tréphine se manie d'une seule main, tandis
que le trépan exige l'emploi de deux mains;
enfin la tréphine est peu volumineuse, avantage
sérieux, surtout pour la chirurgie d'armée.

Que l'on se serve de la tréphine ou du trépan,
il est indispensable de disposer de couronnes de

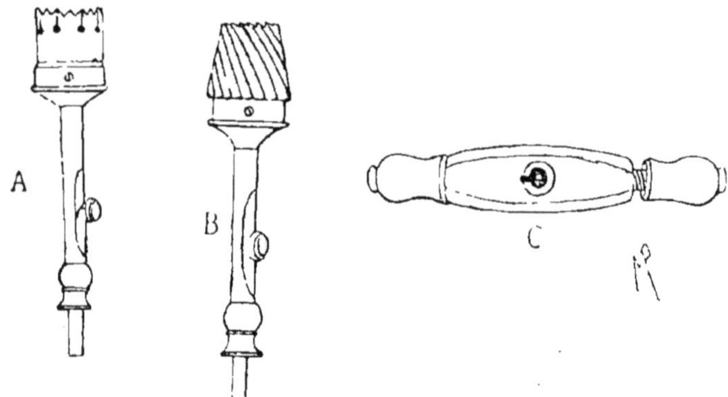

Fig. 153. — Tréphines américaines.

divers diamètres, susceptibles d'être montées
sur un seul instrument.

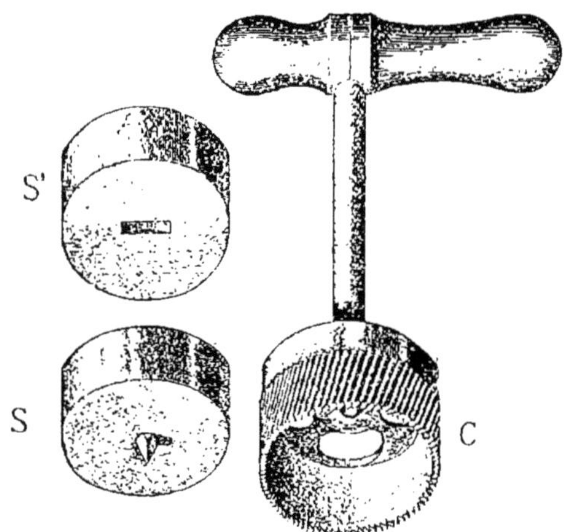

Fig. 154. — Tréphine aseptique de John B. Roberts, à pièces
démontables et à couronne complète.

Nous donnons ici divers modèles de tréphines
anglaises et américaines (fig. 151, 152 et 153).

Tréphine de John B. Roberts. — John B. Roberts, de Philadelphie, a fait construire une tréphine à segments (fig. 154) qui, d'après l'auteur, réunit à l'avantage de ne pouvoir blesser la dure-mère, celui d'être absolument aseptique. Toute en métal creux, ce qui la rend très légère, cette tréphine présente deux segments arrondis, l'un armé d'une tige (segment S) destiné à être placé dans le cylindre creux de la couronne C et à s'y emboîter parfaitement. La tige dont il est armé agit comme la pyramide du trépan en prenant facilement un point d'appui sur le crâne et en permettant aux dents de la couronne de mordre le tissu osseux. Une fois la rondelle bien tracée, on remplace le segment S par le segment S' et si l'on veut pénétrer plus profondément dans l'os de façon à détacher complètement la table interne, on supprime les segments et on laisse à la couronne sa liberté d'action en agissant prudemment, sans se presser, et sans enfoncer l'instrument dès qu'on juge que la rondelle ne présente presque plus d'adhérences. La partie supérieure du cylindre offre différents orifices, permettant de changer

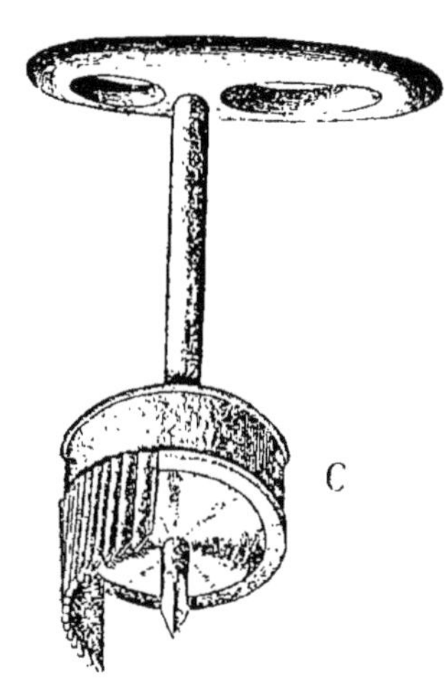

Fig. 155. — Tréphine aseptique de John B. Roberts à demi-couronne. L'un des segments est en place.

facilement chaque segment suivant les besoins.

Dans le cas où l'on ne voudrait tailler dans l'os qu'un lambeau demi-circulaire, ou bien si l'os présentait des différences d'épaisseur, on se servirait alors de la tréphine C' (fig. 155).

Le mode de fonctionnement de cet instrument est absolument semblable au précédent[1].

Ces deux tréphines présentent des analogies avec la tréphine à sûreté de Hopkins[2].

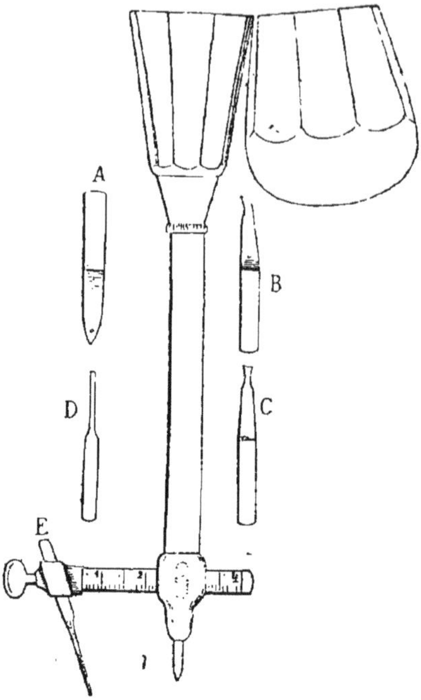

Tréphine de Giuseppe Zuccaro. — Cet instrument (fig. 156), présenté, en 1894, au Congrès médical international de Rome[3], tient le milieu entre le compas et la tré-

FIG. 156. — Tréphine de Giuseppe Zuccaro.

1. *Reprinted from the Proceedings of the Philadelphia County medical Society*, vol. X, 1889.

2. John B. Roberts, *The field and limitation of the operative surgery of the human brain* (*Annals of Surgery*, vol. II, London, July, 1885, p. 3-22).

3. Communication faite, séance du 30 mars, Section de chirurgie du XIe Congrès médical international de Rome, 1894. — *La Puglia medica*, nᵒˢ 4 et 5, avril, mai 1894, année IIe, pp. 91-99.

phine. Il se compose d'un manche se continuant avec un cylindre d'acier qui se termine par un poinçon à pointe aiguë, quoique conique.

A 2 centimètres de la pointe, une branche transversale court dans le cylindre et est fixée par une vis au point convenable.

Cette barre horizontale et en rayon de cercle porte, à son extrémité, une fente entre laquelle passe une languette d'acier bien trempé. Une vis fixe la languette dans la fente ; on peut ainsi la faire descendre autant que l'on veut. Cette languette fait avec l'arc de l'instrument un angle convergent d'à peu près 16 degrés ; elle taille donc l'os d'une façon oblique. L'épaisseur de cette languette est de 1/3 de millimètre ; sa largeur est d'environ 2 millimètres.

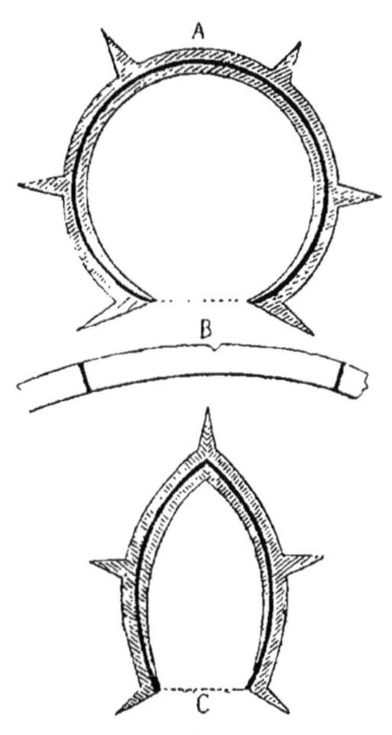

Fig. 157. — Brèches osseuses pour la résection crânienne faites avec la tréphine de Giuseppe Zuccaro.

La pointe est formée par deux dents de scie mises sur le même plan et tournées dans une direction opposée ; de cette façon, la languette taille à double sens. Il peut cependant se faire des languettes à un seul tranchant, comme des languettes de diverses épaisseurs. Une languette à manche. taillant deux fois, peut servir à couper les parties molles et se monte également sur l'instrument.

D'après l'auteur, la facilité avec laquelle cet instrument sectionne l'os est extraordinaire, aussi serait-il d'un précieux secours dans les cas de résection temporaire du crâne.

En opérant sur le cadavre, l'auteur a pu en cinq à quinze minutes pratiquer des brèches osseuses de 20 à 45 millimètres de diamètre (fig. 157).

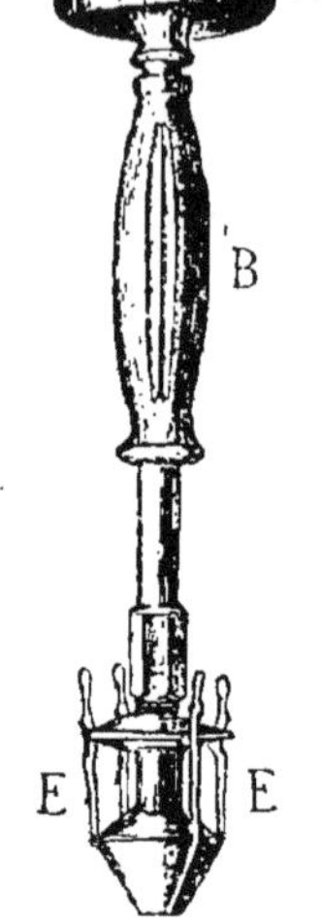

Fig. 158. — Tome-tréfin de A. Tauber : A, palette ; B, manche ; C, concentrateur ; E, lames coupantes ; D, couronne.

Tome-tréfin de A. Tauber. — Alexandre Tauber, professeur à l'Université impériale de Varsovie, a imaginé un instrument des plus ingénieux dont il a donné la description dans le *Centralblatt für Chirurgie*[1].

Cet instrument, fabriqué par Schwabe A. Hamburger, de Moscou, est appelé par l'auteur « *tome-tréfin* » (du mot grec τομή, qui signifie cône tronqué).

Il se compose (fig. 158) d'un axe métallique portant : 1° En haut, *une palette circulaire métallique* A, de 6 centimètres de diamètre ;

2° En bas, *la couronne* D constituée par un *cône métallique* massif de 13 millimètres de haut, 20 de diamètre à sa base et 15

1. Alexander Tauber, *Zur frage der temporären Resektion des Schädelknochens. Sonder Abdurk aus dem Centralblatt für Chirurgie*, Leipzig, 1892, n° 20, p. 417-422.

à son extrémité inférieure. Celle-ci est munie à son centre d'une *pyramide* fixe de 3 à 4 millimètres de longueur.

Sur la surface externe du cône sont creusés *six sillons verticaux*, ayant chacun 5 millimètres de largeur, l'intervalle entre deux de ces sillons est, en haut, de 10 millimètres, en bas de 5. Dans ces sillons ou rainures sont placées de petites lames coupantes E, mobiles, flexibles, dont le tranchant est dirigé du côté du fond des sillons, et qui sont munies de deux à trois petites dents, très fines. Ces lames sont d'acier écroui. Chaque lame est coudée de manière que son extrémité inférieure puisse glisser dans le sillon. Son extrémité supérieure, ou manche de la lame, présente une incisure semi-lunaire, embrassée par une petite bague fixée à la rondelle moyenne.

3° *La rondelle moyenne* est munie à sa partie supérieure d'un tube cylindrique de 3 centimètres de longueur, taraudé, s'introduisant dans la partie inférieure du manche B qui forme écrou. Cette rondelle moyenne fixe autour d'elle les lames, d'où le nom de *concentrateur* que l'auteur lui a donné.

Les lames dépassent un peu par leur extrémité supérieure ces articulations, dont on peut du reste les écarter facilement ainsi que la couronne.

Chaque lame porte le même numéro que le sillon correspondant. Grâce à l'élasticité de l'extrémité supérieure des couteaux et à la forme tronconique de la couronne à laquelle correspondent leurs tranchants, leur extrémité inférieure,

formant dent, peut dépasser d'une façon durable
la face inférieure de la couronne.

Ce sont ces dents qui vont sectionner l'os pendant le mouvement de rotation du manche.

Cette rotation du manche sur le concentrateur
s'obtient au moyen d'un système de pas de vis

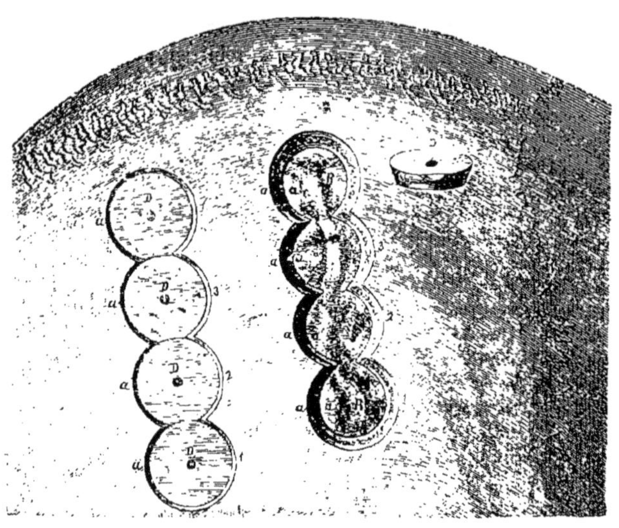

Fig. 159. — Portion de pariétal dans laquelle une série
d'ouvertures a été pratiquée au moyen du « tome-tréfin » de
A. Tauber ;

RR, orifices de trépanation ; D, rondelle conique vue de profil ;
DDDD, rondelles remises en place.

analogue au porte-mine vulgaire des écoliers.
La mine est représentée ici par la série des
lames qui montent ou descendent suivant qu'on
leur imprime un mouvement de rotation dans
un sens ou dans l'autre.

La façon de se servir du « tome-tréfin » est
des plus simples :

On place la pyramide ou pointe médiane fixée à l'extrémité inférieure du cône tronqué bien perpendiculairement à la surface crânienne. Ensuite, par quelques mouvements de rotation du manche, on fait saillir les dents de quelques millimètres. Lorsqu'elles ont atteint l'os, on fait décrire au manche des demi-tours à droite, puis à gauche, qui enfoncent obliquement les dents ; puis quelques mouvements de rotation complète augmentent la saillie des dents, et l'on reprend les demi-tours. On fait ainsi, alternativement, des tours et des demi-tours jusqu'à ce que toute l'épaisseur du crâne soit entièrement sciée.

La rondelle enlevée représente un cône tronqué aux surfaces entièrement unies (fig. 159) ; sa surface externe a 9 millimètres de diamètre et sa surface interne 7, 6 ou 5 suivant l'épaisseur du crâne.

Trois lames (ou couteaux) sont d'ordinaire suffisantes pour faire la trépanation.

Les avantages de cet instrument sont de couper vite et bien, de ne pas faire d'échappée, de pouvoir être manœuvré sans efforts, sans exercer de pressions violentes ; de plus, les lames peuvent être aiguisées très facilement. Enfin, toutes les pièces de l'instrument se démontent et peuvent, par cela même, être entièrement stérilisées de n'importe quelle façon.

Nous avons essayé plusieurs fois cet instrument sur le cadavre, et nous avons pu juger de sa valeur incontestable.

Un autre de ses avantages, sur lequel A. Tauber a eu raison d'insister, est celui de fournir d'excellentes rondelles dans les cas de résections temporaires du crâne, lorsqu'un diagnostic douteux oblige l'opérateur à faire une incision en quelque sorte exploratrice du tissu osseux.

En pareil cas, si l'on replace la rondelle sciée dans l'ouverture correspondante, elle remplit exactement l'espace vide, et en raison de la largeur de sa base supérieure, elle ne s'enfonce pas, comme cela arrive habituellement pour les rondelles enlevées au moyen de trépans ordinaires : elle entre à frottement doux.

En somme, avec l'aide de cet instrument, le chirurgien peut pratiquer hardiment une longue série d'ouvertures dans le crâne, et mettre à nu le cerveau dans une certaine étendue. Sur la figure 159, on verra qu'on peut ainsi remplir avec les rondelles sciées les ouvertures qui paraissent superflues.

5° *Trépan perforatif.* — Le trépan perforatif (fig. 160), dont on se servait jadis, n'a plus guère sa raison d'être aujourd'hui. Autrefois, on l'utilisait avant d'appliquer le trépan à couronne, pour faire d'abord un trou où se plaçait la pyramide ; on a trouvé plus simple de donner à l'extrémité de la pyramide une disposition analogue à celle du perforatif, c'est-à-dire deux biseaux tranchants inclinés de droite à gauche.

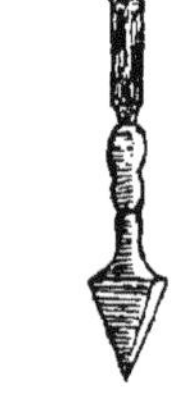

Fig. 160.
Trépan perforatif.

6° *Trépan exfoliatif.* — Quant au trépan exfoliatif (fig. 161), aujourd'hui aussi abandonné et dont se servaient les anciens, il est semblable à celui qu'emploient les tonneliers pour mettre les tonneaux en perce.

Ce trépan exfoliatif était constitué par une tige supportant une plaque en forme de carré long, tranchante sur ses bords latéraux et inférieurs. Le milieu de son bord inférieur était occupé par une pointe en forme de mèche destinée à assurer la fixité de l'instrument pendant le mouvement de rotation.

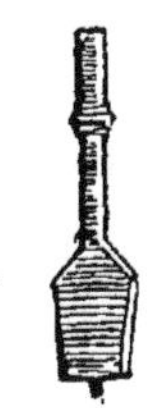

Fig. 161. — Trépan exfoliatif.

7° *Polytriteurs*. — Dans la trépanation, le maniement des instruments auxquels on est obligé d'imprimer des mouvements de rotation assez rapides est assez pénible; c'est pour cela qu'ont été utilisés le polytritome de Péan (Mathieu), l'appareil à volant d'Aubry, les tours à fraiser des dentistes (en particulier le modèle Bergstrom), etc., etc.

Le *polytriteur* ou *polytritome* (fig. 162) est un instrument très ingénieusement combiné, construit par Mathieu. Toutes les couronnes de trépan peuvent s'adapter au manche de cet appareil; c'est une sorte de vilebrequin dont la mèche est maintenue par le chirurgien, pendant qu'une force motrice met l'instrument en mouvement; un étau solide, dit *sergent*, sert à le fixer au pied d'un lit ou sur le dos d'une chaise [1]. Deux roues d'angle à crémaillère sont fixées sur cet étau et mises en mouvement par

1. *Gazette des hôpitaux*, Paris, 1880, p. 345.

une manivelle que tourne un aide ; elles peuvent être également mises en mouvement au moyen d'une pédale, mais, dans ce cas, un volant est nécessaire.

Le mouvement se trouve transmis au porte-foret ou au porte-trépan par un conducteur métallique flexible en tous sens ; ce porte-foret est

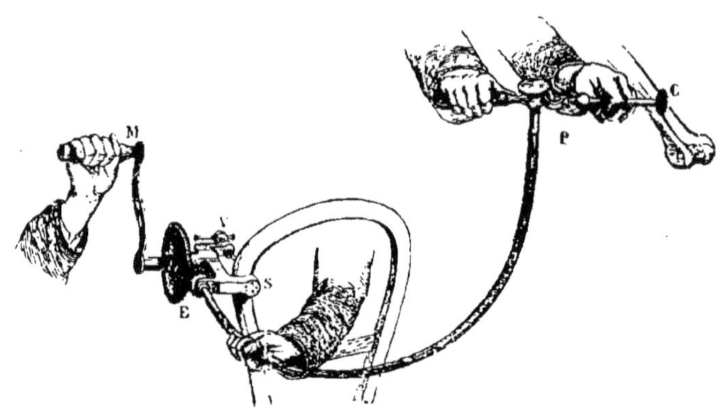

FIG. 162. — Polytritome de Péan.

C, scie rotative ; M, manivelle ; V, S. écrou (étant dit *sergent*) fixateur ; E, roue dentée à crémaillère ; P, porte-foret ou porte-scie ou porte-trépan.

aussi surmonté de deux roues d'angle à crémaillère. Cette série de combinaisons des roues d'angle est destinée à augmenter la vitesse sans diminuer la force de l'instrument, force reconnue nécessaire, vu la résistance produite par le frottement des couronnes de trépan et la dureté des os.

Au Congrès de chirurgie français tenu dernièrement à Lyon (1894), E. Destot a présenté un polytritome actionné, non plus par un volant à main, mais par une petite dynamo, mue par un puissant accumulateur.

Le *polytriteur* ou *scie rotative d'Ollier* (fig. 163),

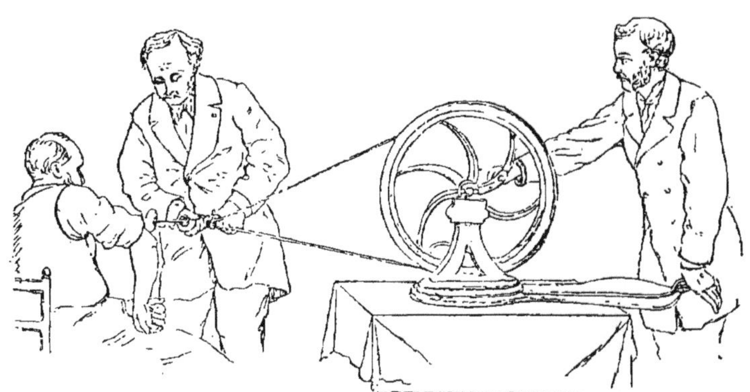

FIG. 163. — Scie rotative du prof. Ollier (modèle Collin).

construit par Collin, est analogue au précédent,

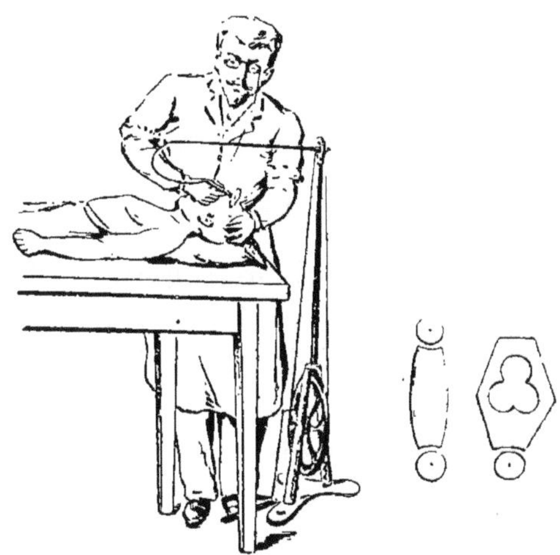

FIG. 164. — Scie circulaire mise en mouvement par un tour
de dentiste ; fragments crâniens découpés avec cet instrument
(d'après Salzer).

peut rendre les mêmes services et répond aux
mêmes indications.

[TERRIER et PÉRAIRE. — Trépan.   11

Le *tour de dentiste*, recommandé dernièrement par Knox en Angleterre et par Salzer à la clinique de Billroth, est mû par une roue qui tourne, grâce à une pédale sur laquelle se place le pied de l'opérateur (fig. 164). On comprend comment le mouvement est ainsi communiqué à la fraise ou à la scie circulaire.

Trouvé a eu l'idée fort originale de cons-

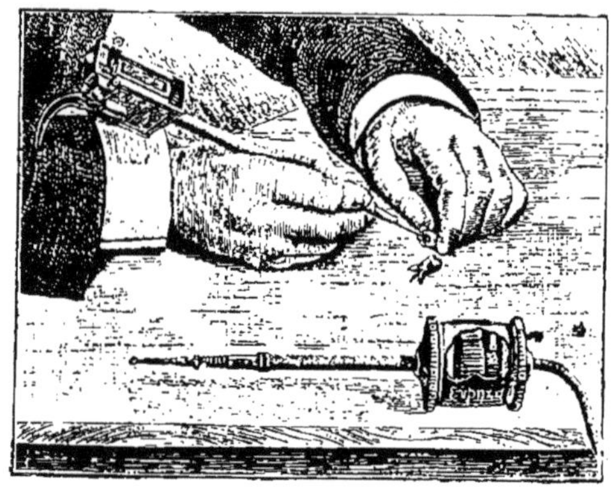

FIG. 165. — Fraiseuse électrique de Trouvé.

truire des *fraiseuses* qui marchent *à l'aide de l'électricité* (fig. 165); tout l'appareil électrique est placé à l'extrémité du manche de la fraiseuse.

Dans ces divers appareils qui servent aux dentistes pour pratiquer l'évidement d'une dent, on pourrait remplacer la fraise par une couronne de trépan munie d'une pièce protectrice le rendant *abaptiste* et d'un manche stérilisable en verre. Ce serait là un véritable *électro-ostéotome* analogue à celui de E. Destot mentionné plus haut.

En France, on a eu fort peu recours jusqu'à présent à ces instruments ; mais, en Angleterre et aux Etats-Unis, ils sont plus fréquemment utilisés, ainsi que l'un de nous a pu en juger.

L'un de ces modèles a été imaginé par M. H. Cryer, de Philadelphie, et il a été figuré dans un travail qu'il a publié en commun avec W. W. Keen et J. K. Mitchell[1]. Le moteur, comme le montre la figure 166, ressemble assez à un tour de dentiste ; mais ici la roue dentée R, qui meut le grand volant, régulateur du mouvement, est actionnée à l'aide d'une manivelle à main et non par l'intermédiaire d'une pédale. Ce tour peut mettre en mouvement plusieurs sortes d'instruments et en particulier une scie circulaire (fig. 167) ou un ostéotome spiral (fig. 168), dont l'usage nous paraît très recommandable.

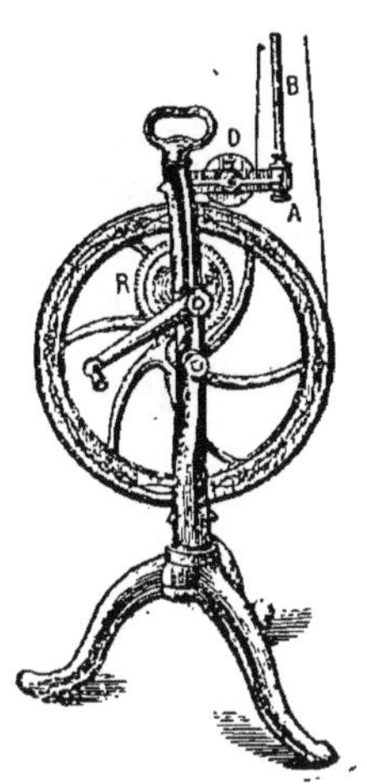

Fig. 166. — Moteur à main de la scie du Dr Cryer ;

R, roue dentée ; D, poulie de réflexion pour le câble de transmission ; B, support du câble ; A, vis de réglage.

Tout récemment a paru[2] la description d'un

1. W. W. Keen, J. K. Mitchell, M. H. Cryer, *Removal of Gasserian Ganglion as the last of fourteen operations in thirteen years for tic douloureux, with a description of the trephine employed.* Communication à la *Philad. County med. Loc.*, 14 février 1894 (*International medical Magazine Adveriser*, mai 1894, n° 4, vol. III, p. 289).

2. Crosby M. Wright, *A new trephine and bone-cutter* (*International medical Magazine Advertiser*, mai 1894, n° 4, vol. III, p. 263).

autre instrument dû à M. Crosby M. Wright, de

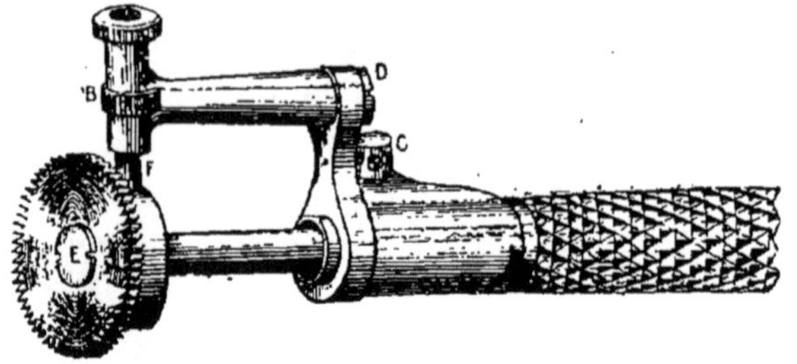

Fig. 167. — Scie circulaire du Dr Cryer.

Philadelphie, et assez analogue à l'ostéotome de

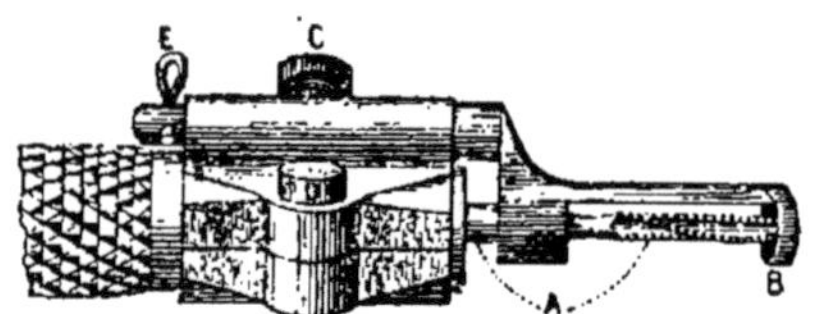

Fig. 168. — Ostéotome spiral du Dr Cryer.

Cryer. Il est mû par une double roue, c'est-à-

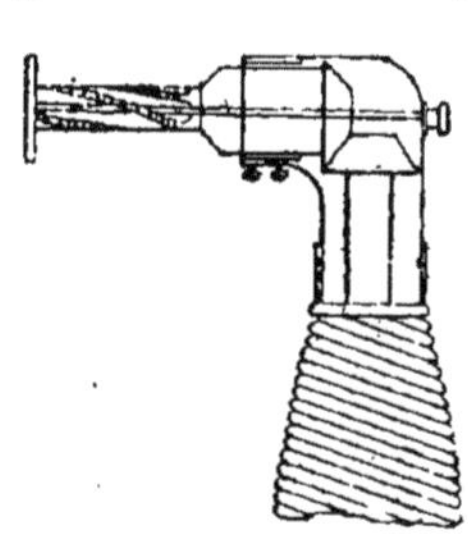

Fig. 169. — Instrument de M. C. M. Wright.

dire par l'appareil appelé *Bicycle* en Amérique, ou bien par l'électricité. On peut y monter une tréphine, pour percer le crâne, ou une pièce pourvue de trois ou quatre rainures dentelées, représentée sur la figure 169 et faisant fonction de scie.

En Angleterre, on a construit des scies analogues et, sur les indications d'opérateurs, Hawskley, fabricant de Londres, a imaginé des modèles de scie rectiligne (fig. 170) et circulaire (fig. 171), qui sont actionnées par l'électricité. Les figures ci-jointes nous montrent de quelle façon on doit s'en servir; nous n'insistons pas.

Ajoutons seulement que V. Horsley a fait cons-

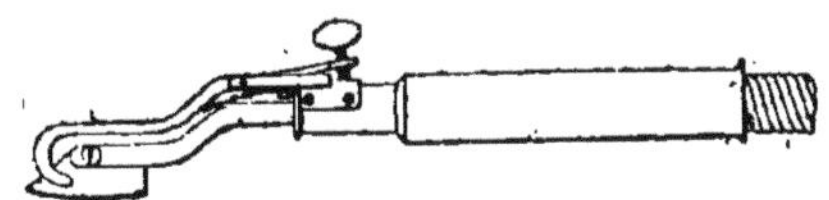

Fig. 170. — Scie rectiligne d'Hawskley, mue par l'électricité.

truire à Londres un nouveau type de scie de Cryer, dont il nous a adressé un croquis schématique (fig. 172).

Cet instrument représente une sorte de meule

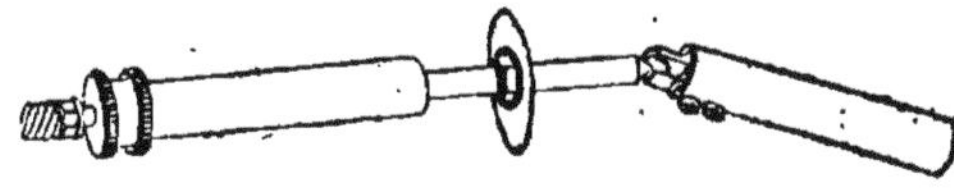

Fig. 171. — Scie circulaire d'Hawskley, mue par l'électricité.

coupante en acier dur, qu'on presse contre l'os au moment où elle tourne avec une notable vitesse, une fois la première couronne de tréphine enlevée. On agrandit de la sorte la perte de subs-tance osseuse : la plaie faite par cette

Fig. 172. — Schéma de la scie d'Horsley, en construction à Londres.

scie spirale a un demi-centimètre de largeur. La tige active a environ 5 centimètres de haut et présente à sa partie inférieure un guide (*guard*) pour protéger la dure-mère. C'est en somme un perfectionnement des modèles de Cryer et de Wright, tenté par V. Horsley, qui usait et use encore des scies droites et circulaires de Hawskley.

Grâce à l'emploi de ces appareils auxquels on s'habitue assez vite et sur lesquels il est important d'appeler l'attention, on arriverait à faire au crâne de vastes pertes de substance, sans déterminer la moindre commotion cérébrale. De cette façon, on réduirait au minimum possible le fracas à faire sur le cerveau, et on diminuerait certainement, dans une proportion très notable le choc opératoire.

Notons cependant que ces instruments ne paraissent pas encore avoir donné tout ce qu'on pouvait en espérer, si bien que V. Horsley les aurait en partie abandonnés.

B. Trépans a point d'appui extérieur.

1° *Trépan de A. Poulet.* — Ce trépan (fig. 173) est formé de deux parties : l'une qui scie l'os ; l'autre, extérieure, prend son point d'appui sur le crâne.

La portion centrale est une tige d'acier terminée par une couronne cylindrique dentée ; cette tige porte, à sa partie supérieure, un pas de vis gradué sur lequel se meut un moteur à écrou destiné à servir de point d'arrêt et à limiter le jeu de l'instrument ; sur l'extrémité de cette tige se monte un manche horizontal, comme pour la tréphine.

La seconde partie se compose de cinq tiges métalliques ou d'un cylindre plein, qui se terminent en haut et en bas par deux pièces d'acier percées à leur centre ; la pièce inférieure, dans laquelle est encastrée une rondelle de liège, dont le but est de presser sur l'os, est assez largement évidée pour permettre le passage de la couronne de trépan, la tige d'acier qui porte la couronne passe dans la pièce supérieure ; une petite mortaise, creusée dans le conduit, permet aussi le

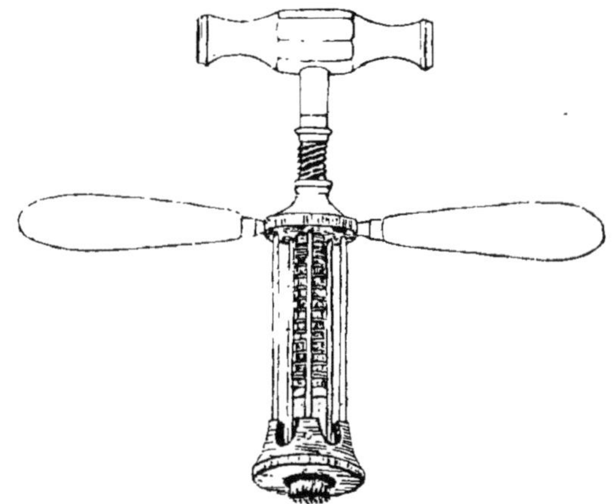

Fig. 173. — Trépan de Poulet à point d'appui extérieur.

passage d'un point d'arrêt placé sur la tige. Deux poignées s'adaptent à la plate-forme supérieure et servent à appuyer fortement l'instrument sur le crâne ; enfin, un ressort à boudin, qui s'appuie, d'une part, sur la partie supérieure de la couronne, et, en haut, sur la face inférieure de la plate-forme supérieure, relie entre elles les deux parties de l'instrument.

A. Poulet trouvait à son trépan l'avantage d'une manœuvre facile, rapide et régulière ; en outre, quand il est nécessaire d'agrandir l'ouverture, il suffit de déplacer un peu l'axe de l'instrument ; on obtient ainsi de petits croissants aussi minces que l'on veut, ce qui est impossible avec le trépan à pyramide, qui a besoin d'un point d'appui central[1].

Nous reprocherons à cet instrument sa complexité et surtout la grande difficulté de sa stérilisation.

2° *Trépan semi-lunaire*. — Nous avons trouvé dans l'arsenal de Collin un trépan fort ingénieux, permettant de découper des rondelles semi-lunaires.

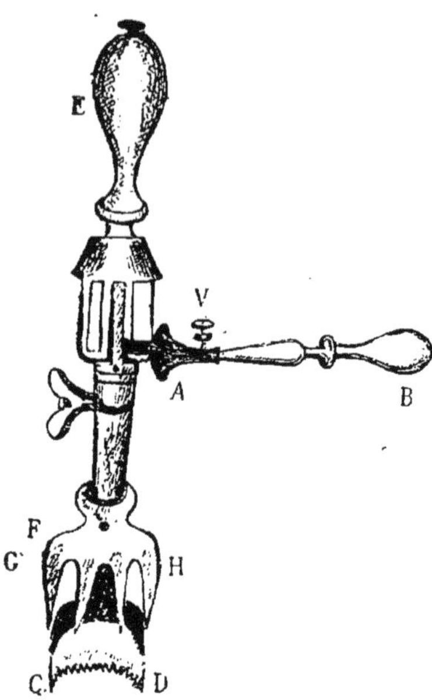

Fig. 174. — Trépan semi-lunaire.

Ce trépan, que nous figurons ici (fig. 174), est très facilement maniable et il suffit de jeter un coup d'œil sur lui pour comprendre son mécanisme.

En deux mots, disons que la tige verticale E F, tenue de la main gauche, s'abaisse et entraîne dans son mouvement le curseur G H, de sorte que ce curseur vient prendre un point d'appui sur les os du crâne, au moyen des longues dents dont il est muni et qui fixent ainsi le trépan.

1. A. Poulet, article *Trépanation* (*Dict. de méd. et de chirurg. prat.* de Jaccoud, t. XXXVI, p. 161, Paris, 1884).

Ceci fait, il suffit d'imprimer des mouvements de va-et-vient à la tige horizontale A B, tenue de la main droite, pour que ce mouvement soit communiqué à la demi-couronne C D. Cette demi-couronne, qui présente une série de dents analogues à celles d'une scie, peut ainsi tailler très vite la demi-rondelle désirée. Au moyen de la vis V, on peut limiter le degré d'écartement de la tige horizontale A B et obtenir des demi-

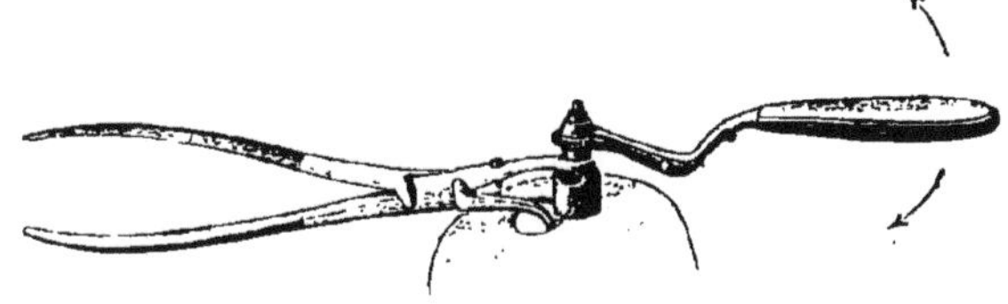

Fig. 175. — Davier-trépan du prof. Farabeuf, en place, prêt à fonctionner. Une des branches a été introduite sous un des os du crâne, par un premier orifice, fait à l'aide du trépan ordinaire.

rondelles d'un diamètre plus ou moins variable suivant les cas.

3° *Pince-trépan de Farabeuf.* — Signalons encore l'intéressant *davier-trépan* ou *pince-trépan* dû au professeur Farabeuf, dont la figure 175 montre la disposition. Il est destiné, une fois une première couronne de trépan effectuée, à agrandir, par l'ablation successive de petites portions d'os du crâne en forme de croissant ou de cercle, le pourtour de l'orifice déjà obtenu. De cette façon, on peut explorer une portion plus étendue de la substance cérébrale, quand on n'a pas rencontré la lésion du premier coup.

11.

Il se compose, comme un davier, de deux branches articulées, ce qui permet de les démonter pour les nettoyer. L'un des mors (branche d'appui ou branche morte) sert à protéger la dure-mère et le cerveau ; il est constitué à son extrémité par une petite plaque de métal circulaire qu'on insinue sous la voûte crânienne par la couronne de trépan déjà faite. Sa face supérieure est pourvue à son centre d'une petite pointe aiguë qui s'enfonce dans l'os et qui sert à maintenir l'instrument en place. L'autre branche (active) est pourvue d'une *couronne de trépan*, qui vient s'appliquer fortement sur la face externe des os du crâne, immédiatement au-dessus de la plaquette de l'autre branche, là où l'os doit être attaqué. Cette couronne est mise en mouvement par un mécanisme spécial qui n'a rien du vilebrequin classique et qu'il faut avoir vu fonctionner : c'est un levier à encliquetage qui la fait manœuvrer. L'articulation est à tenon ; elle est *double*, comme on peut le voir sur la figure, ce qui lui assure une remarquable solidité.

L'instrument est fort bien compris dans toutes ses pièces et peut être très facilement stérilisé.

4° *Crâniotome de P. Poirier.* — Nous rapprochons de ces instruments, celui plus récent de P. Poirier, qui a reçu le nom de *pince-scie* (fig. 176).

Ce crâniotome se compose aussi de deux valves : l'une protectrice, en forme de spatule, qu'on introduit sous la voûte osseuse par l'ouverture faite avec le trépan; l'autre qui est munie d'une scie, appliquée par un ressort sur l'os ainsi pincé. La scie est double et manœuvrée par un levier qui lui imprime des mouvements de va-et-vient; on détache alors, d'une seule pièce, un large lambeau osseux qu'on peut, d'ailleurs, remettre en place. Les branches du crâniotome, réunies par l'articulation Collin, per-

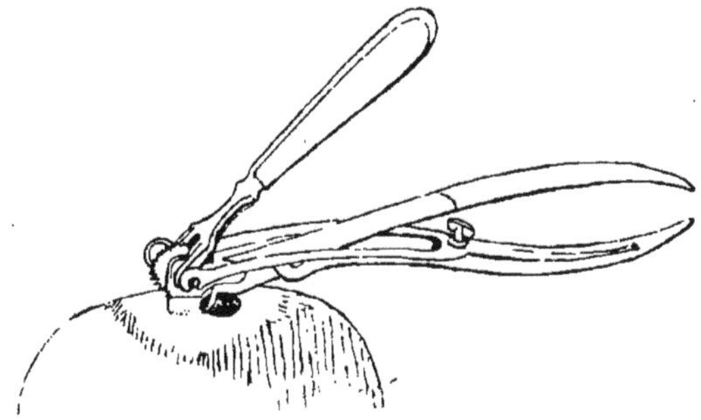

FIG. 176. — Crâniotomie (pince-scie) de P. Poirier.

mettent le démontage rapide et le nettoyage facile de l'instrument.

Cet appareil à crâniotomie présente des analogies avec la scie rotative de Collin, servant à couper les appareils plâtrés (fig. 177) ou avec celle de Demaurex (fig. 178). L'examen de ces figures suffit à montrer leur mécanisme sans qu'il soit besoin d'autre explication.

Mais, pour nous, le défaut de ce crâniotome est d'être compliqué et d'exiger un assez long temps pour remettre en place les différentes pièces dont il se compose.

Rappelons toutefois que les instruments de

Farabeuf et de Poirier ne permettent la section du crâne qu'autant qu'ils peuvent être glissés au-

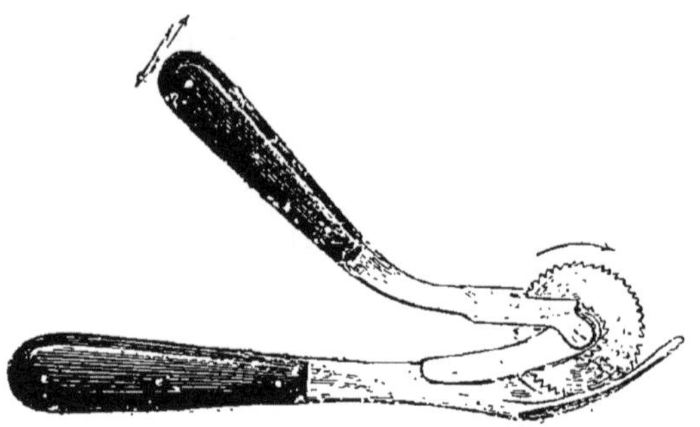

FIG. 177. — Scie rotative de Collin pour couper les appareils plâtrés.

dessous de lui ; pour les utiliser il faut donc que déjà il y ait au crâne un orifice suffisamment

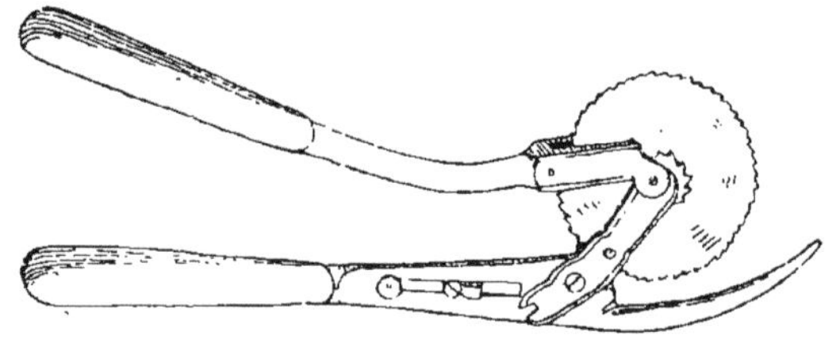

FIG. 178. — Scie rotative de Demaurex pour sectionner les appareils plâtrés.

large, soit accidentel, soit produit par le trépan ou la tréphine.

Instruments adjuvants de la trépanation.

Dans la plupart des cas, la rondelle osseuse, détachée par la couronne du trépan à arbre ou de la tréphine, est facile à enlever ou reste dans la cavité cylindrique de celle-ci ; quelquefois cependant il n'en est pas ainsi, soit parce que cette rondelle est retenue par quelque adhérence, soit parce qu'elle reste fixée par une légère lamelle osseuse. Pour vaincre cet obstacle, on se sert du *tire-fond* (fig. 179 et 180); c'est une sorte de tire-bouchon dont le pas de vis est semblable à celui du tire-fond ordinaire ; le manche métallique est souvent remplacé par un anneau d'acier. Ce tire-fond a peu varié de forme ; il ressemble à celui décrit déjà par Henri de Mondeville, Guy de Chauliac et A. Paré (fig. 61).

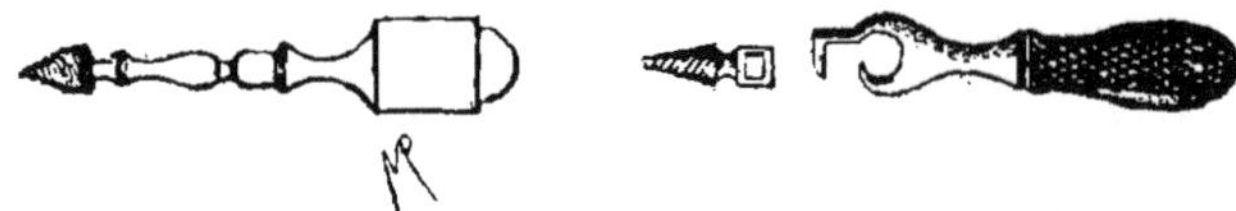

Fig. 179. — Tire-fond ordinaire.
Fig. 180. — Tire-fond indépendant.

Il ne serait pas prudent d'attendre, pour placer le tire-fond au centre de la rondelle, que celle-ci fût presque entièrement détachée; on risquerait en effet de l'enfoncer vers le cerveau. Il faut, au contraire, dès que la voie de la couronne est bien tracée, dès que la pyramide est relevée, faire pénétrer le tire-fond par deux ou trois tours de rotation dans le trou creusé par la pyramide, afin de sculpter en quelque sorte quelques pas de vis sur la pièce osseuse. Le tire-fond est ensuite enlevé pour n'être remis en place qu'après que la couronne de trépan a terminé son action.

Jules Roux, de Toulon, pour éviter de léser les méninges et le cerveau, a proposé de ne couper qu'incomplètement l'os avec la couronne de trépan, et d'en achever la séparation en le fracturant au moyen de tractions faites avec le tire-fond, préalablement implanté dans son épaisseur. Il appelle ce mode opératoire, d'ailleurs assez peu pratique, *trépanation par évulsion* [1].

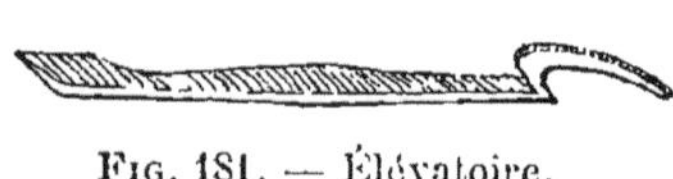

FIG. 181. — Élévatoire.

Il est quelquefois nécessaire de faire sauter les rondelles ou les fragments osseux à demi détachés avec des *élévatoires*.

Nous savons ce que sont ces instruments bien connus des anciens chirurgiens et dont la forme a varié à l'infini. Celui que l'on utilise le plus volontiers aujourd'hui est le suivant (fig. 181).

C'est une forte tige d'acier dont un bout ressemble à la petite extrémité d'une spatule, tandis que l'autre a une courbe un peu moins forte que l'un des crochets de l'S italique. Cet instrument est utile surtout lorsque, pour faire une large brèche, on a placé plusieurs couronnes de trépan les unes à côté des autres.

Le *couteau lenticulaire* (fig. 182), qui se trouve encore dans presque toutes les boîtes de trépan, est un héritage absolument intact des anciens trépaneurs. La figure 183

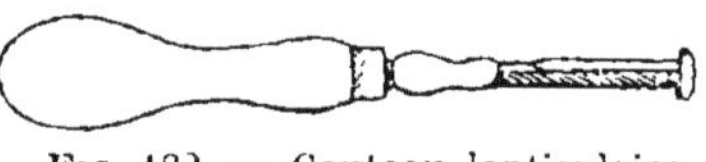

FIG. 182. — Couteau lenticulaire.

indique la façon de s'en servir pour égaliser les bords de la section osseuse.

Nous avons vu qu'autrefois Claude Galien et

1. *Compendium de chirurg. prat.*, Paris, 1851, t. II, p. 5.

Albucasis avaient recours à cet instrument pour régulariser les bords de la perforation crânienne qu'ils venaient de faire. Henry de Mondeville, Guy de Chauliac, Ambroise Paré, etc., le possédaient dans leur arsenal chirurgical et sa forme ne s'est nullement modifiée depuis.

Ce couteau se compose d'une forte tige d'acier présentant, à son extrémité, un tranchant de 3 centimètres de longueur, terminé par une lentille hémisphérique ou ovoïde et parfaitement lisse sur sa face externe. Cette lentille est engagée entre les os du crâne et la dure-mère, qu'elle protège pendant que le tranchant régularise la perforation.

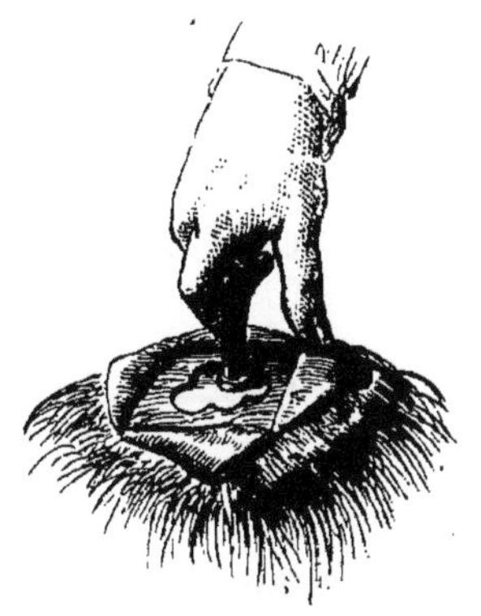

Fig. 183. — Manière de se servir du couteau lenticulaire pour égaliser les bords de la section de l'os. La tête doit être absolument rasée.

Autres instruments propres à trépaner.

On peut, pour ouvrir le crâne, remplacer le trépan et la tréphine par le ciseau, la gouge et le maillet. On peut aussi, lorsqu'on doit enlever une grande partie

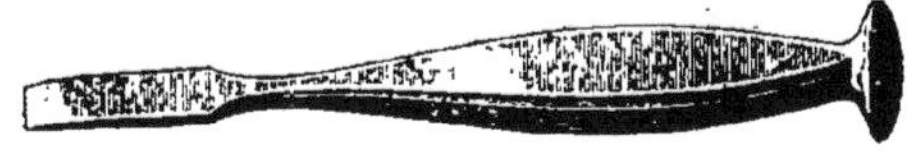

Fig. 184. — Ciseau à tête large de P. Poirier.

de substance osseuse, cerner la pièce par un trait fait avec une scie. Nous allons donc examiner successivement ces divers instruments, dont il est utile de connaître le maniement.

1° Le *ciseau* (fig. 184) employé en chirurgie

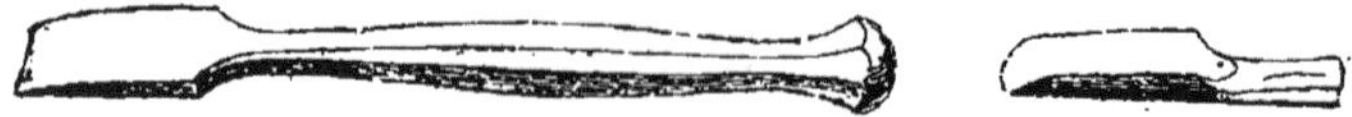

FIG. 185. — Ciseau et gouge de P. Vogt.

crânienne est exactement semblable à celui dont se servent les ouvriers : c'est une tige d'acier

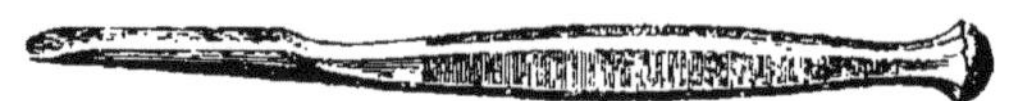

FIG. 186. — Gouge du professeur U. Trélat.

montée sur un manche, aplatie et tranchante à son extrémité libre.

Tels sont les ciseaux de Mac Even, de J. Lucas-Championnière, de P. Poirier, ou encore celui de P. Vogt (fig. 185).

2° La *gouge* (fig. 185 et 186) est un ciseau dont la tige évidée supporte un tranchant demi-circulaire. Elle est moins dangereuse à manier que le ciseau à cause de sa face inférieure mousse et arrondie.

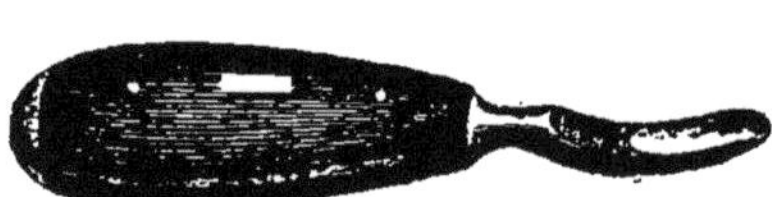

FIG. 187. — Gouge de Legouest.

Legouest a fait construire une petite gouge courbe et solide, à manche résistant et pesant tout à la fois (fig. 187), qui se manie assez

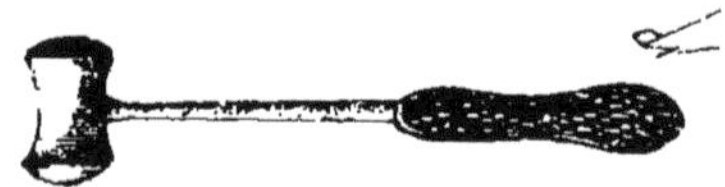

FIG. 188. — Maillet de plomb.

simplement avec la main. Elle peut servir d'élévateur dans les cas d'enfoncement crânien, elle sculpte bien l'os; mais elle ne possède pas la rapidité d'action de la gouge ordinaire et du maillet.

3° Le *maillet*. — Cet instrument, connu de tout le monde, sert à faire pénétrer le ciseau ou la gouge dans le tissu osseux; il doit être en plomb

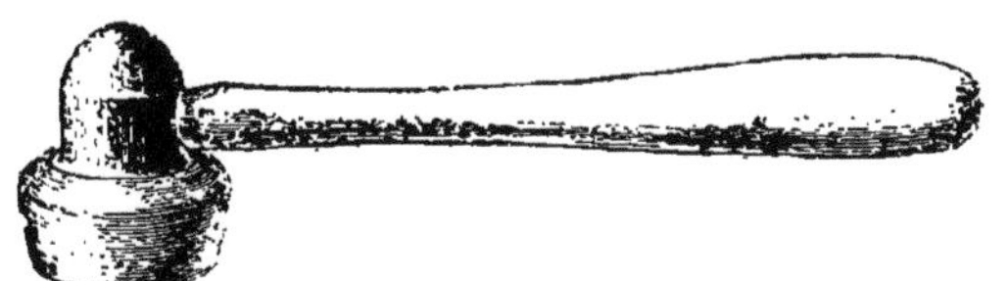

Fig. 189. — Maillet de bois du professeur Farabœuf.

afin de moins rebondir sur le manche (fig. 188).

Le maillet du professeur Farabeuf est en bois (fig. 189).

4° La *pince incisive*. — Lorsqu'il y a indication d'agrandir l'ouverture faite dans le crâne

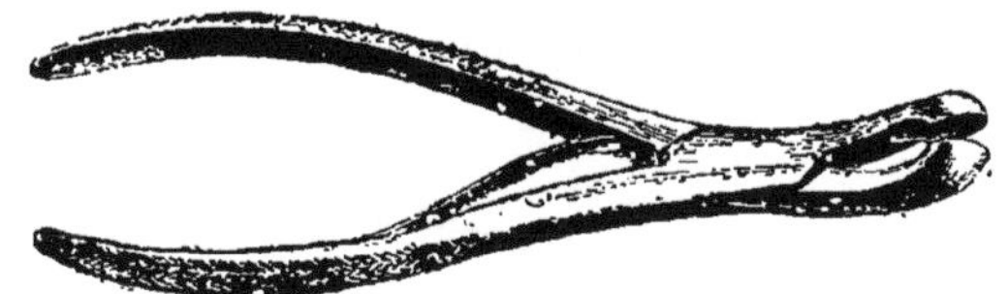

Fig. 190. — Cisaille ou pince-gouge.

par une fracture avec enfoncement, ou simplement encore par la couronne de trépan, on peut se servir des *pinces incisives* ou *coupantes*.

Ces pinces incisives ou cisailles ont des noms différents suivant les auteurs qui les ont imaginées. Leur principe est basé sur la possibilité de faire avec ces instruments une section nette de l'os à évider, en glissant, sans crainte de lésion grave, entre la voûte du crâne et la dure-mère.

Telle est la cisaille ou pince-gouge de Mathieu (fig. 190), celle de Roux (fig. 191), celle de J. Lucas-Championnière (fig. 192).

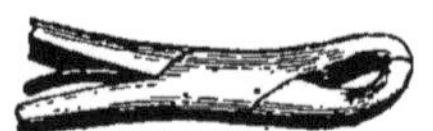

FIG. 191. — Pince-gouge de Roux.

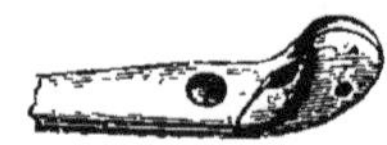

FIG. 192. — Pince-gouge de J. Lucas-Championnière.

Tels sont encore la pince tricoise de Velpeau (fig. 193) et l'emporte-pièce à tranchant unique

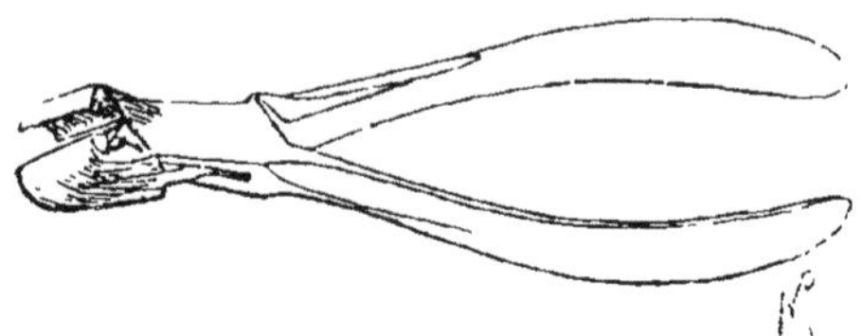

FIG. 193. — Pince tricoise de Velpeau.

de Mathieu (fig. 194). La branche mâle de cette dernière cisaille a la forme d'une lame de cou-

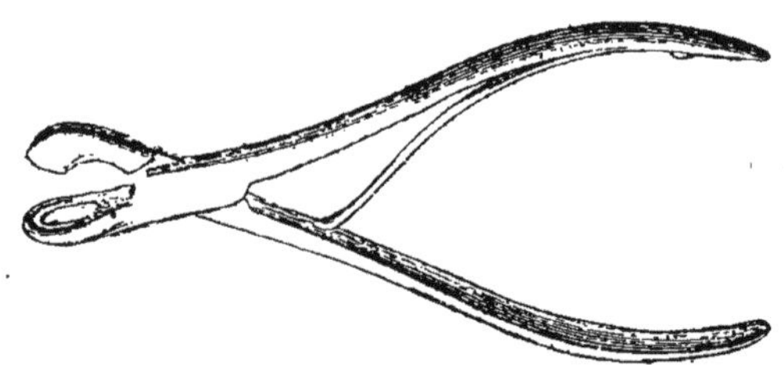

FIG. 194. — Emporte-pièce à tranchant unique de Mathieu.

teau convexe ; la branche femelle a son extrémité dédoublée pour renforcer le point d'appui, c'est-à-dire est pourvue d'une sorte de gouttière où s'enfonce la lame de l'autre branche.

Le professeur O. Lannelougue a modifié récemment, dans un but un peu particulier et pour
une opération spéciale aux enfants : la *crâniectomie*, la pince-gouge classique. Il lui a donné

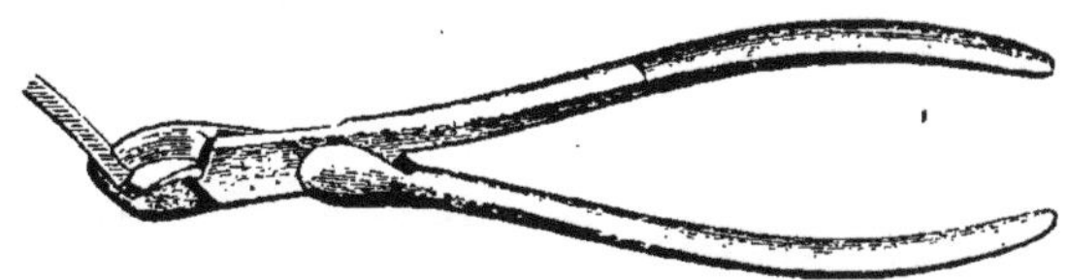

Fig. 195. — Cisaille ou crâniotome en bec de perroquet
du professeur O. Lannelongue.

la forme d'un bec de perroquet ; les mors sont
très courbes et peu larges ; de plus, l'un est
plus long que l'autre. Cette nouvelle pince cou

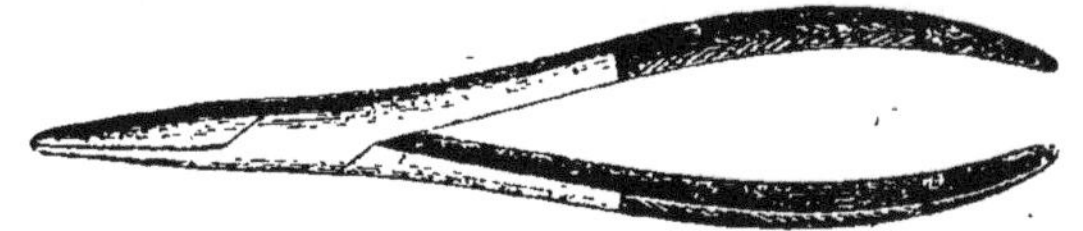

Fig. 196. — Pince à séquestres droite.

pante (fig. 195) permet de creuser rapidement,
surtout dans le crâne des enfants, de longues
et fines tranchées : elle a été aussi employée

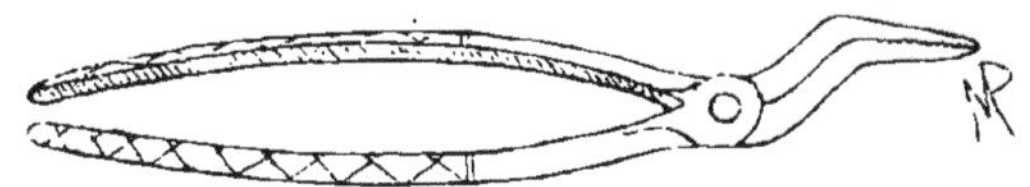

Fig. 197. — Pince à séquestres de Van Buren.

pour la trépanation chez l'adulte, avec les meilleurs résultats.

5° Les *pinces à séquestres*. — Inutile de
décrire ces instruments ; il suffit de jeter un coup
d'œil sur les figures 196, 197 et 198 pour se rendre

un compte exact de leur disposition et de leur emploi.

6° Les *scies* dont on peut se servir pour cerner la pièce osseuse du crâne et l'enlever ensuite sont renouvelées des anciens chirurgiens.

Nous avons vu que nos ancêtres de l'âge de

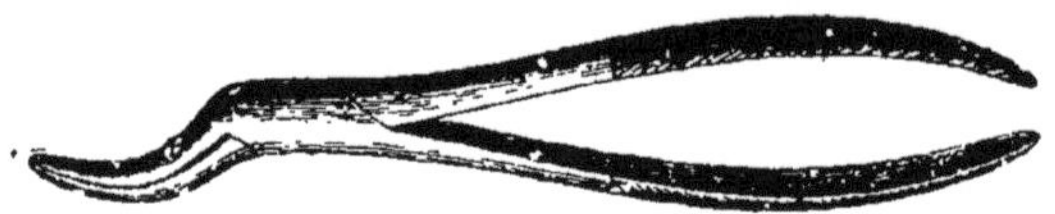

FIG. 198. — Pince à séquestres à double courbure.

pierre y avaient eu certainement recours et qu'elles avaient été reprises par Ambroise Paré, par Scultet, puis par Hey, etc.

Ces scies sont les unes simples, les autres com-

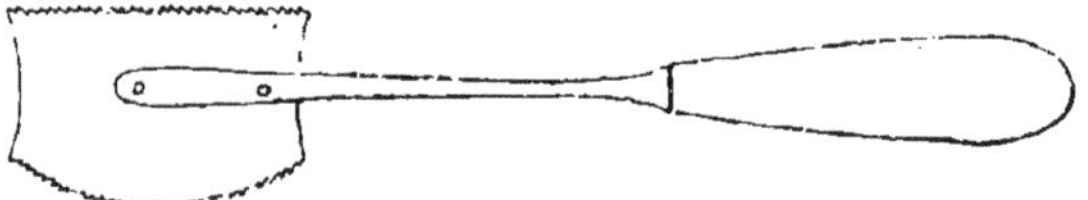

FIG. 199. — Scie droite de Robert et Collin.

posées. Les premières sont : droites (fig. 199), ou recourbées ; celles-ci, arrondies, convexes à plaque dorsale formant point d'appui (fig. 200) ; celles-là, en forme de crête de coq (fig. 201) ; telle est aussi la scie de Hey (fig. 126).

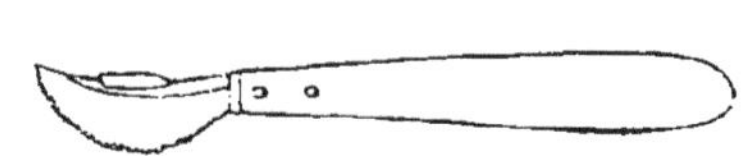

FIG. 200. — Scie convexe à plaque dorsale formant point d'appui de Robert et Collin.

Sous la dénomination de scies composées, nous citerons la scie tournante, *serrula versatilis*, de Scultet (fig. 113, page 80) ; l'ostéotome ou scie à chaine de Heine (fig. 202) ; les scies en rondache, à

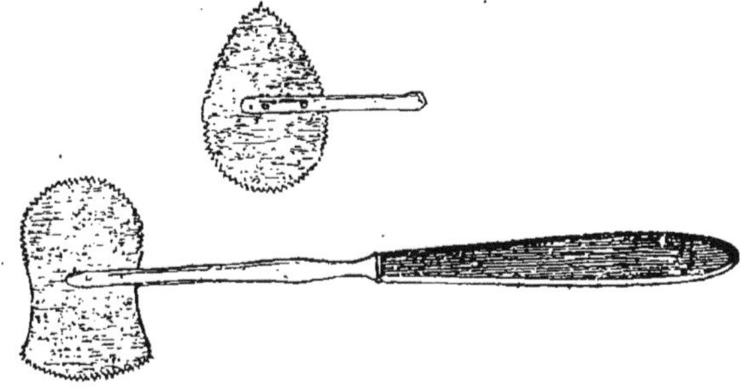

FIG. 201. — Scie à crête de coq.

molettes, de Charrière (fig. 203) ; à volant, d'Aubry ; la scie de A. Martin (fig. 204) ; la scie à résection de Bonnet, de Lyon (fig. 205) ;

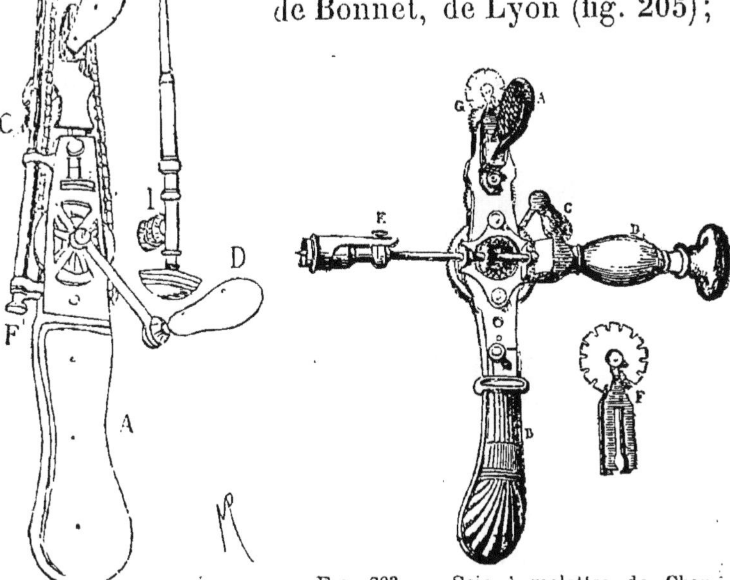

FIG. 202. — Scie à chaine de Heine.

FIG. 203. — Scie à molettes de Charrière. Le trépan à manivelle E peut être monté sur cet instrument.

la scie américaine de Bowill, mue par un mo-

teur à main, celle de V. Graefe (fig. 206).
Quelques mots de description pour certains de ces appareils :

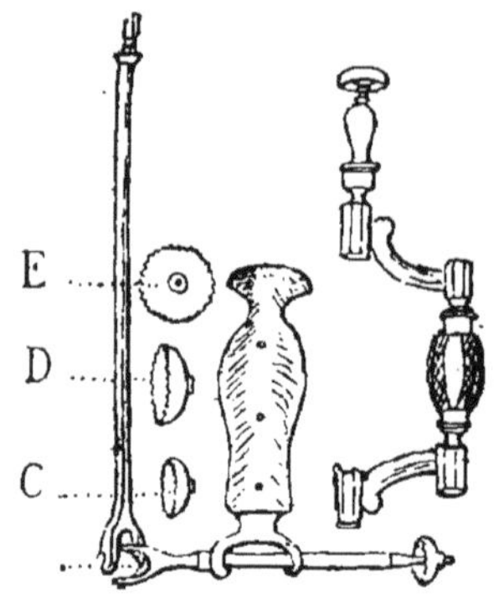

FIG. 204. — Scie à champignon de A. Martin.

La scie à molettes de Charrière (fig. 203) et celle de Bonnet de Lyon (fig. 205) n'offrent qu'un intérêt historique. Dans celle de Charrière, fabriquée en 1831, le trépan à manivelle peut être monté sur une de ses tiges. La partie la plus importante de cette invention consiste dans la disposition de l'engrenage : les molettes reçoivent l'impulsion de la circonférence, ce qui mul-

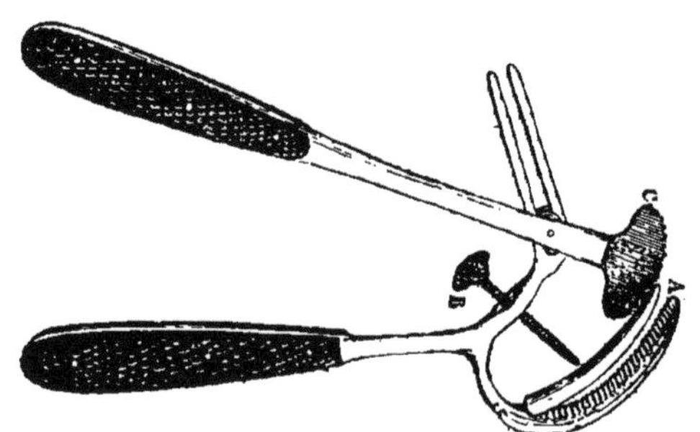

FIG. 205. — Scie à résection de Bonnet, de Lyon.

tiplie énormément leur force ; or, dans les premiers temps, avant Charrière, la molette recevait son impulsion du centre, et n'avait qu'une puissance d'action peu marquée et même insuffisante.

Heine a eu l'ingénieuse idée de faire glisser une scie à chaîne dans une rainure pratiquée sur une longue lame d'acier montée sur un manche A, et de la mettre en mouvement au moyen d'une roue dentée mue par une manivelle D (fig. 202).

Sur l'un des côtés de l'instrument est placée une tige courbe, d'acier poli, destinée à protéger les parties molles contre l'action de la scie; cette tige est composée de deux parties rentrant l'une dans l'autre et fixées au moyen d'un cliquet C,

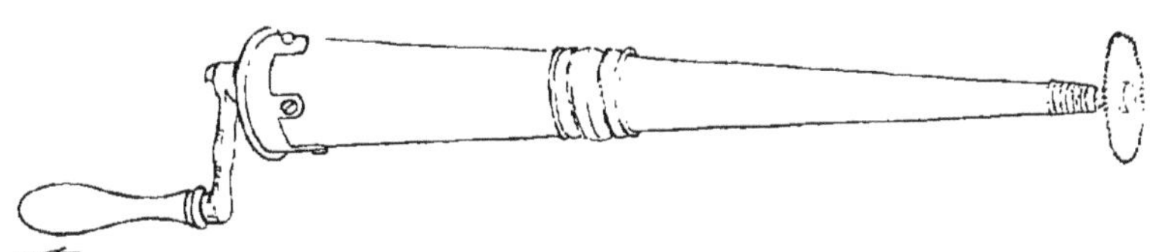

FIG. 206. — Scie circulaire de V. Graefe.

afin de pouvoir s'allonger au gré de l'opérateur. Une autre tige très aiguë, L, s'adapte sur un côté de la lame d'acier au moyen de l'engrenage I; elle fournit un point d'appui pour empêcher l'instrument de dévier. Une poignée B permet de diriger l'instrument.

Avec la scie de Heine on peut scier les os en tout sens, de dehors en dedans, faire sauter un pont osseux, réunir plusieurs couronnes de trépan. Toutefois, d'après Ollier [1], la scie de Heine est un instrument assez incommode à manier et très lent dans son action.

Pour notre compte, nous adressons à cet

1. Ollier, *Traité des résections*, Paris, 1891, t. III, p. 743, note 2.

ostéotome le reproche d'être trop compliqué et difficile à rendre entièrement aseptique.

La scie de A. Martin [1] est composée d'un manche ou arbre semblable à celui du trépan (fig. 204). Une longue tige fixée sur cet arbre se joint par une double articulation à une troisième tige qui supporte des molettes planes E, concaves D, C, de toutes grandeurs, avec lesquelles on sculpte les os.

Cette scie de Martin nous paraît aussi bien compliquée et d'un entretien trop difficile; de plus, elle est si peu commode à manier que le chirurgien le plus habile est exposé à faire des échappées. Aussi cet instrument n'est-il jamais entré dans la pratique courante.

A New-York, on trouve chez G. Tiemann, fabricant d'instruments de chirurgie, la scie circulaire de V. Graefe fréquemment employée pour les ostéotomies.

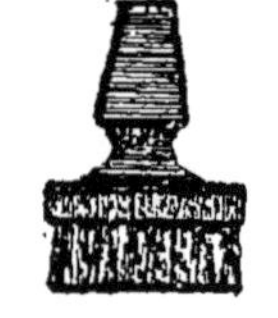

Fig. 207.— Brosse plate destinée à enlever la sciure d'os.

Cette scie, dont on comprend facilement le mécanisme par le simple examen de la figure 206, doit être mise en mouvement au moyen d'une manivelle mue par un assistant, pendant que l'opérateur tient, avec ses deux mains, pour l'empêcher de se déplacer, l'étui conique contenant la tige qui la supporte.

Nous avons déjà signalé les scies américaines de Cryer et de M. Trosby M. Wright, enfin celle de V. Horsley.

1. G. Gaujot et E. Spillmann, *Arsenal de la Chirurgie contemporaine*, Paris, t. II, 1872, p. 314.

Dans les boîtes de trépan on trouve encore assez généralement une brosse plate en ébène ou en ivoire garnie de crins (fig. 207), pour enlever la sciure d'os. Cet instrument, en tous points semblable à celui employé par les coiffeurs pour décrasser leur peigne, n'est d'aucune utilité, puisque cette sciure peut être chassée au moyen de lavages faits entre le crâne et la dure-mère. Pour le rendre stérilisable, Mathieu l'a remplacé avec avantage par une brosse en nickel: au lieu de crins, la brosse est munie de fils de cuivre ou de nickel.

Opération.

Deux questions se posent: Où doit-on trépaner? Comment doit-on trépaner?

S'il existe une lésion traumatique, il faut trépaner au point où siège la lésion. Jadis les chirurgiens évitaient les tempes, les sutures, les sinus; cependant quelques-uns, Bérenger, de Carpi, entre autres (1550), ouvrirent le crâne au niveau des sutures et des tempes; il en fut de même de Garengeot (1731), qui trépana sur les sutures et même sur le sinus longitudinal supérieur.

Malgré cela, l'idée d'éviter ces régions persista dans le monde chirurgical, surtout à cause des hémorragies qui pouvaient en résulter; aujourd'hui cependant cette opinion des anciens chirurgiens est quelque peu abandonnée. On peut même trépaner *de parti pris* sur les sinus, le *sinus latéral* entre autres, dans les affections suppurées de l'oreille moyenne et de l'oreille interne.

S'il n'y a pas de lésion traumatique, on doit se guider sur la situation des différents centres, ce que fournit l'étude des localisations cérébrales et de la topographie crânio-encéphalique.

C'est ainsi que l'un de nous, guidé il y a quelques années par le professeur Charcot, a trépané tout près du sinus longitudinal supérieur et a pu très aisément explorer la faux du cerveau et la face interne des hémisphères pour rechercher une lésion déterminant des accidents épileptiformes sérieux.

A. — *Préparation du malade.*

La veille ou l'avant-veille de l'intervention, la tête du patient doit être entièrement rasée, après un nettoyage complet fait avec de l'eau, du savon et une brosse de crins assez durs, ou bien encore avec une décoction d'écorces de bois de panama, et un lavage avec la solution de sublimé à 1/1000 et de l'éther sulfurique.

Un pansement antiseptique préventif doit être ensuite appliqué sur la surface opératoire; il consistera en compresses de tarlatane trempées dans une solution d'acide phénique faible ou d'eau boriquée et recouvertes de taffetas gommé, d'ouate et d'une bande en gaze; ce pansement doit être laissé en permanence jusqu'au moment de l'opération.

V. Horsley[1] recommande de donner au malade,

----

1. Horsley. *Loc. cit.*

la veille de l'opération, un purgatif et le lendemain matin, jour de l'opération, un lavement ; mais cette médication très classique n'a, croyons-nous, qu'une importance relative.

Une antisepsie raisonnée du tube digestif serait logique.

B. — Etablissement des mensurations et du lieu d'action. Tracé des lignes de repère.

Les lignes établissant les points où doit être pratiquée la trépanation peuvent être tracées à l'aide du crayon de nitrate d'argent, la veille de l'opération. C'est une précaution utile et sage ; mais cette dermographie peut être tout aussi bien faite au moyen d'un crayon à la fuchsine lorsque le malade est endormi ; c'est la méthode que l'un de nous a très souvent suivie.

Quelques chirurgiens font des marques jusque sur l'os au moyen d'un poinçon fortement enfoncé dans les tissus.

Roswell Park plante même dans l'os un petit clou sans tête [1]. C'est une précaution acceptable, car il peut arriver que l'on ne soit plus fixé sur la situation du point où doit être appliqué le trépan, lorsque les lambeaux cutanés ont été détachés et relevés.

J. Lucas-Championnière utilise la trace laissée sur le péricrâne, par le bistouri enfoncé jusqu'au tissu osseux.

---

1. *Premier Congrès de méd. et de chir. améric.*, 1888, et *Revue de chirurgie*, Paris, 1889, p. 73.

C. — *Anesthésie.*

Le malade doit être endormi; mais la nature de l'agent anesthésique mérite discussion.

Nous repoussons l'éther, qui dilate les vaisseaux et qui congestionne, et nous employons le plus ordinairement le chloroforme parfaitement pur, administré suivant la méthode que nous avons déjà exposée[1]. Tout dernièrement, notre anesthésieur ordinaire, le Dr H. Bourbon, a employé la méthode mixte d'anesthésie chez un homme que nous allions trépaner : il a commencé par le bromure d'éthyle et terminé par le chloroforme : la narcose s'est effectuée sans aucun incident.

Mais ce mode de faire n'a pas l'assentiment général, tant s'en faut. C'est ainsi que W. W. Keen emploie l'éther et pratique, au préalable, une injection d'ergotine qui, amenant une contraction des artérioles du cerveau, diminuerait l'hémorragie (4 gr. 5 d'extrait fluide d'ergot de seigle, une demi-heure avant l'opération).

Victor Horsley se sert du chloroforme, mais fait au préalable à son malade une injection hypodermique atropo-morphinée[2]. Nous avons déjà exposé ailleurs notre manière de voir sur cette méthode que nous considérons comme dangereuse[3]; nous n'y reviendrons pas ici.

1. F. Terrier et M. Péraire, *Petit manuel d'anesthésie,* Paris, 1894, pp. 111-153.
2. Victor Horsley, *Brain Surgery* (*Bristish med. Journ.,* 9 oct. 1886, London, vol. II, p. 670-672).
3. F. Terrier et M. Péraire. *Loc. cit.,* p. 186.

V. Horsley, chez les cardiaques, recommande les applications locales répétées de cocaïne, et au moment d'inciser la dure-mère, il conseille les solutions fortes de cette substance. Nous pensons qu'on ne doit pas avoir de brillants résultats avec ce procédé ; les applications locales de cocaïne sur la peau n'ayant jamais produit l'anesthésie. Il n'en est pas de même des injections hypodermiques de cet alcaloïde et Dandois, de Louvain [1], y a eu recours avec succès.

L'hypnotisme a été aussi mis en pratique et A. B. Shaw, de Saint-Louis [2], put faire une trépanation chez un sujet atteint d'accidents épileptiformes d'origine traumatique, après l'avoir hypnotisé : l'opération dura une heure. Nous signalons ce fait à titre de simple curiosité scientifique.

D. — *Incision des téguments.*

On doit placer la tête du patient, de nouveau rasée et désinfectée avec une solution de sublimé au 1/1000 et de l'éther, sur un coussin dur ; le mieux est d'employer un oreiller imperméable rempli de sable. Ceci fait, comment doit-on pratiquer l'incision des téguments ?

Incision semi-lunaire. — Pour la taille des téguments, l'incision *semi-lunaire*, en *V* ou en

1. *Quelques observations de pratique chirurgicale* (*Bulletin de l'Acad. de méd. de Belgique*, Bruxelles, 1891, n° 8, p. 539).
2. *St-Louis medical and surgical Journal*, Aug. 1890, vol. **LIX**, p. 136.

fer à cheval était préférée par Velpeau[1]; elle a été adoptée par V. Horsley et les chirurgiens anglais et américains. Le lambeau est facile à soulever, ce qui est un avantage; notons que l'incision semi-lunaire doit se faire à concavité inférieure, de telle sorte que les vaisseaux nourriciers du lambeau cutané soient respectés dans le pédicule[2]. De cette façon on n'a pas à craindre la mortification du lambeau.

Incision cruciale. — Cette incision était celle des anciens chirurgiens; nous en trouvons un exemple dans André de La Croix (fig. 106); mais elle a été à peu près abandonnée à cause des difficultés que l'on avait autrefois à réunir la plaie.

Comme les chirurgiens, avant l'ère de l'antisepsie, voyaient les bords de leur plaie cutanée se décoller par suite de la formation du pus; comme cette inflammation des lambeaux se communiquait au cerveau et qu'une hernie de cet organe en était la conséquence; ils n'osaient employer dans leur trépanation cette manière d'inciser le cuir chevelu. Quant à nous, nous y avons eu recours plusieurs fois, et la réunion immédiate a été absolue avec ou sans drainage; nous ne voyons donc pas très bien pourquoi on y renoncerait systématiquement.

Pour se donner du jour, on doit relever les lambeaux par des pinces; à cet effet nous avons

---

1. *Nouveaux éléments de médecine opérat.*, 5e édit., Bruxelles, 1840, t. II, p. 1.

2. H. Delagénière, *Etude critique des méthodes modernes de trépanation du crâne* (*Gaz. des hôpitaux*, Paris, 1889, n° 49, p. 445).

l'habitude d'employer celles de Kocher (fig. 209).

On peut aussi, comme l'ont conseillé A. Poncet et Péchadre, écarter les lambeaux au moyen de fils de soie[1], qu'on passe à travers les lambeaux, de préférence vers leur sommet.

Ce procédé est d'ailleurs fort ancien.

Incision en T. — Elle est presque toujours employée par J. Lucas-Championnière. L'incision en L (T renversé) est simple ou double. Ce chirurgien mène sur la

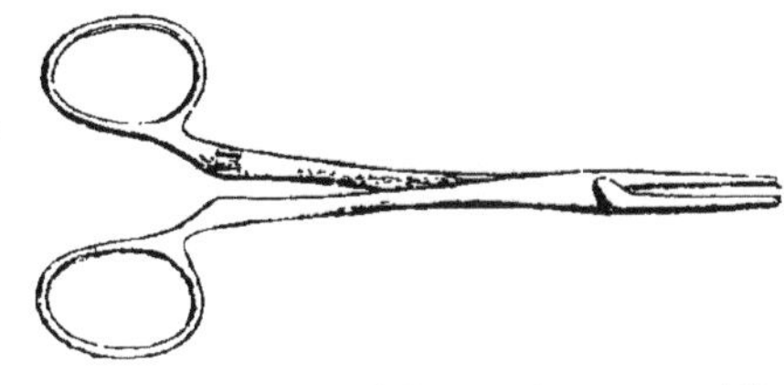

Fig. 209. — Pince hémostatique à griffes de Kocher.

ligne rolandique une incision jusqu'au tissu osseux, de manière à tracer avec le bistouri le sillon de Rolando, et à obtenir un point de repère après avoir relevé les lambeaux. Il fait alors un ou deux T renversés en sens contraire; quelquefois il a recours à l'incision semi-lunaire à convexité supérieure de Velpeau.

Incision en V. — D'autres chirurgiens préfèrent la forme du V pour inciser le cuir chevelu; cette forme préférable pour la région temporale était vantée par Sabatier; le V devait être à sommet inférieur.

Dans d'autres cas, la plaie faite par le traumatisme présente une direction variable, et il est bon, soit simplement de l'agrandir, soit de lui

1. Péchadre, *De la trépanation dans les épilepsies jacksoniennes non traumatiques* (*Th. de Lyon*, 1889).

donner la forme que l'on désire et la mieux appropriée à la circonstance.

Ollier a conseillé d'inciser les téguments jusqu'à l'os et de tailler un lambeau cutanéo-périostique[1]. Albert trouve inutile ce *modus faciendi*, et il recommande d'appliquer directement le trépan sans décoller le péricrâne[2] qui, d'après lui, joue un rôle absolument accessoire.

Nous pensons cependant qu'il vaut mieux relever soigneusement le périoste afin de le conserver; nous verrons pourquoi plus loin.

E. — *Hémostase artérielle.*

Le point noir de la trépanation est, dès son début, l'hémorragie; on peut pourtant s'en rendre maître si l'on emploie les moyens que nous allons indiquer:

Application d'un lien élastique. — Le cuir chevelu possède, on le sait, un réseau vasculaire des plus riches; or, un bon procédé, pour ne pas être inondé de sang, est de mettre autour de la tête un lien élastique circulaire passant au-dessus des oreilles et sous l'occiput. Quelques tours de la bande d'Esmarch suffisent dans ce cas, ou bien on peut utiliser un tube plein ou creux en caoutchouc vulcanisé, arrêté par une forte pince à pression: l'opération se fait alors momentanément à blanc.

1. Ollier. *Loc. cit.*, p. 744.
2. *Lehrbuch der Chirurgie und Operations lehre*, IVe Aufl., Wien, 1890, Bd I, ss. 111 und seq.

Menzel, dans sa thèse, a conseillé avant d'appliquer le lien élastique de rouler au-des-

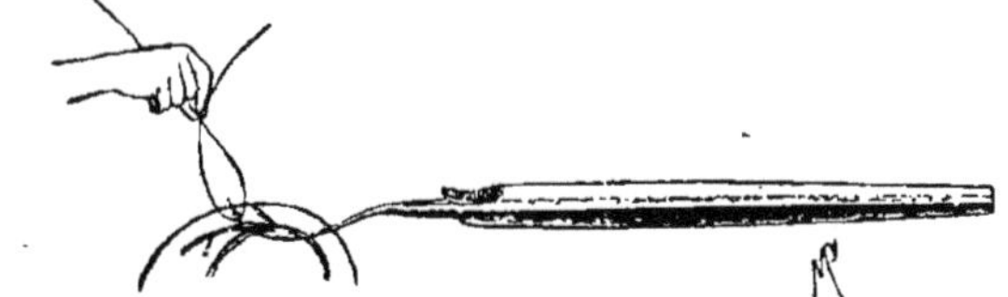

Fig. 210. — Manière de pratiquer l'hémostase avec l'aiguille de Reverdin.

sous de lui quelques tours d'une bande en gaze de façon à réaliser le bandage dit « mître d'Hip-

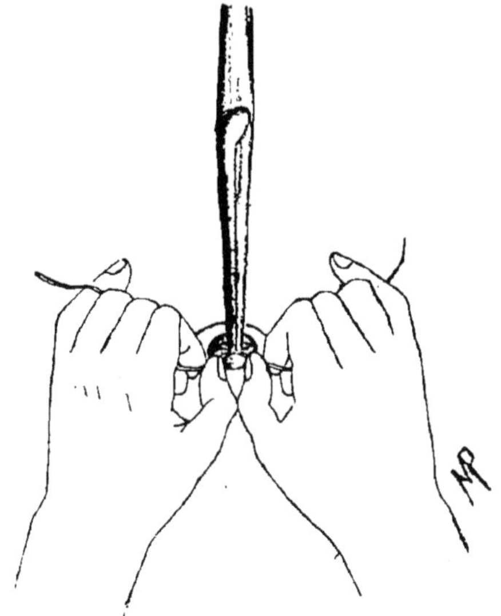

Fig. 211. — Manière de pratiquer l'hémostase avec la pince de Kocher.

pocrate[1] »; nous ne voyons pas la nécessité de cet appareil.

1. *Die operative Eröffnung des Schädelhohle*, Berlin, 1881, s. 34.

Emploi du ténaculum. — Le ténaculum est un bon instrument pour aider à la saisie des artères ; leur ligature alors devient des plus faciles, si on les recueille dans l'anse de cet instrument. P. Poirier le recommande spécialement.

Emploi de l'aiguille de Reverdin. — Cette aiguille remplit le même but que le ténaculum, de plus, elle a l'avantage de permettre la ligature en chaîne ; on la choisira courbe pour faciliter son introduction sous les vaisseaux dans l'intérieur des tissus (fig. 210).

Pinces de Kocher. — Ces pinces sont des plus utiles, grâce aux deux crochets qu'elles présentent, pour saisir profondément les tissus. Il est bon de les avoir toujours à sa disposition, il sera facile de passer au-dessous de leurs mors le fil destiné à la ligature des vaisseaux (fig. 211).

F. — Ouverture du crâne.

Elle peut se faire à l'aide du trépan, de la tréphine, de la gouge et du maillet, de l'ostéotome de Heine, etc.

Trépan. — C'est un très bon instrument, quoi qu'on en ait dit, et le meilleur est le *trépan à couronne*.

Les couronnes doivent varier de dimensions ; il faut en avoir de grosses, de moyennes et de petites. C'est aux grosses qu'on donne aujourd'hui la préférence, et J. Lucas-Championnière les a particulièrement recommandées.

Les chirurgiens allemands ont reproché aux trépans de ne pas faire de sections assez nettes, de produire de la sciure d'os, de s'échauffer facilement, de provoquer des coagulations sanguines et des nécroses consécutives, enfin de déchirer facilement la dure-mère et de blesser le cerveau[1].

Toutes ces objections, que nous n'essaierons pas de combattre, ne s'appuient que sur des erreurs inadmissibles. Il en est du trépan comme de tous les instruments; il faut savoir le manier, et l'adresse opératoire est en général instinctive, la pratique ne faisant que l'affiner et la perfectionner. Il faut de plus être prudent, condition indispensable au succès.

Tréphine. — La manœuvre de la tréphine nous paraît non plus difficile, mais plus longue; nous avons déjà dit qu'elle avait eu son application surtout dans la médecine navale à bord des navires anglais.

Il faut être aussi prudent avec la tréphine qu'avec le trépan et agir sans brusquer les mouvements, surtout au moment où va s'opérer la section complète de l'os; sans cela on s'exposerait à enfoncer l'instrument muni de la rondelle dans la substance cérébrale.

Gouge et maillet. — Nous avons eu recours à la gouge et au maillet pour la trépanation et nous avons réussi sans difficulté à faire de larges brèches osseuses en très peu de temps, en ménageant bien les parties saines voisines. Nul instrument ne nous paraît laisser plus de liberté

1. Von Volkmann, *Associat. des chirurgiens de Berlin*, 21 octobre 1889 (*Berliner Klinische Wochenschrift*, 1889, n° 50, p. 1096).

à l'opérateur, et ne lui permet mieux de s'assurer à tout instant des effets obtenus.

L'ébranlement cérébral produit par une gouge bien tranchante et de petits coups de maillet bien secs est presque nul; et tout récemment un malade que l'un de nous a opéré de cette façon, se plaignait, non pas de la céphalalgie qui aurait pu être la conséquence de ce mode opératoire, mais de la petite plaie linguale résultant de la pince à griffe que l'on avait placée à travers sa langue pour tirer cet organe au dehors.

En Allemagne on a eu souvent recours à la gouge et au maillet depuis quelque temps. Ce sont les instruments préférés de von Volkmann [1].

Kürster a rejeté cette manière de faire, en se basant sur la commotion cérébrale déterminée expérimentalement chez le lapin par Koch et Filehne au moyen de ce procédé; mais rien n'indique que, chez l'homme, pareil accident se soit produit ou puisse se produire. Il pense aussi que ce martelage pourrait déterminer la rupture d'abcès ou de vaisseaux friables [2]; du reste, ce mode de faire a ses indications et ses contre-indications.

Ostéotome de Heine. — Cet instrument, dont nous avons déjà donné la description (p. 60), a été préconisé par B. Scheffer [3]; cet auteur a

1. Von Volkmann, *loc. cit.*

2. *Association des chirurgiens de Berlin*, 21 octobre 1889, p. 1096, n° 50.

3. *Ueber Resektion der Schädelknochen* (Inaug. Dissert., Iena, 1877).

aussi recommandé la scie de Maw, dont nous n'avons trouvé la description nulle part.

1° *Manœuvre du trépan à couronne.* — *Choix des couronnes.* — Les dimensions des couronnes à employer varient suivant les chirurgiens.

V. Horsley conseille des couronnes de 50 millimètres ; W. W. Keen, celles de 38 millimètres ; J. Lucas-Championnière, celles de 30 et de 22 millimètres.

Les larges couronnes sont d'une application difficile, à cause de l'inégalité d'épaisseur des os du crâne, et de l'impossibilité que l'on éprouve à mordre également avec les dents de la couronne toute la surface osseuse.

Technique opératoire. — Le ou les lambeaux cutanés étant maintenus écartés, et la plaie parfaitement épongée de façon à être exsangue, le chirurgien a devant lui la paroi osseuse, sur laquelle le centre de la perforation est marqué à l'avance par le trait du bistouri ou du poinçon.

Rôle de la pyramide. — Le trépan étant armé, c'est-à-dire la couronne étant relevée de manière que la pyramide la dépasse d'un demi-centimètre environ et étant fixée dans cette situation, le chirurgien saisit, de la main gauche, l'instrument par la palette, de la main droite par la poignée, et le place bien perpendiculairement sur le point choisi pour la trépanation.

Jadis le chirurgien appliquait le front ou le menton sur la palette ainsi que nous l'avons déjà dit page 161 (fig. 142) ; mais cette manière de faire est loin de répondre aux exigences des méthodes antiseptiques ou aseptiques actuelles, aussi l'a-t-on abandonnée.

Aujourd'hui, pendant que la main gauche exerce une certaine pression sur la palette, la main droite met l'arbre en jeu, lui imprimant des mouvements de rotation, et l'on perfore la table externe de l'os.

Rôle de la scie circulaire. — La pyramide qui sert de pivot à la couronne devra être rentrée aussitôt qu'un sillon circulaire aura été tracé par les dents de la scie circulaire.

Rôle du curseur. — Puis on calculera, d'après les notions anatomiques, l'épaisseur de l'os que l'on devra scier, on élèvera le curseur annulaire périphérique de la quantité présumée nécessaire et on le fixera à ce point. La couronne ne pourra ainsi pénétrer dans l'os que de la quantité voulue, et le danger de pénétration dans le cerveau sera écarté, le trépan étant ainsi *insummersible, abaptiste*, suivant l'expression jadis consacrée.

Vers la fin de l'opération, on fera tourner le trépan très lentement, et avec la plus grande prudence. On retirera même de temps en temps la couronne pour explorer le fond du sillon avec un fin stylet, après l'avoir débarrassé de la poussière osseuse au moyen d'un pinceau antiseptisé à l'avance, ou avec la brosse métallique stérilisée, ou encore par un simple lavage avec la solution à laquelle on a donné la préférence. La sciure osseuse et le sang indiquent qu'on a traversé le diploé.

Certains chirurgiens n'emploient pas le curseur, J. Lucas-Championnière entre autres, mais il faut être dans ce cas bien sûr de soi et avoir une habileté très grande dans le maniement du trépan pour agir ainsi, au risque de léser les méninges. D'ailleurs cette habileté peut très bien s'acquérir par l'habitude.

Usage du tire-fond. — Dès que l'on est arrivé sur la table interne et que l'on s'est assuré que la rondelle osseuse ne tient presque plus, on cherche à la tirer au dehors au moyen de la vis à manche appelée *tire-fond* (voir fig. 179 et 180, p. 193), que l'on introduit dans l'orifice creusé par la pyramide.

La rondelle osseuse enlevée, on doit régulariser l'orifice du trépan avec le *couteau lenticulaire classique* (fig. 182); mais une simple *rugine* peut fort bien remplir le même but.

Enfin on devra nettoyer la plaie et la débarrasser de la *sciure osseuse*.

2º *Manœuvre de la tréphine.* — Si on se sert de la tréphine, il faut imprimer à cet instrument des mouvements demi-circulaires de droite à gauche et de gauche à droite; pour le reste, c'est la même manœuvre que le trépan à arbre. Charrière a modifié la tréphine en y plaçant un déclanchement: on ne fait alors qu'un mouvement de quart de cercle.

Nous ne parlerons pas de la manœuvre du *trépan* de Poulet, nous avons donné (p. 187) la description de cet instrument qui est d'ailleurs presque abandonné.

Le *tome-tréfin* d'A. Tauber, au contraire, décrit page 174 (fig. 158), paraît appelé à rendre d'incontestables services.

3° *Manœuvre de la gouge et du maillet.* — La gouge doit être tenue à plat parallèlement à la surface crânienne ; on enlève d'abord à petits coups la table externe, puis le diploé.

Dès que la lame vitrée aura été entamée, on tâchera d'y introduire une spatule de façon à séparer les méninges de la surface interne du crâne. Cette spatule devra être maintenue par un aide entre la dure-mère et l'os pendant que le chirurgien fera largement agir la gouge et le maillet sans crainte d'accidents : elle remplira l'usage du *méningophylax* des anciens.

4° *Manœuvres pour agrandir les ouvertures des couronnes.* — Après avoir égalisé les bords de l'ouverture avec le couteau lenticulaire classique ou mieux avec la rugine, on fera sauter les ponts situés entre les couronnes soit au moyen des scies diverses dont nous avons déjà parlé (voir pages 183 et suiv.), soit avec les polytriteurs, soit avec la gouge et le maillet, ou bien encore avec les cisailles ou les pince-gouges.

La cisaille la plus employée est celle de Liston. Les *pinces-gouges spéciales* sont : celles de

J. Lucas-Championnière, de Roux, de O. Lannelongue, de Mathieu (voir p. 198 et suiv.).

La *pince-trépan* de Farabeuf est excellente aussi pour cet usage ; son maniement est des plus faciles, ainsi que nous avons pu souvent le constater. Enfin le *crâniotome* de Poirier peut être aussi employé et Ch. Nélaton l'a utilisé avec succès.

Procédé de Jaboulay. — Jaboulay[1] applique plusieurs couronnes de trépan parallèles entre elles (fig. 212), de façon à faire une *trépanation bilinéaire avec travée intermédiaire* ; il coupe ensuite obliquement la travée pour réimplanter sa surface osseuse ; en effet, les rondelles enlevées, il reste une bande osseuse TT' (fig. 212) tenant en deux points.

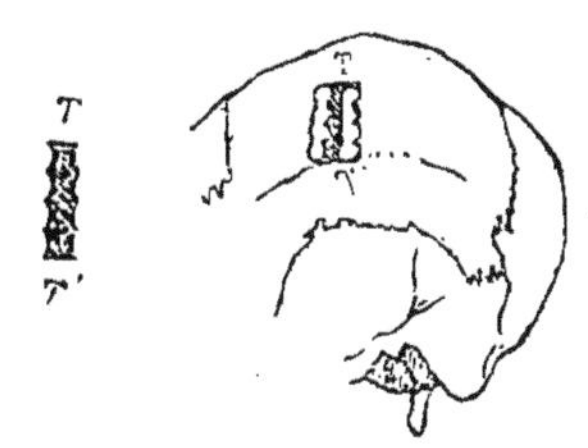

Fig. 212. — Trépanation bilinéaire avec travée intermédiaire, de Jaboulay. TT', forme de la travée.

Il suffit de la faire sauter obliquement au moyen de la cisaille de Liston, au niveau d'une de ses attaches, pour pouvoir la récliner et ensuite la réimplanter si l'on veut que l'*agrandissement* soit *discontinu*.

G. — *Hémostase.*

La section du diploé peut provoquer des hémorragies assez abondantes.

1. Jaboulay, *Trente observations de chirurgie intracrânienne* (*Archives provinciales de chirurgie*, tome II, 2e année, Paris, 1893, p. 188-196).

J. Lucas-Championnière et F. Terrier s'en rendent facilement maître en plaçant sur la surface osseuse saignante de la cire phéniquée. D'autres chirurgiens se servent de paraffine stérilisée; V. Horsley emploie un mastic antiseptique composé de :

Vaseline . . . . } ââ 50 grammes.
Paraffine . . . . }
Acide phénique   5   —

On doit faire fondre ce mélange dans un tube de verre au moment de s'en servir.

D'après Albert [1], il faut se hâter pour faire la section de l'os, de cette façon l'hémorragie est moindre.

Si l'artère méningée moyenne a été déchirée, si un sinus (le sinus sphéno-pariétal par exemple ou le sinus longitudinal supérieur) a été ouvert, il ne faut pas perdre de temps, et vouloir arrêter l'hémorragie au moyen d'un stylet chauffé à blanc, ainsi que le conseillait Larrey, ou bien à l'aide du thermo-cautère.

S'agit-il d'une hémorragie artérielle, la méningée moyenne par exemple, il faut lier les deux bouts du vaisseau, comme l'avait fait autrefois Dorsey [2] avec succès. Le mieux est de passer au-dessous de chaque bout artériel une aiguille courbe de Hagedorn ou l'aiguille de Reverdin munie d'un fil de soie, ainsi que Fontan, de Tou-

1. *Lehrbuch der Chirurgie und Operationslehre*, 1890, Wien, Bd I, ss. 111 et seq.

2. Dorsey cité par J.-F. Malgaigne, *Manuel de médecine opératoire*, 2° édit., Paris, 1837, p. 220.

lon, en a dernièrement communiqué un exemple à la Société de chirurgie [1].

Si l'artère était renfermée dans un canal osseux complet, on pouvait exercer sur elle de la compression en bouchant ses orifices au moyen de cire phéniquée.

Quand il s'agit d'un sinus, on peut employer le procédé indiqué il y a près de vingt ans par Lister, et si souvent mis en pratique avec succès depuis cette époque par J. Lucas-Championnière, c'est-à-dire faire de la compression au moyen de catgut. Plusieurs mètres de cette substance sont dans ce cas nécessaires, cette compression a le grand avantage d'être élastique. On peut aussi, au-dessus du catgut, comprimer avec de la gaze iodoformée ou stérilisée, mais le catgut suffit très souvent.

H. — *Traitement de la rondelle osseuse.*

On doit examiner avec soin la rondelle osseuse enlevée pour reconnaître si elle n'était pas la cause des accidents observés.

Dans le cas contraire, si l'on veut réimplanter la rondelle, comme nous le verrons plus loin, il faut la conserver, soit dans des compresses chaudes stérilisées, soit dans un liquide tiède antiseptique ou encore dans du sérum artificiel.

I. — *Incision de la dure-mère.*

La dure-mère, mise à nu dans une étendue suffisante, doit être examinée sur toute sa surface.

1. *Société de Chirurgie*, Paris. Séance du 11 juillet 1894.

On doit regarder si elle n'est pas le siège de tumeurs ou de kystes, si elle ne présente aucune cicatrice, si elle n'a pas été lacérée, si elle n'a pas été souillée par de la terre, de la poussière ou des cheveux, si elle n'est pas animée de mouvements transmis par le cerveau.

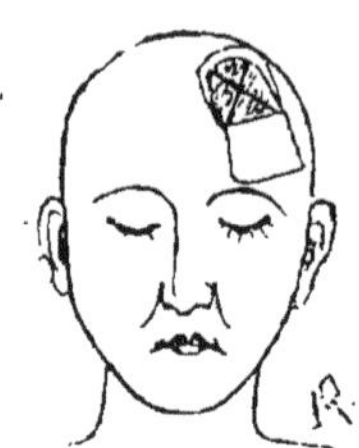

FIG. 213.
Incision cruciale de
la dure-mère.

Il faut examiner si elle n'est pas plus vascularisée qu'à l'état normal, si elle n'est pas saillante en certains points, si elle n'offre pas sur d'autres des changements dans sa coloration, par exemple des taches blanchâtres. Si celles-ci existaient isolées sur sa surface elles dénoteraient une lésion d'ancienne date.

Mode d'incision. — Pour ouvrir la dure-mère, on a recours en France à l'incision en croix ou en fer à cheval (fig. 213 et 214). Il est prudent de faire d'abord dans la dure-mère une ponction avec un bistouri mince et d'agrandir ensuite l'ouverture soit avec un bistouri boutonné mousse, soit avec les ciseaux.

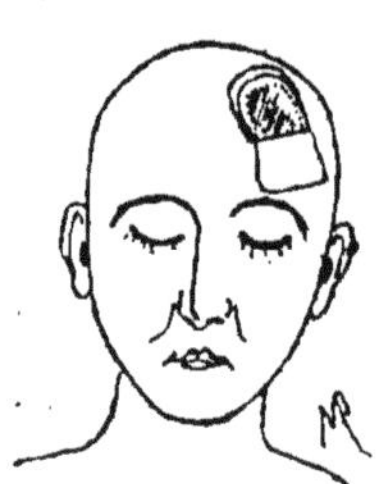

FIG. 214.
Incision en fer à cheval de la dure-mère
suivant le pointillé.

En Angleterre, V. Horsley taille un lambeau dans la dure-mère à 5 millimètres de la voûte osseuse, de façon à faciliter son rabattement et sa suture.

D'après Poirier, la base de ce lambeau doit être du côté du sinus le plus voisin ; cette indication est d'ailleurs assez vague : à cet égard, il faut faire ce qu'on peut.

Hémostase. — Dans la zone rolandique, il faut éviter la *grande veine cérébrale de Cruveilhier :* cette veine a un diamètre de 3 à 4 millimètres, elle est parallèle au sillon de Rolando ; si on la coupe, il faut lier ses deux bouts.

Quand on voit les vaisseaux au travers de la dure-mère, ce qui arrive quelquefois, on peut soit les éviter, soit les lier, ou bien exercer sur eux une forcipressure avec les pinces hémostatiques et laisser celles-ci à demeure. On peut encore s'aider du ténaculum pour les saisir, ou bien avec une aiguille courbe passer deux fils sous les vaisseaux pour les enserrer avant l'incision méningée.

Parfois l'hémorragie complique l'opération ; il faut alors s'arrêter un instant et exercer de la compression.

Demons, de Bordeaux, a conseillé de réséquer la dure-mère, quand on ne trouve aucune lésion pouvant expliquer les accidents observés [1]. Mais dans ce cas nous conseillerons de l'ourler en quelque sorte d'une rangée de sutures.

On peut ouvrir les sinus, c'est un accident il est vrai ; mais il est arrivé à pas mal de chirurgiens sans grand dommage. Nous avons déjà dit quelle conduite on doit tenir en pareil cas ; il ne faut surtout pas s'en effrayer : le doigt sera placé sur l'ouverture du sinus, puis remplacé par un tampon-éponge ou par de la gaze iodoformée, qui exercera une compression, bien cir-

---

1. Association française pour l'avancement des sciences, 14e session tenue à Grenoble, 1885 (*Revue de Chirurgie*, Paris, 1885, p. 848).

13.

conscrite, sur le sinus. On peut aussi pratiquer la ligature du sinus, bien que cela ne nous paraisse pas toujours d'une grande commodité.

S'il y a une perte de substance assez large, on peut bourrer celle-ci de plusieurs mètres de catgut : c'est la méthode préconisée par Lister et par J. Lucas-Championnière. Celui-ci[1] employa une fois 7 mètres de catgut qui lui servirent à comprimer le sinus longitudinal supérieur.

L'entrée de l'air dans les veines n'a pas une importance aussi grande qu'on a bien voulu le dire et nous avouons n'avoir jamais été témoin d'un pareil accident. Quoi qu'il en soit, il faut être prévenu de la possibilité de sa production et Volkmann[2] a cité un cas de mort par syncope après l'ouverture d'un sinus.

Le *liquide céphalo-rachidien* s'écoule dès que les méninges sont ouvertes et lors du drainage de la plaie, cet écoulement continue à se produire les jours suivants. Il faut l'éviter autant que possible chez les enfants et il est bon, dans ce but, de leur tenir la tête élevée par des oreillers.

Examen du cerveau.

On doit rechercher si des esquilles provenant de la table interne ne sont pas enfoncées dans la substance cérébrale. Dans ce cas, il faut en faire l'extraction avec des pinces et quelquefois on doit

---

1. Communication orale.
2. Cité par Menzel, *Die operative Eroffnung der Schädelhöhle (Inaug. Dissert.*, Berlin, 1881).

les sectionner avec la pince coupante pour pouvoir les détacher.

Couleur.— Il faut aussi s'habituer à distinguer la couleur normale du cerveau de sa couleur à l'état pathologique. A l'état normal, le cerveau est d'un blanc rosé; or, d'après V. Horsley, la moindre teinte jaunâtre, la lividité de l'écorce dénote une tumeur sous-jacente et est l'indice d'une lésion ancienne. Ajoutons que si la vascularisation est exagérée, la lésion est récente.

Hernie ou *tendance à la hernie.* — On devra constater si le cerveau est ou n'est pas hernié, s'il est ou s'il n'est pas animé de battements. S'il a une tendance à faire hernie au dehors, si sa tension est augmentée, il existe probablement une néoformation sous-jacente ou un abcès.

Le cerveau à l'état physiologique est animé de battements; s'il y a une néoformation profonde ou un abcès sous-jacent, il ne bat pas.

Modifications de consistance. — On doit pratiquer le toucher du cerveau avec un doigt parfaitement aseptisé; c'est le meilleur procédé pour se rendre compte, sans danger, du degré de consistance de l'organe et des modifications pathologiques qu'il peut présenter.

Dans un cas l'un de nous, en présence du professeur Charcot, a pu explorer avec l'index le lobule paracentral; les chirurgiens anglais ont même électrisé ce lobule.

Exploration avec la seringue de Pravaz. — On enfoncera avec précaution des aiguilles de Pravaz dans la substance cérébrale si on ne trouve rien à sa surface.

On sait aujourd'hui que l'on peut pratiquer sans inconvénients dans le cerveau des ponctions, des injections, des incisions, à condition d'user d'une asepsie parfaite, et de respecter la capsule interne ainsi que les noyaux gris centraux.

Les aiguilles doivent être en platine iridié parfaitement stérilisées; la seringue à laquelle on donnera la préférence sera celle du professeur Debove. La ponction des ventricules doit être faite avec l'aspirateur Potain ou celui de Dieulafoy.

Incisions exploratrices. — Ces ponctions exploratrices ne donnant aucun résultat, on sera autorisé à avoir recours aux incisions faites avec le bistouri, mais en usant des précautions de la plus rigoureuse antisepsie ou mieux asepsie. Toutes ces incisions doivent être faites bien perpendiculairement à la surface du cerveau et dirigées vers la couronne rayonnante pour éviter les vaisseaux.

Si on tombe sur une tumeur, il faut soit l'enlever, soit la curetter; s'il s'agit d'un abcès ou d'un kyste, il faut l'ouvrir et le drainer.

Excision des circonvolutions. — Si on ne trouve rien, on s'arrêtera; cependant dans certains cas on peut aller plus loin et pratiquer l'exploration faradique des circonvolutions pour délimiter le centre malade, puis l'enlever avec le bistouri, la curette ou les ciseaux courbes. V. Horsley dit que l'ablation d'un foyer épileptogène est indiquée [1].

---

1. Victor Horsley, *Case of occipital encephalocele in which a correct Diagnosis was obtained by means of the induced current* (*The Brain, A journal of Neurologie*, London, 1885, vol. VII, p. 232).

Lépine, de Lyon, rejette l'excision des centres.

Mac Ewen [1] établit des restrictions : d'après cet auteur, le travail de cicatrisation peut amener une rétraction des parties provoquant une récidive, et une réapparition des accidents.

En somme, cette question encore à l'étude est loin d'être résolue.

Hémostase. — Contre l'hémorragie, différents moyens ont été conseillés, les uns médicaux, les autres chirurgicaux.

Moyens médicaux. — V. Horsley recommande l'injection de morphine précédant l'anesthésie chloroformique pour diminuer le calibre des vaisseaux et empêcher ainsi l'*hémorragie en nappe*. Il faut, dit cet auteur, injecter chez l'adulte 16 milligrammes de *morphine* et 3 seulement chez les jeunes enfants [2].

W. Keen a fait usage de l'*ergotine* dans ce même but [3]. Il s'est aussi servi d'une solution de *cocaïne* à 5 p. 100 dont il a recommandé d'arroser le champ opératoire ; Roswell Park [4] a employé l'antipyrine.

Ligature. — Poirier a conseillé de cueillir les vaisseaux de la pie-mère dans l'anse d'un petit ténaculum ; mais souvent les vaisseaux sont

1. *Address on the Surgery of the brain and spinal cord.* (*The Lancet*, 1888, vol. II, 11 août, pp. 254 et suiv.).

2. V. Horsley, *Brain surgery* (*loc. cit.*, p. 670-672).

3. W. Keen, *Exploratory trephining and puncture of the brain almost to the lateral ventricle* (*Med. News*, 1888, t. II, p. 603).

4. Roswell Park, *Surgery of the brain, based on the principles of cerebral-localization* (*New-York medical Journal*, 3 nov. 1888, p. 479-485 et 10 mai 1888, p. 514-519).

friables, ils se coupent sous le fil à ligature (Keen) et mieux vaudrait alors les saisir avec une pince hémostatique qu'on laisserait à demeure. C'est ainsi qu'ont fait Demons, de Bordeaux, et Péan en décorant leur procédé d'un nom spécial, « la *spongio-pressure* ».

Mais le même reproche peut s'adresser aux pinces à forcipressure, car elles ne sont pas faciles à installer sans déchirer les tuniques des vaisseaux.

Eau chaude. — E. Decressac[1] et Léon Gallez[2], citant W. W. Keen, ont prétendu que l'eau bouillante à 115 ou 120 degrés était très bien supportée par le cerveau et d'une efficacité absolue pour lutter contre l'hémorragie.

Nous pensons qu'à cette température plus que *culinaire*, il ne doit plus manquer au cerveau que l'assaisonnement ; ces deux auteurs ont omis d'ajouter que ces 115 à 120 degrés *Farenheit* recommandés par l'auteur américain, correspondaient chez nous à 40 degrés *centigrades*.

Tamponnement. — Le plus souvent, la compression exercée avec de la gaze iodoformée ou un tampon-éponge d'ouate hydrophile suffit.

Von Bergmann préconise l'emploi du tampon iodoformé, par-dessus lequel il suture le cuir chevelu : au bout de vingt-quatre heures, il enlève les points de suture et retire le tampon[3].

---

1. E. Decressac, *Contribution à l'étude de la chirurgie du cerveau basée sur la connaissance des localisations* (*Th. de Paris*, 1890, p. 114).

2. Léon Gallez, *Loc. cit.*, p. 231.

3. Von Bergmann, *Die chirurgische Behandlung der Hirnkrankheiten*, Berlin, 1889.

Thermo-cautère. — Le thermo-cautère, dont on s'était servi pendant quelque temps, a été aujourd'hui abandonné ; on l'a même accusé d'avoir déterminé dans un cas une encéphalite mortelle (Godbé). Cette interprétation nous paraît tant soit peu fantaisiste, et nous ne voyons pas pourquoi on ne se servirait pas de nouveau de cet instrument, qui a été utilisé avec succès par des chirurgiens américains.

Compression et ligature de la carotide primitive. — Des moyens plus énergiques ont encore été employés : V. Horsley, dans un cas d'hémorragie méningée, a fait la ligature de la carotide.

En cas d'hémorragie profuse, on pourrait faire comprimer par un aide la carotide primitive.

Soins consécutifs.

α. *Drainage de la plaie opératoire.* — Même si la dure-mère n'a pas été entamée, il faut pratiquer le drainage de la plaie opératoire au moyen d'un drain de caoutchouc rouge aseptisé par l'ébullition prolongée dans l'eau bouillante ou stérilisé par la vapeur d'eau dans l'autoclave, afin de permettre à la sérosité de s'écouler.

Ce drain sera laissé en place tant que l'écoulement se fera, c'est-à-dire trois à quatre jours ; toutefois il n'y aurait pas très grand inconvénient à le laisser plus longtemps.

Il est du reste difficile de donner des règles précises à ce sujet, les uns étant partisans de la suppression rapide du drain (V. Horsley en particulier, au bout de vingt-quatre heures), les autres conseillant de le laisser en place pendant un certain temps (Poirier). D'ailleurs, à cet effet, on pourra se guider sur l'état des pièces du pansement, sur leur degré plus ou moins accentué de souillure et aussi sur les symptômes soit généraux, soit locaux présentés par le malade.

Si la dure-mère a été d'abord incisée et ensuite suturée, on doit aussi drainer, mais en veillant à ce que le drain ne vienne pas comprimer ou irriter l'écorce cérébrale. Dans ce but on peut se borner à placer le drain sur la surface extérieure de la dure-mère sans aucun contact direct avec le cerveau.

Si l'on remet en place la rondelle osseuse, on peut drainer avec un faisceau de crins de Florence ou de catgut, ou bien ménager à la rondelle une échancrure à travers laquelle on pourra faire pénétrer un drain de caoutchouc vulcanisé (J. Lucas-Championnière) ou d'os décalcifié (Mac Ewen).

β. *Drainage du cerveau*. — Dans les cas d'abcès ou de kyste du cerveau, lors d'excision d'un centre, on doit placer, au point indiqué, un drain de caoutchouc aseptique en veillant d'ailleurs à ce que sa consistance ne soit pas trop résistante. Au moindre phénomène de compression, on le supprimera.

V. Horsley laisse à la plaie cutanée un intervalle béant assurant le drainage sans drain, si la surface opératoire a pu être suffisamment aseptisée; il évite ainsi toute irritation au cerveau.

Mais s'il y a eu un abcès du cerveau, par conséquent plaie septique, il emploie comme drain des tubes d'argent. Il ferme ensuite la dure-mère et le lambeau cutané autour du tube, en les unissant entre eux pour éviter une hernie du cerveau.

Toutefois, il faut bien le dire, on a pu guérir les malades sans avoir recours aux drains : Péchadre en a cité un cas [1]; mais il faut être certain de n'avoir commis aucune faute d'antisepsie ou d'asepsie pour se dispenser de ce petit moyen qui, d'après nous, est une sauvegarde contre l'infection ; aussi conseillons-nous de l'employer.

γ. *Suture de la plaie*. — La dure-mère doit être suturée, soit avec de la soie aseptique fine, soit avec du fin catgut, surtout si l'on replace la rondelle enlevée. Sinon, on peut se borner à rabattre les lambeaux dure-mériens et à faire la suture des téguments au crin de Florence, puis à exercer sur celle-ci une légère compression avec un tampon iodoformé. Mais, dans tous les cas, la suture de la dure-mère est facile à effectuer et peut parfaitement être pratiquée.

Outre la suture de la dure-mère et des téguments, on peut aussi pratiquer celle du périoste.

δ. *Pansement*. — Le pansement sera, soit antiseptique, soit aseptique.

Antiseptique, il consistera en gaze iodoformée, recouverte d'ouate hydrophile et d'une bande de gaze. On peut aussi, comme J. Lucas-Champion-

1. Péchadre, *De la trépanation dans les épilepsies jacksoniennes non traumatiques* (*Th. de Lyon*, 1889).

nière l'indique, appliquer d'abord de la gaze iodo-formée sur la plaie, puis, un sachet composé de parties égales de poudres d'iodoforme, de benjoin, de magnésie calcinée et de quinquina aromatisé d'essence d'eucalyptus, le tout recouvert d'une épaisse couche d'ouate de tourbe.

Si l'on veut user d'un pansement aseptique, ce que nous préférons, on emploiera simplement de la gaze et de l'ouate stérilisée, modérément serrée avec une bande humide de tarlatane.

Le pansement peut être laissé en place pendant huit à dix jours si la plaie n'a pas été drainée. Quand il y a un drain, on peut refaire le pansement le troisième ou le quatrième jour, et alors, si tout va bien, si le drain est simplement obstrué par un caillot fibrineux, si le malade n'a pas de fièvre, si l'état local de la plaie est bon, on peut supprimer le drainage.

Les sutures cutanées devront être retirées du dixième au quinzième jour sans aucun danger, à moins que les fils ne coupent les tissus; dans ce cas, on est autorisé à les enlever plus vite.

Mêmes précautions minutieuses d'antisepsie ou d'asepsie, pour les deuxième et troisième pansements que pour le premier, afin d'éviter toute infection secondaire.

De la trépanation en deux temps.

Pour l'ablation des néoplasmes cérébraux en particulier, une méthode prudente consiste à pratiquer l'opération en deux temps.

Dans un *premier temps*, après anesthésie

préalable du patient et désinfection soignée du champ opératoire par les procédés ordinairement employés, on enlève une rondelle crânienne suffisamment large et on laisse la dure-mère absolument intacte.

S'il se produit à ce moment une hémorragie osseuse, on applique sur le point qui saigne un peu de la pâte antiseptique (cire stérilisée et acide phénique), dont l'emploi a été vanté jadis par Just Lucas-Championnière dans notre pays, et que nous avons utilisée à diverses reprises.

Cela fait à l'exemple des chirurgiens anglais, on rabat le lambeau cutané sur la brèche pratiquée au crâne et on suture ce lambeau soit à l'aide de crins de cheval (V. Horsley), soit avec du crin de Florence, de la soie ou du catgut aseptique; puis on applique un pansement antiseptique ou aseptique.

Ce n'est que le deuxième ou le troisième jour qu'on passe au *deuxième temps* de l'opération, quand le malade est remis du premier traumatisme. Après une seconde anesthésie, on désunit le lambeau cutané, on le rabat, et on attaque cette fois la tumeur elle-même. Si la brèche primitive n'est pas assez grande, on l'agrandit; mais, autant que possible, il faut faire tout d'abord une ouverture qui soit suffisante pour l'ablation ultérieure du néoplasme.

La voie étant largement préparée, on sectionne la dure-mère, soit circulairement, soit en X, soit par une incision cruciale, etc. On explore la cavité crânienne et la tumeur : c'est là un temps très important. Il faut prendre tous les ménagements nécessaires, en sacrifiant, si besoin est, la dure-mère qui ne joue dans la réparation du crâne qu'un rôle contesté.

On lie avec précaution et minutie tous les vaisseaux veineux ou artériels qui se trouvent au pourtour de la masse à enlever ou y pénètrent. Les veines sont surtout abondantes et il est indispensable de ne pas les déchirer en cherchant à isoler la tumeur avec une spatule mousse ou les doigts, il faut donc les lier avec de la soie ou du fin catgut. Pendant l'ablation, on peut employer provisoirement des pinces à pression.

Pour l'énucléation, on peut inciser la pie-mère, voire même la substance cérébrale, mais à la condition de se servir d'un tout petit bistouri, et d'agir bien perpendiculairement à la surface de circonvolutions pour léser le moins possible de fibres nerveuses.

Si la tumeur n'est pas facilement énucléable, si elle est diffuse ou présente des prolongements, on doit s'abstenir ou, à la rigueur, faire plutôt une sorte de curettage à l'aide d'une curette de von Volkmann; mais cette opération n'a qu'une médiocre valeur. Il importe surtout de ne pas aller jusqu'aux ventricules, qu'il faut éviter d'ouvrir. On peut enlever cependant de grosses tumeurs et, nous avons vu V. Horsley énucléer, sans trop de peine, à l'aide de spatules, un fibrome qui avait presque le volume du poing.

La tumeur enlevée, on lie les vaisseaux artériels profonds, on enlève les pinces qu'on a placées et on arrête l'hémorragie qui provient des veines périphériques.

La zone dangereuse, au point de vue de la perte de sang, commence, nous l'avons déjà dit, au voisinage de la scissure de Sylvius, près du sillon de Rolando, car là se trouvent de grosses artères superficielles, ou des vaisseaux importants logés dans le dédoublement des circonvolutions.

Le néoplasme enlevé, les parties profondes du cerveau font très rapidement saillie et la perte de substance produite est très vite comblée ; si bien que peu de temps après l'ablation, la concavité où était logée la tumeur n'existe plus. Cependant, pour éviter une hémorragie secondaire, il importe, au dire surtout de von Bergmann et de Bramann, de la tamponner ; quant à V. Horsley, il use de bandes de gaze préparées à la manière de Lister, c'est-à-dire au cyanide de mercure et de zinc, qu'il applique directement sur le cerveau, de façon à établir une compression directe. Par-dessus ce tamponnement, on rabat le lambeau cutané et on le réunit à la peau, sans drainage, après avoir placé ou non, un ou deux points de suture sur la dure-mère, *abandonnant ainsi dans l'intérieur du crâne un corps étranger assez volumineux*. On recouvre le tout d'un pansement ordinaire.

V. Horsley tient personnellement assez peu à une réunion exacte de la dure-mère ; il ne replace pas de fragments osseux dans la brèche crânienne, ce qui se conçoit, puisqu'il cherche à maintenir la diminution de pression produite dans la cavité du crâne par l'ablation de la tumeur, et, ce qui serait assez difficile, étant donnés sa manière d'opérer et l'emploi presque exclusif de la scie[1].

Réparation des pertes de substance du crâne.

Il est excessivement rare que la perforation résultant de l'action du trépan se comble par du tissu osseux : Faget, Morand et Duvernoy ont pourtant noté une oblitération partielle de la perte de substance. F.-H. Larrey a observé quelques autres faits de ce genre; il attribuait ce rétrécissement à une régénération des bords de la plaie osseuse, mais dans les cas où la perte de substance avait à peine dépassé 1 centimètre.

J.-F. Malgaigne croyait que chez les jeunes sujets, la dure-mère sécrétait une substance qui finissait par s'ossifier et former un véritable bouchon[2].

Dès 1837, Dubreuil père, de Montpellier, concluait de ses expériences que la réparation du crâne se faisait par le péricrâne et la dure-mère réunis.

Heine fit jouer le principal rôle au diploé, sans rejeter l'action ossifiante du péricrâne et de la dure-mère.

Pour L. Ollier[3], les os du crâne ont, à un degré moindre que les os longs, la propriété de se régénérer; pourtant, d'après cet auteur, ces

1. F. Terrier, *Traitement chirurgical des tumeurs cérébrales* (*Gazette hebdomad. de méd. et de chirurgie*, Paris, n° 48, 1er décembre 1894, p. 573-577).
2. J.-F. Malgaigne, *Loc. cit.*, p. 219.
3. L. Ollier, *Régénération des os et résections sous-périostées*, Paris, 1894, p. 51.

os possèdent, pour concourir à leur régénération, le péricrâne et la dure-mère ; ils ont, en outre, les expansions médullaires qui partent du diploé et jouent un rôle important dans

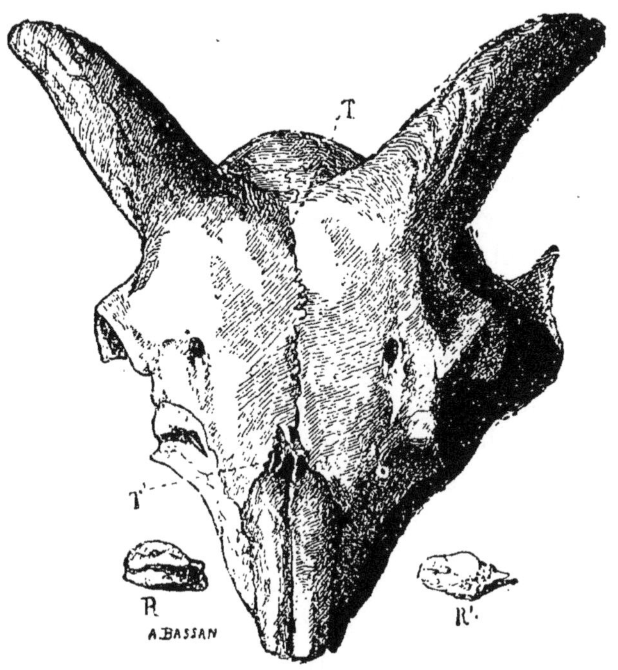

FIG. 215. — **T**, lieu où a été faite la première trépanation suivie de reproduction osseuse avec rétablissement de la suture ; **R**, rondelle enlevée.

T', lieu où a été faite la deuxième trépanation empiétant sur les os propres du nez ; la perte de substance est incomplètement comblée ; elle fait défaut à la partie inférieure ; **R'**, rondelle enlevée.

l'obturation des couronnes de trépan. Mais, malgré l'intervention de cette triple source d'ossification, les couronnes de trépan sont longues à se combler et restent fibreuses à leur centre, même chez les jeunes sujets.

Cependant, L. Ollier a obtenu chez l'agneau la reproduction complète d'une couronne enlevée à la région frontale, au niveau de la suture ; et il a constaté la persistance d'une ligne suturale de séparation au milieu de la masse reproduite. Cette nouvelle suture diffère de l'ancienne, en ce qu'elle est beaucoup moins sinueuse, comme le démontre la figure 213, empruntée à l'ouvrage d'Ollier[1].

C'est dans les *Comptes rendus de l'Académie des sciences* (1er août 1859) qu'Ollier a démontré les propriétés ostéogéniques de la dure-mère par la transplantation.

Pour Poulet, l'ostéite raréfiante existe sur une zone peu étendue, et la plaie osseuse fournit des bourgeons charnus qui se réunissent aux bourgeons de la dure-mère ; ceux-ci s'ossifient en partie en se cicatrisant. Ni le périoste, ni la dure-mère ne joueraient un grand rôle dans cette ossification.

Cependant, en dehors des animaux, *la régénération osseuse serait possible ;* ainsi, il existe au musée Dupuytren le crâne d'une femme trépanée jeune ; or, sur ce crâne, on ne découvre pas trace d'orifice. Il en est de même, ainsi que nous l'avons déjà dit, sur certains crânes de l'époque néolithique où la trépanation ayant été faite dans l'enfance, la perte de substance a été comblée en grande partie.

En général, il se fait un tissu fibreux et sur celui-ci, il n'existe qu'une cicatrice molle qui est

1. L. Ollier, *La régénératon des os et les résections sous-périostées*, Paris, 1894, p. 52.

quelquefois douloureuse et qu'il est indispensable de protéger contre l'action des chocs extérieurs.

On emploie, dans ce but, des plaques de cuir bouilli ou des plaques métalliques, mais ces dernières ont l'inconvénient d'être trop bonnes conductrices du froid et de la chaleur; nous aurons l'occasion d'y revenir plus loin ; aussi J.-D. Larrey les repoussait-il avec énergie.

Un point signalé par Larrey père et Larrey fils, c'est que les invalides trépanés entendaient par leur cicatrice : c'était une sorte de *tympan accessoire*.

Réimplantations osseuses.

Pour obvier à l'inconvénient que présentent les plaques métalliques d'être bonnes conductrices de la chaleur, on a cherché à réappliquer la rondelle osseuse ou un fragment d'os, afin de combler la perte de substance.

La première tentative de ce genre d'opération est rapportée par un chirurgien des Pays-Bas, Jacob von Meckren ou Job de Meckren. Ce chirurgien greffa avec succès, vers 1750, un os de chien sur le crâne d'un individu qui avait une perforation osseuse, résultant d'un coup de sabre. Mais les gens d'église trouvèrent ce procédé peu orthodoxe, et, sous peine de passer pour hérétique, le patient dut, à son grand désespoir, se faire enlever le morceau d'os de chien qui avait été parfaitement soudé au sien.

En 1820, Ph. von Walther replaça une rondelle privée de son périoste : il y eut de la suppuration qui exfolia seulement la table externe de cette rondelle. Plus tard, il répéta la même opération avec un succès complet.

Depuis cette époque, on compte *cinq méthodes* permettant l'obturation des pertes de substance crânienne :

1° *Réimplantation de la rondelle enlevée.*

2° *Transplantation de fragments osseux frais,* provenant d'un autre os du patient ou d'un animal.

3° *Résection temporaire* (Wagner).

4° *Autoplastie* (König).

5° *Hétéroplastie* (implantation de corps étrangers).

1° Réimplantation des rondelles enlevées.

Ce n'est pas d'aujourd'hui qu'on a eu l'idée de réimplanter la rondelle osseuse enlevée par le trépan. Il y a plus de soixante-dix ans, Ph. de Walther avait, avons-nous déjà dit, fait cette tentative sur l'homme, et avait réussi à ressouder l'os transplanté au moins en partie [1].

Il y a vingt-huit ans, Ollier reprit la question et conclut que la greffe du transplant s'opérait. Toutefois, d'après Franz König [2] et Deaver, il se ferait des suppurations autour de la rondelle transplantée et sous celle-ci souvent même de la rétention purulente.

Pour Ollier, cette rondelle serait une source

1. L. Ollier, *Traité des résections*, Paris, 1891, t. III, p. 757.
2. *Traité de Pathologie chirurgic. spéciale*, trad. Comte, t. I, p. 160, Paris, 1888.

d'irritations aiguës et chroniques de la dure-mère ; de plus, elle serait loin d'assurer la décompression que l'on désire obtenir dans certains cas. Cette dernière assertion est vraie, mais admettre que du pus doive infailliblement se produire, nous paraît absolument erroné ; en effet, ces phénomènes inflammatoires ne peuvent pas exister, si l'asepsie a été parfaite.

J. Lucas-Championnière[1] n'est partisan de la réimplantation des rondelles que lorsqu'il y a une tendance marquée à la hernie du cerveau ou quand la perte de substance est très vaste.

P. Poirier pense qu'il faut ne replacer la rondelle osseuse que si la dure-mère a été très bien ménagée, puis recousue[2].

D'après Jaboulay[3], la réimplantation est contre-indiquée quand on n'a pas incisé la dure-mère, quand on a trépané pour faire cesser des accidents de compression cérébrale, enfin quand on a évacué du sang, de la sérosité, ou un abcès, toutes choses demandant à être drainées.

A. Chipault est arrivé aux conclusions suivantes : lorsqu'on réapplique une de ces rondelles, la couronne reprend s'il y a conformité entre celle-ci et la portion osseuse périphérique : mais, au bout d'un certain temps, le tissu de nouvelle formation pénètre dans la rondelle qui se résorbe. Il se forme une cicatrice fibreuse[4].

---

1. *Bulletin et Mém. de la Société de chirurgie*, tome XIV, Paris, 27 juin 1888, p. 534.
2. *Loc. cit.*, p. 76.
3. *Lyon médical*, 1890, p. 368.
4. A. Chipault, *Gaz. des hôpitaux*, Paris, 1893, n° 86, p. 822.

Personnellement, nous ajouterons que chez les enfants, le périoste jouant un rôle considérable sur la régénération osseuse, peut aider plus facilement que chez l'homme adulte au travail de réparation.

Les procédés autoplastiques donnent, au contraire, un résultat complet et durable; et parmi les procédés autoplastiques, nous citerons le procédé de König (fig. 216) (autoplastie par glissement d'un lambeau ostéo-cutané) et les procédés de *résection temporaire*, tels que nous aurons à les décrire plus loin.

La réimplantation de rondelles osseuses est acceptée toutefois par un certain nombre de chirurgiens anglais et américains et surtout par Hartley, W. W. Keen, de Philadelphie, Mac Ewen.

Adam Kiewicz a fait des expériences sur des animaux [1], expériences qui ont été aussi tentées avec succès par Mossé, de Montpellier [2]. D'autres ont été pratiquées sur l'homme [3]; Gerstein, entre autres, a réalisé cliniquement cette opération [4] avec succès.

Donc la soudure osseuse peut se faire; mais, d'après A. Chipault [5], elle est exceptionnelle et

1. Adam Kiewicz, *Wiener med. Blätter*, 1889, n° 1, p. 3.

2. Mossé, *Recherches sur la greffe osseuse après la trépanation du crâne (Gaz. hebdom. de Montpellier*, 1888, pp. 578-589).

3. Jaboulay, *Lyon médic.*, 16 novembre 1890, p. 368.

4. Congrès des chirurgiens allemands, avril 1889 (*Revue de Chirurgie*, Paris, 1889, p. 860).

5. A. Chipault, *Gaz. des hôpitaux*, Paris, 1893, n° 83, pp. 785-791 et n° 86, pp. 813-822 et surtout p. 822.

pour Jaboulay [1], la rondelle se détruirait par résorption.

Quoi qu'il en soit, lorsqu'on voudra remettre en place la rondelle enlevée, il sera utile de ne pas se départir de toutes les règles de l'asepsie la plus absolue.

La rondelle sera recueillie dans des compresses chaudes stérilisées à l'avance à l'autoclave ; on pourra la placer ensuite (c'est Dercum qui a proposé ce procédé) dans du sérum artificiel tiède, ou dans une solution saline physiologique [2], puis on la saisira avec des pinces aseptiques et on la réintroduira au point trépané.

La rondelle est habituellement replacée telle quelle ; cependant Mac Ewen a l'habitude de la couper en deux moitiés avec des pinces, puis de laisser tremper ces deux moitiés dans une solution bichlorurée, et enfin de les déposer entre la dure-mère et le cuir chevelu en ayant soin de les maintenir écartées, pour établir entre elles un drainage [3]. Sur onze cas, l'auteur compte neuf succès complets et deux partiels.

N'ayant jamais essayé cette *greffe fragmentaire*, nous ne sommes pas aptes à la juger.

1. Jaboulay, *Trente observations de chirurgie crânienne*, (*Archives prov. de chir.*, Paris, 1893, pp. 61 et 174).
2. Voir E. Drecressac, *loc. cit.*, p. 112.
3. William Mac Ewen, *Cases illustrative of cerebral surgery* (*The Lancet*, London, 16 mai 1885, p. 881-883 et 23 mai, p. 936-938).

14.

2° *Transplantation de fragments osseux provenant d'un autre os du patient ou d'un animal.*

Il est rare que l'on puisse emprunter du tissu osseux au patient lui-même; pourtant la chose a été tentée avec succès, tel est l'exemple de Seydel[1].

Le plus souvent, on a recours aux os d'animaux. Nous avons déjà cité le cas célèbre de Jacob von Meckren; ce fait nous démontre qu'à cette époque où l'antisepsie était absolument inconnue, un os de chien avait pu se souder au crâne d'un homme sans déterminer aucun accident. A plus forte raison, aujourd'hui où l'on peut tout faire sous le couvert de la méthode de Lister ou de la méthode aseptique, rigoureusement suivie, il nous paraît logique que cette intervention soit suivie de succès.

Les os qui servent à combler les pertes de substance osseuse sont employés soit *en nature*, soit après avoir subi une manipulation chimique connue sous le nom de *décalcification*.

Senn[2] et Hermann Kümmel[3] se sont servis de fragments décalcifiés de tibia de bœuf; Gerstein[4]

1. Seydel, *Ueber Ersatz von Schœdeldefekten* (*Centralblatt für Chirurgie*, Leipzig, 1889, p. 209).
2. *On the healing of aseptic bone cavities by implantation of antiseptic decalcified bone* (*American Journal of the medical Sciences*, Philadelphia, vol. XCVIII, sept. 1889, p. 219-243).
3. *Ueber Knochenimplantation.* (*Deutsche medicinische Wochenschrift*, Leipzig und Berlin, 12 mars 1891, n° 11, p. 389-392).
4. Soixante et unième assemblée des naturalistes allemands (*Berliner Klinische Wochenschrift*, Berlin, 1888, s. 856).

a employé l'omoplate d'un lapin; Ricard l'os
iliaque d'un chien[1]. Dans tous les cas, la consoli-
dation a été complète; Ricard nous a même dit que
la malade dont il avait ainsi raccommodé le crâne
pour une tumeur sarcomateuse du frontal, présentait encore au bout de six mois une soudure
osseuse très solide; mais, depuis cette époque, il
a perdu de vue cette opérée.

A l'encontre de Senn, qui conseille d'employer
de préférence, pour oblitérer les solutions de
continuité du crâne, la substance compacte des
tibias de bœuf, W. Malenjuk[2] est d'avis que la
substance spongieuse des épaississements épiphy-
saires des os longs et plats se prête particulièrement à cette destination; les meilleurs résultats
ont été obtenus avec la substance spongieuse des
parties les plus épaisses des os du bassin. Il
faut employer de préférence des os provenant
d'animaux qui sont parvenus à l'âge moyen : les
os des vieux bœufs sont trop durs; ceux des
veaux sont trop riches en tissu cartilagineux et
en moelle rouge, qui se résorbent difficilement.
L'emploi des os de mouton, de chien, de porc a
également donné de bons résultats.

Le mode de préparation des os est le suivant :

Les os sont tout d'abord débarrassés des parties molles qui y sont adhérentes; pour rendre

1. Académie de médecine de Paris (*La Semaine médicale*,
Paris, 1891, p. 292).
2. *Chirurgitscheski Westnik*, avril-septembre 1893 (Analysé
in *Centralblatt für Chirurgie*, Leipzig, 1893, n° 46, p. 1001, et
Revue internat. de thérapeut. et de pharmacologie, 2ᵉ année,
13 janvier 1894, n° 1, p. 14).

cette tâche plus facile, on peut préalablement les laisser séjourner dans l'eau, ou dans une solution contenant 1 ou 2 p. 100 de lessive. On les coupe ensuite en lamelles de 2 à 4 centimètres de large, de 6 à 8 centimètres de long et de 5 millimètres au plus d'épaisseur. Pour débarrasser ces lamelles de la graisse qu'elles retiennent, on les fait bouillir pendant vingt à trente minutes, et on les dépose ensuite dans un mélange ainsi composé :

Benzol	} àà 100 parties.
Ether sulfurique.	
Liqueur ammoniacale caus-	
tique.	10 —

Le liquide doit surnager aux lamelles. Au bout de vingt-quatre heures, on retire les lamelles, on les lave avec de l'alcool faible et on procède à leur *décalcification*. L'acide qui se prête le mieux à cette opération est, d'après les recherches comparatives de l'auteur, l'acide chlorhydrique en solution à 2-3 p. 100. Un séjour de quinze à vingt heures dans cette solution peut suffire ; mais quand il s'agit d'os très compacts avec moelle sclérosée, il faut deux et trois jours de contact avec le liquide acide ; en ce cas, il est nécessaire de renouveler l'acide le second jour. On reconnaît que la décalcification est achevée, une fois qu'on ne voit plus remonter de bulles d'acide carbonique à la surface du liquide ; en agitant la masse, on réussit d'ailleurs à activer la décalcification.

Une fois les lamelles décalcifiées, on les conserve dans une solution ainsi composée :

Eau distillée	1000 parties.	
Chlorure de sodium . . .	} àà 60	—
Glycérine.		
Acide chlorhydrique concentré.	5	—
Thymol.	1	—

Immédiatement avant de s'en servir, on lave les lamelles dans une solution contenant 10 parties de soude caustique pour 100 parties d'alcool de vin dilué. On les découpe en fragments aussi petits que possible, et jusqu'au moment de l'implantation, on les dépose dans une solution ayant pour formule :

Glycérine.	30 parties.	
Eau distillée	100	—
Acide phénique	3	—

Au moment de les implanter, on les rince à l'eau salée, on les met sécher un peu sur des compresses aseptiques, et on les introduit dans la solution de continuité osseuse, en évitant le plus possible les hémorragies.

La solution de continuité aura été préalablement avivée et débarrassée des caillots de sang; si une hémorragie abondante vient à se produire, on enlèvera les lamelles osseuses, on tamponnera, et on attendra au lendemain pour achever l'opération. Se produit-il une hémorragie insignifiante, on irriguera la surface qui donne du sang avec la solution physiologique de chlorure de sodium, pour éviter la formation de petits caillots entre les lamelles osseuses. Une fois l'hémorragie arrêtée, on met les lamelles bien en place, et on en introduit d'autres, là où le jet liquide a pu occasionner des solutions de continuité.

Pour le reste, on agira dans le but d'obtenir la réunion par première intention. Si cependant la suppuration vient à s'établir d'emblée, on enlèvera les lamelles osseuses avec la cuiller, et on tentera à nouveau de réaliser des conditions de parfaite asepsie.

Quoi qu'il en soit, lorsqu'on a recours aux fragments osseux décalcifiés, qu'il s'agisse d'os de bœuf, d'os de veau, d'os de porc ou tout autre animal, il est incontestable que ces os décalcifiés ne sont que des excitants en quelque sorte de l'ossification : ils ne reproduisent pas de l'os.

3° *Autoplastie.*

L'autoplastie est un procédé opératoire d'origine absolument française.

C'est L. Ollier qui, le premier, en 1858, démontra qu'un lambeau ostéo-périostique ou cutanéo-osseux, tenant par un pédicule, pouvait servir à la réfection ou à la réparation des pertes de substance osseuse voisines.

Wolff, en 1863, appliqua ce procédé et F. König le suivit dans cette voie[1]; il en fut de même de

1. F. König, *Der Knöcherne ersatz groser Schädeldefekte* (*Centralblatt für Chirurgie*, Leipzig, 5 juli 1890, n° 27, p. 497-502).

Schönborn[1] et de Julius Wolff : ces chirurgiens n'eurent que des succès à enregistrer lorsqu'ils appliquèrent ce procédé à la réparation de larges brèches de la voûte crânienne.

La figure schématique 216, empruntée à König, montrera mieux que toute description l'application de cette méthode, et la façon de faire glisser les lambeaux tenant par leur pédicule.

4° *Résection temporaire du crâne.*

C'est un vrai procédé nouveau *remplaçant le trépan* pour pénétrer dans le crâne, et mettant le malade à l'abri des dangers résultant d'une large cicatrice, en même temps qu'elle le dispense du port d'un appareil protecteur.

On a attribué à tort la résection temporaire aux Allemands; c'est encore à L. Ollier que revient l'honneur de cette méthode, et c'est à Chalot que revient aussi le mérite de l'avoir exposée en 1886[2]. Le but est d'enlever un morceau du crâne, sans le détacher des parties molles, qui assurent sa nutrition, et permettent de le remettre en place après l'opération.

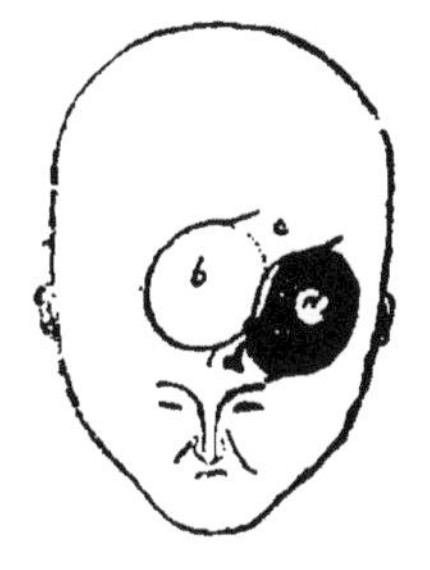

Fig. 216. — Figure schématique, destinée à montrer le tracé d'un lambeau cutanéo - osseux *b* pour réparer une perte de substance osseuse.

a, c, pédicule du lambeau; *b, d,* pédicule du lambeau cicatriciel *d* (d'après König).

1. Vingtième Congrès de la Société allemande de Chirurgie, Berlin, avril 1891 (*Berlin. Klin. Woch.*, Berlin, 11 mai 1891, s. 476).

2. *Nouveaux éléments de chirurgie opératoire,* Paris, 1886, p. 239.

Chalot conseillait de tracer un lambeau trapézoïdal, en laissant au sommet du trapèze un pont tégumentaire de 1 centimètre environ ; puis, avec le ciseau ostéotome et le maillet, d'inciser l'os jusqu'à la lame vitrée ou à peu près ; d'insinuer à la base du trapèze, après avoir perforé la lame vitrée, entre l'os et la dure-mère, un élévatoire dont on se servait comme d'un levier pour sou-

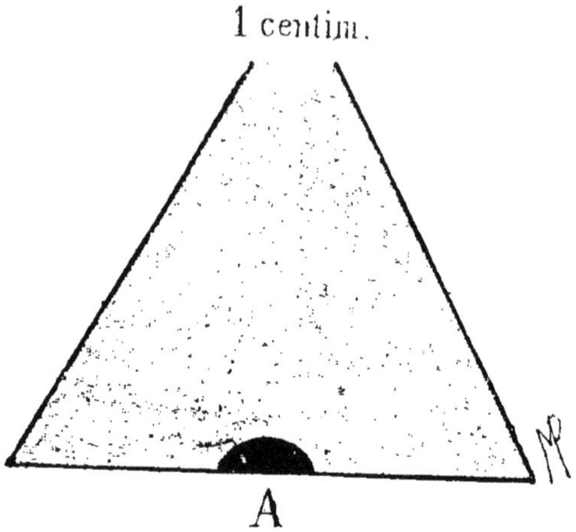

FIG. 217. — Taille du lambeau d'après le procédé de Chalot.
A, encoche pour le passage du drain.

lever le lambeau ostéo-cutané en fracturant la table interne le long des incisions et toute l'épaisseur de l'os au pédicule ; enfin de pratiquer à la gouge dans le lambeau ostéoplastique à sa partie inférieure une encoche pour le passage d'un drain et de rabattre le lambeau ostéo-cutané (fig. 217). Ce lambeau formait ainsi une sorte de volet facile à faire basculer[1].

1. *Nouveaux éléments de chirurgie opératoire*, Paris, 1886, p. 239.

En 1889, Wagner de Konigshütte[1] décrivit le même procédé et s'appropria la méthode ; depuis il a pratiqué cette opération un grand nombre de fois et l'a spécialement recommandée.

Seulement Wagner donnait à son incision la forme d'un oméga (Ω). Il incisait d'abord la peau, puis la laissait se rétracter et sectionnait ensuite le périoste (fig. 218) à l'aide de ciseaux étroits au ras de son bord ; puis il terminait de la même façon que Chalot. Wagner supprima plus tard

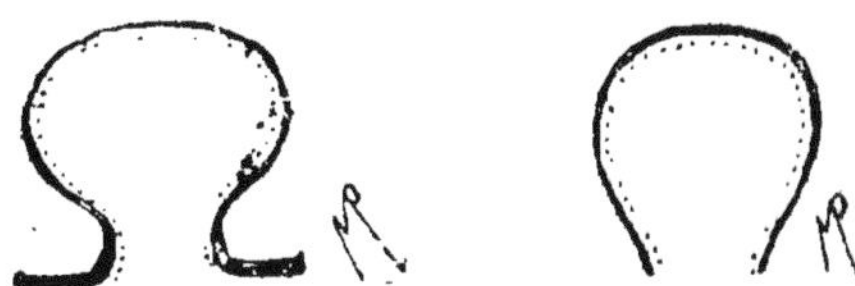

FIG. 218. — Taille du lambeau par le procédé de Wagner.
Les pointillés indiquent les lieux de section de chaque lambeau périostique.

les encoches latérales de l'oméga et donna alors à son incision la forme semi-ampullaire.

P. Poirier a modifié ce procédé[2] : son incision est circulaire, ménageant un pédicule cutané d'une largeur de 3 à 4 centimètres. Le rayon de ce cercle incomplet, comprenant les téguments et le périoste doit être d'un centimètre plus grand que celui du cercle osseux que l'on se propose de détacher. L'os doit être coupé en biseau avec le ciseau et le marteau, en allant obliquement de la périphérie vers le centre.

1. *Die temporäre Resektion des Schœdeldaches an stelle der Trepanation* (*Centralblatt für Chirurgie*, Leipzig, 1889, n° 47, p. 833).
2. *Loc. cit.*, p. 80.

Salzer a utilisé un procédé analogue à celui de Poirier, mais il a coupé la base du lambeau osseux avec une petite scie en allant de dedans en dehors.

Bruns[1] fait une incision trapézoïdale à petit côté inférieur, comme Chalot, et il applique une couronne de trépan aux deux angles supérieurs du trapèze, puis si l'os est mince, il l'attaque avec le ciseau et le maillet, comme Wagner;

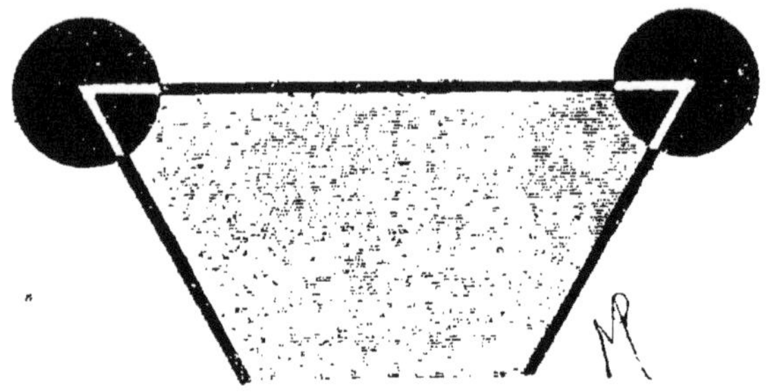

Fig. 219. — Taille du lambeau d'après le procédé de Bruns.

s'il est épais, avec la scie; enfin il soulève le fragment osseux avec deux élévatoires. Le drainage s'effectue par les deux orifices faits par le trépan (fig. 219).

Toison, de Lille[2], a conseillé le procédé suivant qui est fort analogue à celui de Bruns:

Il taille un lambeau quadrilatère, légèrement trapézoïde, qu'il traite comme Wagner, puis, à chacun des angles du trapèze rétracté, il ouvre avec la gouge et le maillet deux tranchées per-

1. M. Mellirghoff, *Zur tempor. resection des Schadel* (*Beiträge zur Klin. chir.*, Tubingen, 1890, LXVII, p. 837).
2. Toison, *Sur un nouveau procédé de résect. tempor. du crâne* (*Congrès français de chirurgie*, Paris, 1891, pp. 325-338).

mettant de créer de petites perforations à la paroi osseuse ; au-dessous de celle-ci il introduit, par ces petits orifices, successivement un stylet boutonné et une sonde cannelée, de courbure appropriée, afin de décoller la dure-mère suivant les lignes droites qui unissent les extrémités des tranchées, puis il passe une scie linéaire également incurvée, qui scie le lambeau osseux de la

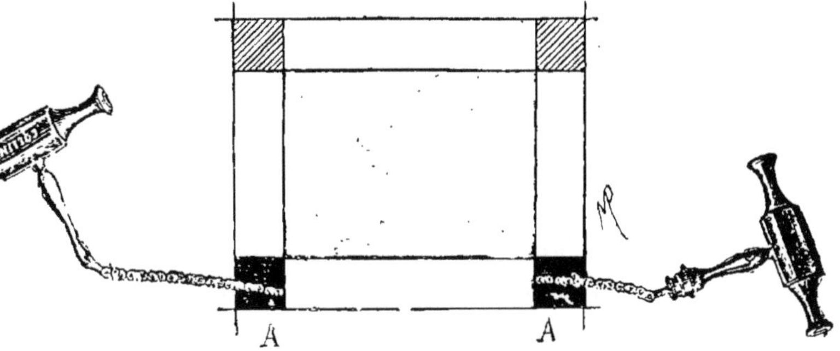

Fig. 220. — Procédé de Toison, de Lille. (La scie à chaîne est tout d'abord introduite à travers les deux tranchées A et A', avant d'être relevée pour que la section osseuse se fasse de dedans en dehors).

profondeur vers la superficie [1]. Le quatrième côté du lambeau est ensuite à demi scié puis il le fait basculer (fig. 220). Ce procédé nous paraît assez intéressant à appliquer, bien qu'il semble complexe au moins *a priori*.

W. Muller (1890), au lieu de garder toute l'épaisseur de l'os, n'en conserve qu'une partie : la table externe [2]. Il taille comme Ollier un lam-

1. *Journal des Sciences médic. de Lille*, 1890, n° 45, p. 433.
2. W. Müller, *Zur frage der temporären Schädelresektion an stelle der Trepanation* (Centralblätt für Chirurgie, Leipzig, 1890, n° 4, p. 65).

beau cutanéo-périostique. Voici comment s'exprime l'auteur[1] :

« On fait dans les parties molles jusqu'au périoste une incision en forme d'un *u* couché horizontalement afin d'avoir une large base. Puis, en repoussant légèrement les parties molles, on fait une incision un peu plus étroite dans le périoste, et à l'aide d'un ciseau on incise l'os obliquement de dehors en dedans, mais sans le traverser, dans toute l'étendue de l'incision périostique ; et, en appliquant le ciseau incliné, on libère ainsi une couche plus ou moins épaisse, contenant la table externe et un fragment du diploé et restant en connexion avec les parties molles. Au lieu de la section sous-cutanée de la base osseuse du lambeau à l'aide du ciseau, on fracture simplement la lamelle, après une section au ciseau si c'est nécessaire. Le lambeau est alors rabattu comme dans la méthode de Wagner, et on le laisse ainsi rabattu pendant tout le temps nécessaire pour les opérations ultérieures. Si le travail au ciseau a été conduit avec précision, le lambeau ostéo-cutané s'adapte bien dans l'orifice sans s'y enfoncer. »

On assure la fixité du lambeau à l'aide de quelques sutures profondes.

L'avantage de ce procédé serait, d'après l'auteur, dans ce fait qu'on peut, après le rabattement du lambeau, se rendre mieux compte de l'épaisseur des couches osseuses qui restent encore à traverser.

Ce procédé serait aussi applicable à certains

1. *Loc. cit.*

cas de blessure du crâne, même s'il ne devait en résulter qu'une plus petite perte de substance crânienne.

D'après Poirier, la taille de ce lambeau de Müller serait difficile à faire; nous pensons que toute la difficulté consiste surtout à le maintenir intact, car en séparant la table externe de la table interne, la lamelle osseuse qu'on veut conserver a bien des chances de se briser.

Procédé de A. Chipault. — C'est une imitation du procédé de Bruns; l'auteur lui donne le nom de *crâniectomie bilinéaire avec travée ostéoplastique intermédiaire*, pour indiquer sa parenté avec le procédé de Jaboulay (trépanation bilinéaire avec travée volante intermédiaire). Il a été décrit par Krouchkoll dans sa thèse[2] :

« Après avoir fixé la tête sur un coussin de table, on taille jusqu'au périoste les parties molles, suivant trois côtés d'un trapèze, en conservant comme côté du pédicule le petit côté qu'on placera en bas. Puis au niveau des parties molles rétractées, on incise le périoste. Le long des deux incisions verticales, on décolle en dehors et en dedans, ce périoste, et on ouvre l'os par un fossé de longueur variable suivant la longueur de ces côtés du lambeau. On commence chaque fossé par une rondelle de trépan au niveau de son extrémité supérieure, puis on le continue, soit avec de nouvelles rondelles de trépan subintrantes, soit avec la pince-gouge de Mathieu, soit avec la pince à crâniotomie du professeur

1. Krouchkoll, *Des résections temporaires du crâne, et en particulier d'un nouveau procédé (Th. de Paris,* 1893, p. 53).

O. Lannelongue, suivant l'épaisseur du crâne. Les deux fossés faits, on attaquera l'os entre leurs deux extrémités supérieures au ciseau, en commençant par la table externe, puis en écaillant obliquement d'un fossé à l'autre, le diploé et la table interne. Comme les coups de ciseau partent d'une perforation crânienne déjà faite, et peuvent être appliqués chaque fois sur toute l'épaisseur du crâne laissée par le martelage de

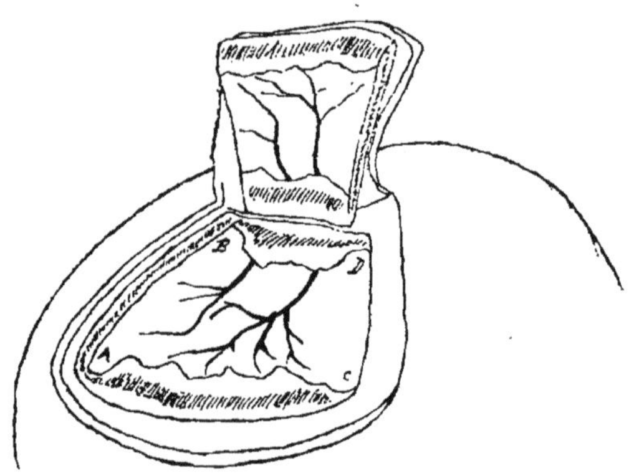

Fig. 221. — Procédé de résection temporaire de A. Chipault. Large tranchée béante A B C D.

la table externe, deux ou trois coups de maillet suffisent d'ordinaire pour terminer la section. Quant au pédicule osseux du lambeau, il sera coupé également au maillet comme dans la méthode de Wagner. On a donc, la résection terminée, un lambeau ostéo-périostéo-cutané relevable, puis à la fin de l'opération rabattable (fig. 221).

Ce rabattement fait, restent à droite et à gauche deux orifices crâniens longitudinaux permettant la décompression persistante du cerveau sans qu'on ait à craindre les hernies ou les accidents des larges ouvertures crâniennes.

On termine, bien entendu, par la suture du périoste, puis du lambeau musculo-cutané.

Pour faciliter la résection crânienne par son procédé, A. Chipault a fait construire par Collin un ciseau spécial (fig. 222) dont le tranchant, légèrement oblique, par rapport au manche, est muni de deux épaulements mousses formant avec lui un ⊐.

Il résulte de l'obliquité du tranchant, qu'il attaque à la fois toute l'épaisseur de la tranche osseuse, quelle que soit l'étroitesse du fossé;

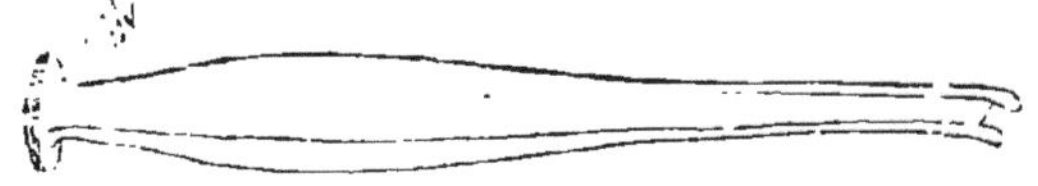

Fig. 222. — Crâniotome à épaulements obliques de A. Chipault.

de l'obliquité des épaulements, qu'il attaque cette tranche non perpendiculairement aux surfaces crâniennes, mais obliquement, en faisant le lambeau plus étendu du côté de la table externe.

Chacun des deux épaulements a, du reste, sa fonction particulière : l'inférieur écarte et protège la dure-mère; le supérieur, lorsqu'on agit au niveau du pédicule, écarte et protège le périoste, si facile à blesser avec les ciseaux ordinaires et avec les scies.

Le tranchant devant avoir, pour que l'instrument conserve tous ses avantages, à très peu près la hauteur de la coupe oblique du crâne qu'on attaque, Chipault croit bon d'utiliser une série de trois ciseaux dont les tranchants, de longueur différente, seront choisis suivant l'épaisseur de la tranche crânienne. Ces trois tranchants, longs de 10, 12 et 15 millimètres, et dont les épaulements sont respectivement distants l'un de l'autre de 7, 8, 10 millimètres, suffiraient dans tous les cas[1]. Mais cet instrument laissant encore à désirer, son auteur vient de faire construire, chez Collin, une scie permettant de pratiquer facilement des sections osseuses obliques[2].

5° *Hétéroplastie.*

Pour combler les pertes de substance de la voûte du crâne, on a employé soit des plaques de celluloïd, soit des plaques de liège, de caoutchouc, de cuir bouilli, de gutta-percha ou d'aluminium.

Le manuel opératoire de ces sortes de *prothèses crâniennes* est des plus faciles à exécuter.

La trépanation est faite par un procédé quelconque, le périoste ayant été préalablement décollé ; une fois l'os enlevé, on introduit la plaque protectrice entre le périoste, conservé le plus possible, et la dure-mère. Ceci fait, on suture le périoste, puis le cuir chevelu.

Alexander Fraenkel a expérimenté ce procédé sur des chiens : il a pu ainsi placer avec succès des plaques de celluloïd bien stérilisées d'une épaisseur de 1 millimètre environ dans les ouvertures

---

1. A. Chipault, *Chirurgie opératoire du système nerveux,* Paris, 1894, p. 190.
2. Communication orale, 15 août 1895.

de trépan fraîchement faites. Ces corps étrangers auraient l'avantage, d'après l'auteur, de ne déterminer aucune adhérence avec les tissus sous-jacents; ils protégeraient, de plus, la cicatrice contre les traumatismes ultérieurs, contre les battements du cerveau, et enfin contre la hernie du cerveau [1].

Nous ferons remarquer que A. Fraenkel a été précédé dans cette façon de faire par les sauvages des îles Pomotou, et par ceux des îles de la mer du Sud. Chez ces derniers, en effet, ainsi que nous l'avons déjà dit, page 31, ce n'est pas, bien entendu, à des plaques de celluloïd qu'on a recours, mais à des morceaux de noix de coco.

Voici la narration de ce fait :

« Les sages de ces îles se sont imaginé que les maux de tête, les névralgies, les vertiges et autres affections analogues provenaient d'une fente du crâne ou de la pression des os de la cervelle. Le remède qu'ils ont inventé consiste à faire, dans le cuir chevelu, une incision en forme de T et à racler le crâne lui-même avec un morceau de verre cassé jusqu'à ce que la dure-mère apparaisse, et qu'un trou, large comme une pièce de 2 francs, soit obtenu.

« Dans la moitié des cas, cette opération tue le patient; s'il survit, on bouche le trou avec un morceau de noix de coco très mince et poli qu'on emboîte sous le cuir chevelu [2]. »

---

1. Alexander Fraenkel, *Ueber Deckung. Von trepanations. defecten am Schädel durch Heteroplastik* (*Wiener Klin. Woch.*, Wien, 9 juin 1890, n° 25, p. 475-476).
2. *Gazette hebdomad.*, Paris, 1874, n° 16, p. 249.

15.

Hermann Hinterstoisser[1] et von Eiselberg[2] ont présenté des malades chez lesquels ils ont mis à profit, et avec succès, le procédé de A. Fraenkel expérimenté tout d'abord sur des chiens. Il en a été de même de Billroth, qui a conseillé de pratiquer un orifice à travers la plaque afin de pouvoir établir le drainage[3].

Pourtant, ce drainage ne serait pas d'une utilité absolue, puisque Fillenbaum[4] a opéré ainsi cinq malades, sans observer aucune trace de suppuration : la condition à remplir, c'est d'être absolument aseptique comme dans toute opération et de se servir de plaques de celluloïd suffisamment bien désinfectées au préalable.

C'est dans ce but que H. Hinterstoisser les fait nettoyer d'abord à l'eau et au savon, puis les laisse macérer au moins pendant vingt-quatre heures dans une solution de sublimé au 1/100, exempte d'acide. Il faut éviter le contact de la lamelle avec l'acide phénique, l'alcool, l'eau chaude et nous ajouterons le feu; chacun sait, en effet, avec quelle facilité flambent les plaques de cette substance.

Les plaques qu'emploient A. Fraenkel sont opaques, blanches, parfaitement polies, celles

1. *Ueber einen durch trepanation geheillen Fall von traumatischer Epilepsie, nebst (Jackson) Bemerkungen zur Heteroplastik mittelst Celluloïd* (*Wiener Klin. Woch.*, Wien, 16 avril 1891, n° 16, p. 302-305).

2. Société império-royale des médecins de Vienne, 29 mai 1891; 1890, Octobre 1891 (*La Semaine médicale*, Paris, 1891, pp. 232 et 446; 1890, p. 219.)

3. Société império-royale des médecins de Vienne, *loc. cit.*

4. *Ibidem.*

dont se sert H. Hinterstoisser sont transparentes, jaunâtres.

Ces dernières ont l'immense avantage, à cause même de la transparence, de laisser voir au-dessous d'elles ce qui se passe du côté du cerveau, s'il ne se forme ni pus, ni sang, ni aucune altération particulière; ce serait donc à celles-ci que l'on serait autorisé à donner la préférence.

Quant à déterminer le moment où l'on doit appliquer ces plaques, il y a à cet égard des divergences notables d'opinion. C'est ainsi que Fraenkel, Hinterstoisser, Billroth et Fillenbaum les appliquent immédiatement après l'ouverture du crâne; von Eiselberg, au contraire, conseille de ne pratiquer l'occlusion que deux semaines après l'opération.

Au lieu du celluloïd, von Lesser s'est servi de liège et de caoutchouc; mais ces substances ont une grande tendance à s'éliminer.

Dans le même but, Booth et Farguhar (1893) ont utilisé une plaque d'aluminium; mais ils furent obligés de l'enlever le troisième jour.

Les anciens chirurgiens ont eu recours à l'or, le fait est curieusement rapporté par Ambroise Paré : ce chirurgien raconte l'histoire des barbiers qui, après perforation du crâne, mettaient sous la peau de leur client une pièce d'or. Mais sceptique, il ajoute : « Je crois que bien plus tost ils la mettaient en leur poche. »

Nous avons dit, page 241, que les plaques métalliques ont l'énorme inconvénient d'être trop bonnes conductrices du froid et de la chaleur. Ce fait avait été bien observé par Larrey : ainsi, les quelques blessés de guerre qui avaient de larges pertes de substance crânienne, à la suite de coups de sabre le plus souvent (comme à la bataille de Landrecies, par exemple, où plus de 50 p. 100 des blessés eurent des plaies du crâne par arme blanche) avaient à souffrir de la plaque protectrice métallique dont on les avait gratifiés. Et Larrey a raconté à ce propos l'histoire de plusieurs invalides, qui, porteurs de plaques protectrices en argent, moururent d'insolation aiguë.

Quoi qu'il en soit, il est bien difficile, quant à présent, de se prononcer sur le résultat définitif de ces opérations, et ces expériences sont encore trop récentes pour se faire une idée de leur valeur. A. Chipault[1] a réuni la plupart des cas publiés et a compté plus d'insuccès que de succès. Il est vrai que le dernier mot n'est pas dit sur ce point, et que telle opération dangereuse pour celui-ci, peut être inoffensive pour celui-là et même donner des succès chez un autre.

Si nous nous résumons, nous conclurons en disant que l'hétéroplastie, la réimplantation des rondelles et le transport de fragments osseux éloignés ont donné des résultats absolument aléatoires.

Au contraire, l'autoplastie et la résection temporaire ont fourni jusqu'à présent d'assez bons résultats.

Quant au choix à faire parmi ces méthodes, nous pensons que les procédés de trépanation avec conservation du périoste, ou même, d'oc-

1. *Loc. cit.*

clusion de l'orifice avec une pièce d'os décalcifiée, nous paraissent être amplement suffisants lorsque les pertes de subtance sont peu étendues.

Au contraire, ils deviennent insuffisants, quand on pratique de vastes brèches que l'on veut ensuite combler. A ces larges pertes de substance sont applicables les résections temporaires que nous venons de décrire avec détails.

D'après A. Chipault[1], les procédés permettant de fermer les orifices crâniens peuvent entrer dans la classification suivante :

1° Restauration à l'aide de pièces n'ayant aucune connexion vasculaire avec les bords de la plaie (*hétéroplastie*).

a. Pièces non vivantes (*Hétéronécroplastie*).
{ Plaques métalliques.
Celluloïd.
Os décalcifiés.

b. Pièces détachées depuis peu d'un sujet vivant (*Hétérobioplastie*).
{ Soit un animal.
Soit un homme.
Soit le sujet lui-même (fragments d'os rondelles de trépanation).

2° Restauration à l'aide d'une pièce ayant conservé des connexions vasculaires avec les bords de la plaie (*autoplastie*).

a. Autoplastie périostique.
{ Périoste et lambeau cutané.

b. Autoplastie ostéopériostique ou résection temporaire.
{ Os et périoste dans le lambeau cutané.

1. A. Chipault, *L'ostéoplastie crânienne* (*Gazette des Hôpitaux*, Paris, 1893, n° 83, pp. 786-791 et n° 86, pp. 813-822).

<table>
<tr><td>c. Autoplastic par glissement.</td><td>Lambeau cutané ostéo-périostique emprunté aux parties voisines.</td></tr>
</table>

Cette classification, que nous donnons sous forme de tableau, aide à résumer en quelques mots tous les points que nous venons de développer sur l'étude intéressante des restaurations crâniennes.

Accidents opératoires.

α. *Hémorragie*. — Celle-ci peut provenir des vaisseaux de la peau, du tissu osseux, de la dure-mère et des sinus de la dure-mère, et enfin du cerveau. Nous avons suffisamment indiqué la façon de lutter contre l'hémorragie de quelque façon qu'elle soit produite (voir p. 212, 221 et 229), nous n'y reviendrons donc pas.

β. *OEdème aigu et méningo-encéphalite*. — On évitera ces accidents par une antisepsie sévère ou une asepsie méticuleuse. Ils sont jusqu'à un certain point imputables au chirurgien, à moins que le malade n'ait été préalablement infecté par le traumatisme.

γ. *Hernie cérébrale*. — L'encéphalocèle ou hernie du cerveau résulte de l'inflammation de la peau et du cerveau. On peut donc mettre obstacle à sa production en usant des précautions auxquelles nous venons de faire allusion pour empêcher l'œdème aigu et la méningo-encéphalite.

Cette opinion, qui est la plus généralement admise aujourd'hui, est aussi celle de V. Horsley ; cet auteur ajoute qu'on ne verra jamais la hernie du cerveau se produire, s'il y a réunion par première intention ; aussi considère-t-il le grand lambeau semi-lunaire du cuir chevelu comme un bon moyen de l'éviter.

Von Bergmann croit, au contraire, que la hernie cérébrale est sous la dépendance de conditions mécaniques pures ; aussi conseille-t-il de faire au crâne de petites ouvertures, ce qui nous paraît une erreur.

Areilza, de Barcelone, pense que la cause de la hernie du cerveau réside dans l'augmentation de la pression intra-crânienne. D'après cet auteur, en effet, les contusions, les irritations de l'encéphale donnent lieu à une contraction vasculaire suivie de dilatation et de transsudation séreuse ; par ce fait, la pression intra-crânienne augmente et oblige le cerveau à faire hernie au point où la résistance est moindre[1]. Aussi conseille-t-il d'agir sur les vaisseaux au moyen des excitants des fibres lisses : l'ergotine, la digitaline, l'atropine, etc. Nous avouons que cette assertion purement hypothétique est loin de nous convaincre.

Quoi qu'il en soit, quand la hernie du cerveau est inflammatoire, c'est-à-dire d'origine microbienne, et n'est pas produite par une tumeur se développant dans la profondeur, il faut la maintenir par un bandage légèrement compressif et par un pansement antiseptique approprié.

1. *De las fracturas del craneo y de la trepanacion.* Barcelono, 1887.

Quelques auteurs ont conseillé de l'exciser soit avec des ciseaux, soit avec le thermo-cautère; mais cette méthode est dangereuse et a donné des résultats néfastes entre les mains de Deguise [1]. Mais si la hernie a de la tendance à se nécroser, on peut imiter la conduite du professeur P. Berger en la laissant s'éliminer toute seule [2], ou bien on peut favoriser sa mortification par un lien élastique modérément serré appliqué tout d'abord autour de son point d'implantation.

En tout cas, il est bon de temporiser, car lorsque les phénomènes inflammatoires ont cessé la tumeur peut se réduire d'elle-même.

1. *Bulletin de la Société impériale de chirurgie*, 2ᵉ série, t. VII, Paris, 19 décembre 1866, p. 512 (*Gazette hebdom.*, Paris, 1867, p. 30).

2. P. Berger, *France médic.*, 35ᵉ année, t. II, nᵒ 128, Paris, 24 novembre 1888, p. 1561-1567.

QUATRIÈME PARTIE

TABLEAU DES INDICATIONS ET DES CONTRE-INDICATIONS DU TRÉPAN

I. — Trépan préven.if.

Pas de symptôme cérébral.

1° Contusion du crâne	a) Sans plaie des téguments.				S'abstenir.
	b) Avec plaie des téguments				S'abstenir sauf infection.
2° Fracture du crâne	Complète	a) Sans plaie des téguments.	Sans déplacement osseux.		S'abstenir.
			Avec déplacement osseux.		Trépan très permis.
		b) avec plaie des téguments.	Sans dépression	a. Si non infectée.	S'abstenir.
				b. Si infectée.	
			Avec dépression		Trépaner.
			Avec esquilles		
			Foyer de fracture septique		
	Incomplète	a) Fracture de la table interne	Si diagnostic fait.		Attendre les accidents.
			Pas de diagnostic.		
		b) Fracture de la table externe	Non infectée.		S'abstenir.
			Infectée.		Trépaner.
3° Fracture du crâne, avec présence de corps étrangers	Les extraire et, au besoin, surtout s'il y a des accidents septiques : trépaner.				

II. — Trépan dans accidents primitifs.

- Accidents immédiats.
  1. Symptômes diffus.
     - a) Fracture sans dépression ni plaie . . . . S'abstenir.
     - b) Fracture avec dépression sans plaie . . . .
     - c) Fracture avec dépression, esquilles et avec plaie . . . . .
  2. Symptômes localisés.
     - a) Fracture ouverte, plaie . . .
     - b) Fracture fermée . . . . . . } Trépaner.
- Accidents immédiats persistants ou quelques heures après trauma.
  1. Fracture avec dépression ou esquilles . . . .
  2. Épanchements de sang (excepté intra-cérébraux ou intra-ventriculaires) . . . . . .

III. — Trépan dans complications secondaires.
(Trépan secondaire.)

1. Irritation cérébrale (?) Velpeau . . . . Trépaner (?).
2. Méningo-encéphalite diffuse . . . . } On peut trépaner.
3. Abcès du cerveau . . . . Trépaner.
4. Carie, ostéite, nécrose superficielle ou profonde . . . . } On peut trépaner.

IV. — Trépan tardif.

1. Epilepsie traumatique jacksonienne . . . . . . { Après fracture mal consolidée ou lésions du côté des hémisphères . . . . } Trépaner.
2. Troubles paralytiques (sauf dégénération) . . . .
3. Troubles de sensibilité (douleurs de tête) . . . . . .
4. Troubles sensoriels . . . . } Indications insuffisantes pour trépaner.
5. Troubles mentaux . . . . Trépaner (?).

V. — Trépan dans les affections non traumatiques du crâne et du cerveau.

A. — Maladies des os du crâne

I. — *Maladies inflammatoires.*
1º Ostéite condensante
2º Carie et nécrose

II. — *Tumeur des os du crâne*
1º Kystes hydatiques
2º Exostoses
3º Tumeurs malignes

Trépaner.

B. — Maladies du cerveau

I. — *Abcès*
1º Idiopathiques.
2º Métastatiques
3º Tuberculeux
4º Actynomycosiques
5º Dus aux affections osseuses (maladies des orcilles).

Trépaner si lésions locales et signes de localisation.

D'après Bluhm, 50 p. 100 de mortalité pour les cas trépanés; 90 p. 100 de mortalité pour les cas non trépanés.

II. — *Tumeurs encapsulées ou diffuses*
Statistique des tumeurs d'après Hale White, 100 cas. (*Guy's Hosp. Rep.*, 1886, vol. XLIII, p. 117.)
45 tubercules;
36 sarcomes, gliomes et glio-sarcomes;
4 kystes;
1 lymphome;
1 myxome;
5 cancers;
5 gommes;
3 cas indéterminés.

33.3 p. 100 de mortalité jusqu'à présent, après la trépanation. Gravité des tumeurs et d'opérations.

Indication.
Indication.

Trépaner.

III. — *Fongus de la dure-mère*
Statistique d'après Pousson (*Mémoire Société Chirurg.*, Paris, 1889.)
30 cas.
22 succès.

V. — Trépan dans les affections non traumatiques du crâne et du cerveau (*suite*).

B. — Maladies du cerveau (*suite*)

IV. — *Hémorragie cérébrale* — 1 *trépanation* pour ancienne lésion (J. Lucas-Championnière, *Bull. Acad. méd.*, Paris, 20 août 1889). — 1 guérison.

V. — *Hémorragie méningée* — 1 trépanation (P. Michaux, *Congrès français de Chirurgie*, mars 1891). — 1 guérison.

VI. — *Méningite aiguë* — Mayo Robson. *Congrès de Birmingham.* Drainage de la cavité crânienne après la trépanation : 1 guérison dans 1 cas.

VII. — *Méningite tuberculeuse* — Ord et Vaterhause (*The Lancet*, 1894. t. I, 597 : 1 guérison dans 1 cas.

VIII. — *Hydrocéphalie.* — Le trépan est un temps de l'opération dite *trépano-ponction.* Résultats peu satisfaisants jusqu'à présent : 14 cas, 11 décès ; donc 78.5 p. 100 de mortalité.

IX. — *Microcéphalie.* — Le trépan joue le rôle de *perforateur primitif.* Ensuite *craniectomie* (Lannelongue. *Acad. des sciences*, Paris, 30 juin 1890). Résultats incomplets jusqu'à présent : 25 p. 100 de mortalité, après opération.

X. — *Épilepsie*
  a) Épilepsie jacksonienne non traumatique — Trépan avec ou sans ablation des centres. Quelques bons résultats : 8 cas, 1 décès ; donc 12.5 p. 100 de mortalité.
  b) Épilepsie vraie (statistique du trépan) — 23 observations, dont 14 de J. Lucas-Championnière : 5 guérisons ; 9 améliorations ; 6 résultats nuls ; 2 morts. Donc résultats incertains.

XI. — *Maladies mentales* — Trépan : 6 fois (Burckardt, *Congrès internat. des sciences méd. de Berlin*). — 3 résultats satisfaisants.

TABLE DES MATIÈRES

PREMIÈRE PARTIE

Pages.

Trépanations préhistoriques 3
  α. TRÉPANATIONS CHIRURGICALES 11
  β. TRÉPANATIONS POSTHUMES 15
Des procédés de la trépanation néolithique 22
Trépanation chez les Arabes 33
  Manuel opératoire des Thébibs 39
    α. Opération en un seul temps 39
    β. Opération en deux temps 42
Aperçu historique de la trépanation 46
  ANTIQUITÉ 46
  MOYEN AGE 51
  XVIe SIÈCLE 57
  XVIIe SIÈCLE 76
  XVIIIe SIÈCLE 82
  XIXe SIÈCLE 92

DEUXIÈME PARTIE

Circonvolutions cérébrales 105
  1º SCISSURE DE ROLANDO 107
  2º — SYLVIUS 108
  3º SCISSURE PERPENDICULAIRE EXTERNE 109
    α. LOBE FRONTAL 109
    β. LOBE PARIÉTAL 110
    γ. LOBE TEMPORAL 111
    δ. LOBE OCCIPITAL 112
Localisations cérébrales 112
Centres moteurs et sensitifs 114
  1º CENTRES DES MEMBRES INFÉRIEURS 114
  2º CENTRES DES MEMBRES SUPÉRIEURS 115
  3º CENTRE DES MOUVEMENTS DE LA FACE 116
  4º CENTRE DES MOUVEMENTS DU TRONC ET DE L'ABDOMEN . . 116
  5º CENTRE DES MOUVEMENTS DE LA TÊTE ET DU COU 117
  6º CENTRE DE LA LANGUE 117

	Pages.
7° Centre des mouvements des yeux.	117
8° Centre de l'aphasie.	117
a. Aphasie motrice, etc.	117
b. Agraphie.	118
c. Cécité verbale.	118
d. Surdité verbale.	118
9° Région sensitive de l'écorce cérébrale.	118

Topographie crânio-encéphalique . . . 120

Rapports anatomiques du crâne et de l'encéphale . . 120

1° Rapports de la scissure de Rolando avec le crane.	122
2° Rapports de la scissure de Sylvius	123
3° Scissure perpendiculaire-externe	123
4° Sillon parallèle	123
5° Sillon pré-rolandique et post-rolandique	123
6° Lobes cérébraux	123
7° Sinus	125
8° Influence de l'age sur la topographie cranio-encéphalique.	126

Détermination sur le vivant des principaux points de l'écorce . . . 127

1° Points de repère sur le vivant.	127
2° Détermination de la ligne rolandique	128
α. *Méthodes françaises.*	129
1° *P. Broca*	129
2° *Just Lucas-Championnière.*	131
3° *Féré*	134
4° *P. Poirier*	134
5° *René-Léon Le Fort*	135
6° *Debierre*	136
7° *Spiro Clado.*	136
8° *Masse, de Bordeaux.*	137
9° *O. Lannelongue et P. Mauclaire.*	139
β. *Méthodes anglaises*	140
1° *Thane*	140
2° *Reid*	140
3° *A. W. Hare.*	140
4° *V. Horsley*	141
5° *W. Anderson et Makins.*	142
γ. *Méthodes allemandes.*	143
1° *Von Bergmann et Merkel*	143
2° *A. Kœhler.*	143
δ. *Méthodes italiennes*	144
Passet et Giacomini	144

Pages.

D'Antona 145
3ᵉ Détermination de la scissure de Sylvius. 145
  α. *Procédés français.* 145
    1º *J. Lucas-Championnière et Debierre* 145
    2º *Féré* 146
    3º *P. Poirier.* 146
    4º *R.-Léon Le Fort.* 146
    5º *Spiro Clado.* 147
    6º *Masse, de Bordeaux.* 147
  β. *Procédés anglo-américains.* 148
    1º *Robert W. Reid.* 148
    2º *A. W. Haxe.* 148
    3º *Byrom Bramwell* 149
    4º *Dana.* 149
    5º *V. Horsley* 149
4º Détermination de la scissure perpendiculaire externe 150
5º Détermination du lobule et du pli courbe. 150
6º Détermination de l'artère méningée moyenne 151
  α. *Considérations anatomiques.* 151
  β. *Considérations cliniques.* 151
7º Détermination clinique des points de trépanation
  pour découvrir les principaux centres moteurs et
  sensoriels et faire la ligature de l'artère méningée
  moyenne. 154

TROISIÈME PARTIE

MANUEL OPÉRATOIRE

Instruments. — Trépans. 157
A. Trépans a points d'appui central 159
  1º *Trépan ordinaire à arbre* 159
  2º *Trépans à manivelle.* 163
  3º *Trépan démontable* 166
  4º *Tréphines.* 168
    Tréphine de J. B. Roberts 171
    — *de G. Zuccaro* 172
    Tome-tréfin de A. Tauber 174
  5º *Trépan perforatif.* 178
  6º *Trépan exfoliatif* 178
  7º *Polytriteurs* 179
B. Trépan a point d'appui extérieur 186
  1º *Trépan de A. Poulet* 186

Pages.

2° *Trépan semi-lunaire*. 188
3° *Pince-trépan de Farabeuf* 189
4° *Crâniotome de P. Poirier* 190

Instruments adjuvants de la trépanation 192
Autres instruments propres à trépaner 195
Opération 205

   A. *Préparation du malade*. 206
   B. *Établissement des mensurations et du lieu d'action.*
      Tracé des lignes de repère 207
   C. *Anesthésie* 208
   D. *Incision des téguments* 209
   E. *Hémostase artérielle*. 212
   F. *Ouverture du crâne*. 214
      1° *Manœuvre du trépan à couronne*. 217
      2°   —   *de la tréphine* 219
      3°   —   *de la gouge et du maillet* 220
      4°   —   *pour agrandir les ouvertures des cou-*
            ronnes.. 220
          Procédé de Jaboulay 221
   G. *Hémostase* 221
   H. *Traitement de la rondelle osseuse*. 223
   I. *Incision de la dure-mère* 223

Examen du cerveau. 226
Soins consécutifs 231

   α. *Drainage de la plaie opératoire*. 231
   β. *Drainage du cerveau*. 232
   γ. *Suture de la plaie* 233
   δ. *Pansement* 233

De la trépanation en deux temps 234
Réparation des pertes de substance du crâne. 238
Réimplantations osseuses. 241

   1° *Réimplantation des rondelles enlevées* 242
   2° *Transplantation des fragments osseux provenant*
      d'un autre os du patient ou d'un animal 246
   3° *Autoplastie*. 250
   4° *Résection temporaire du crâne* 251
   5° *Hétéroplastie* 260

Accidents opératoires. 266

QUATRIÈME PARTIE

**Tableau des indications et des contre-indications du
  trépan** 270

TABLE DES FIGURES

Fig. — Pages.

1. Crâne n° 19 de la caverne de l'homme mort (Lozère). Coll. Prunières. 3
2. Crâne trépané de Nogent-les-Vierges (Oise). Muséum d'histoire naturelle. 4
3. Crâne trouvé dans un tumulus danois de l'île de Moën, d'après J. Lubbock (*L'Homme préhistorique*). 6
4. Crâne n° 5 de la caverne de l'homme mort (Lozère); trépanation chirurgicale sur la suture sagittale (M. Prunières). 7
5. Crâne provenant de l'un des dolmens appelés libournios ou sépulcres des Poulacres (coll. Prunières). 7
6. Trépanation chirurgicale sur le pariétal gauche à 26 millimètres en arrière de la suture coronale (coll. de Baye). 8
7. Crâne perforé d'un dolmen dit libournios donné par M. Prunières au Musée de l'Institut anthropologique. 8
8. Crâne néolithique portugais avec trace d'une trépanation interrompue (Musée Ribeiro, à Lisbonne). 9
9. Crâne trépané de Feigneux (Oise). 10
10. Trépanation crânienne. Ouverture elliptique en biseau, etc. (J. de Baye). 11
11. Orifice de trépanation presque arrondi, etc. 12
12. Pièce crânienne portant des traces de désorganisation pathologique (J. de Baye). 12
13. Amulette à bord falciforme provenant du dolmen de la Calline (Lozère). D'après Prunières. 16
14. Amulette crânienne, dite rondelle de Lyon (M. Prunières). 17
15. Amulette crânienne (J. de Baye). 18
16 et 17. Amulettes crâniennes (J. de Baye et Prunières) avec orifice et encoche de suspension. 19
18. Amulette irrégulière préparée pour la suspension (coll. Prunières). 20
19. Amulettes crâniennes percées de deux trous (J. de Baye). 20
20. Fragment crânien percé de trois orifices et suspendu à un *torques* trouvé dans des sépultures gauloises de Wargemoulin (J. de Baye). 21
21. Couteau courbe préhistorique en pierre. 22
22. Pointe de silex. 23
23. Grattoir de silex taillé. 23
24. Poinçon en pierre (d'après Lubbock). 24
25. Hache de pierre dans sa gaine en bois de cerf. Ossuaire de Mizy (Marne). 25
26. Hache de pierre dans sa gaine en bois de cerf. Ossuaire de Mizy (Marne). 25

Fig.   Pages.

27. Scie en silex (d'après Lubbock) 26

28. Réduction de la planche donnée par Mahudel à la suite de son mémoire sur les prétendues pierres de foudre (1730) 27

29. Crâne de dayak avec perforation posthume. Bornéo (Muséum d'hist. nat.) 28

30. Perforation mixte de l'époque de bronze autour d'une perforation circulaire cicatrisée. Rainures en rectangle posthumes. Crâne des Lisières (Souché). . . 29

31. Instruments de l'âge de bronze 30

32. Instruments de l'âge de bronze 31

33. Scie simple. 35

34. Scie double 35

35. Elévateur droit. 35

36. Elévateur courbe. . . . 35

37. Matériel de pansement plaque de cuivre). . . 36

38. Pièce osseuse atteinte de carie et détachée du crâne par une section quadrilatère . . . 36

39 et 40. Instruments servant à pratiquer la trépanation chez les indigènes de l'Aurès (Algérie). 40, 41

41 et 42. Matériaux de pansement. 42

43. Perforations péruviennes. 45

44. Manière d'opérer d'Hippocrate (d'après Scultet). 49

45. Tarière de Celse. 49

46. Détermination du bregma par la méthode de Celse (d'après Scultet). 50

47. Trépan perforatif d'Albucasis. 52

48. Trépan d'Albucasis (d'après A. de la Croix). . 52

49. Rugine. 53

50. Trépan à pointe coupante des deux côtés. 53

51. Couteau lenticulaire . . 53

52. Elévatoire double et courbe. 53

Fig.   Page.

53. Trépan à cheville . . . 54

54. Maillets 54

55. Trépan de Guy de Chauliac 56

56. Trépan à cheville des Parisiens. 56

57. Tarière à lance des Bolonais. 56

58 et 59. Instruments figurés par Braunsweig. . . . 57

60. Elévatoire à trois pieds (A. Paré). 58

61. Tire-fond à trois branches (A. Paré) 58

62. Scies propres à couper les os du crâne (A. Paré). 58

63. Tenailles incisives (A. Paré). 59

64. Tenailles incisives. Les deux premières appelées bec-de-perroquet (A. Paré). 59

65. Pinces à esquilles (A. Paré) 60

66. Pinces à esquilles (A. Paré). 60

67. Elévatoires (A. Paré). . 60

68. Elévatoires (A. Paré). . 61

69. Rasoir servant de bistouri pour faire les incisions (A. Paré). . 61

70. Ciseau servant de rugine pour séparer le périoste de l'os (A. Paré). . . 61

71. Autres rugines (A. Paré). 61

72. Rugines appelées encore rasparatoires (A. Paré). 62

73. Compas pour couper les os du crâne (A. Paré). 62

74. Pièce de fer sur laquelle s'appuie le compas (A. Paré). 62

75. Foret pour percer les os du crâne 62

76. Trépan perforatif avec pointes triangulaires . 63

77. Trépan perforatif avec pointes quadrangulaires et sexangulaires). 63

78. Trépan exfoliatif. . . . 63

79 et 80. Trépans à couronne. 64

81. Couteau lenticulaire (A. Paré) 64

82. Figures de divers ciseaux et pincettes avec maillet de plomb. . . 65

83. Lancettes et bistouris

Fig.   Pages.

destinés à inciser la dure-mère (A. Paré) . 65

84. A. Tente de plomb canulée. B. Seringue.. 65

85. Instrument destiné à comprimer et abaisser la dure-mère (A. Paré). 66

86. Tarière abaptiste (d'après Béranger de Carpi). 69

87. Crochet servant d'érigne (d'après A. de la Croix). 69

88. Couteau lenticulaire, ciseau et maillet (A. de la Croix) . 70

89. Méningophylax (A. de la Croix) . 70

90. Scies (A. de la Croix). . 70

91. Modiolus cannulatus ou tréphine avec curseur (A. de la Croix). 71

92. Tarière manœuvrée avec un archet (A. de la Croix). 71

93. Tréphines (A. de la Croix). 71

94. Triploïde ou élévateur à trois branches (A. de la Croix). 71

95. Tarières perforatives d'Albucasis (d'après A. de la Croix. 72

96. Couronnes de trépan en forme de pin avec ou sans aspérités . 72

97. Trépans en pomme de pin et nèfle . 72

98. Deux trépans ou pointe de tarière à deux ailes. 72

99. Trépans à quatre ailes (A. de la Croix). 73

100. Trépans à plusieurs ailes. 73

101. Instrumentum securitatis et arbre du trépan (d'après A. de la Croix). 73

102. Couronne de trépan des Parisiens (A. de la Croix) . 74

103. Couronne de trépan des Romains (A. de la Croix) . 74

104. Couronne de trépan des Vénitiens. 74

105. Orifices faits dans le crâne avec le trépan perforatif. 75

106. Rondelle osseuse enlevée avec la tréphine, après incision cruciale des

Fig.   Pages.

téguments (A. de la Croix) . 75

107. Elévatoire de Fabrice de Hilden . 76

108. Manche de Fabrice d'Acquapendente (d'après Scultet) . 78

109. Trépan mâle (Scultet). . 79

110. Trépan femelle (Scultet). 79

111. Méningophylax (Scultet). 79

112. Terebra triformis (Scultet). 79

113. Serrula versatis de Scultet. 80

114. Manière d'appliquer la scie tournante de J. Scultet (d'après Scultet). 80

115. Scie droite (d'après Scultet). 81

116. Manière de se servir de la scie à main pour agrandir les orifices de trépanation (d'après Scultet). 81

117. Pince à bec-de-perroquet et pince à bec-de-vautour (d'après Scultet). 81

118. Triploïde de J. Scultet). 81

119. Mode d'application de la tarière (d'après Scultet) . 81

120. Plaque de Belloste . 84

121. Plaque de Belloste prête à servir avec les colonnes ployées . 84

122. Elévatoire à chevalet de J.-L. Petit . 86

123. Elévatoire à chevalet de Louis. 86

124. Trépan de X. Bichat . 89

125. Curseur annulaire . 89

126. Scies de Hey. 92

127. Face externe du cerveau. 106

128. Face externe du cerveau. 107

129. Equerre flexible de P. Broca . 130

130. Equerre de P. Broca en place) . 131

131. Tête rasée coiffée d'un carton échancré. 131

132. Tracé de la ligne rolandique. 132

133. Figure quadrilatère représentant l'espace où peut être appliqué le trépan . 133

134. Procédé d'Anderson et Makins . 142

Fig.	Pages.
135. Appareil de Kœhler	144
136. Topographie de l'artère méningée moyenne dans la fosse temporale (P. Vogt)	152
137. Trépanation pour la ligature de l'artère méningée moyenne (d'après Kronlein)	153
138. Relations du crâne et du cerveau	155
139. Rugines	158
140. Trépan, ancien modèle	159
141. Couronne conique à biseaux tranchants	160
142. Application du trépan à couronne conique par un chirurgien du xviiie siècle (d'après l'*Encyclopédie*)	161
143. Application moderne du trépan à couronne circulaire	162
144. Trépan avec cadre autour de l'engrenage (ancien modèle)	163
144. Trépan à manivelle	164
146. Trépan à engrenage et à manivelle de S. Laugier pour la saignée des os	164
147. Trépans de Perret	165
148. Trépan démontable de Luër	167
149. Tréphine avec son manche	168
150. Tréphine avec sa couronne	168
151. Tréphines anglaises	169
152. Tréphine anglaise avec manche disposé en forme d'élévatoire droit et courbe	169
153. Tréphines américaines	170
154. Tréphine aseptique de John B. Roberts à couronne complète	170
155. Tréphine aseptique de J. B. Roberts à demi-couronne	171
156. Tréphine de Giuseppe Zuccaro	172
157. Brèches osseuses faites avec la tréphine de G. Zuccaro	173
158. Tome-tréfin de A. Tauber	174
159. Orifices de trépanation faits avec le tome-tré-	
fin de A. Tauber	176
160. Trépan perforatif	178
161. Trépan exfoliatif	179
162. Polytritome	180
163. Scie rotative du professeur Ollier	181
164. Scie circulaire mise en mouvement par un tour de dentiste (d'après Salzer)	181
165. Fraiseuse électrique de Trouvé	182
166. Moteur à main de la scie de Cryer	183
167. Scie circulaire de Cryer	184
168. Ostéome spinal de Cryer	184
169. Instrument de M. C. M. Wright	184
170. Scie rectiligne d'Hawskley, mue par l'électricité	185
171. Scie circulaire d'Hawskley	185
172. Schéma de la scie d'Hawskley, en construction à Londres	185
173. Trépan de Poulet à point d'appui extérieur	187
174. Trépan semi-lunaire	188
175. Davier-trépan du professeur Farabeuf	189
176. Crâniotome (pince-scie) de P. Poirier	191
177. Scie rotative de Collin	192
178. Scie rotative de Demaurex	192
179. Tire-fond ordinaire	193
180. Tire-fond indépendant	193
181. Elévatoire	194
182. Couteau lenticulaire	194
183. Manière de se servir du couteau lenticulaire	195
184. Ciseau à tête large de P. Poirier	195
185. Ciseau et gouge de P. Vogt	196
186. Gouge du professeur M. Trélat	196
187. Gouge de Legouest	196
188. Maillet de plomb	196
189. Maillet de bois du professeur Farabeuf	197
190. Cisaille ou pince-gouge	197
191. Pince-gouge de Roux	198
192. Pince-gouge de J. Lucas-Championnière	198
193. Pince-tricoise de Velpeau	198
194. Emporte-pièce à tran-	

Fig.		Pages.
	chant unique de Mathieu.	198
195.	Cisaille ou crâniotome en bec-de-perroquet du professeur O. Lannelongue	199
196.	Pince à séquestres droite	199
197.	Pince à séquestres de van Buren	199
198.	Pince à séquestres à double courbure	200
199.	Scie droite de Robert et Collin	200
200.	Scie convexe à plaque dorsale de Robert et Collin	200
201.	Scie à crête de coq.	201
202.	Scie à chaîne de Heine.	201
203.	Scie à molettes de Charrière.	201
204.	Scie à champignon de A. Martin	202
205.	Scie à résection de Bonnet, de Lyon	202
206.	Scie circulaire de V. Graefe	203
207.	Brosse plate destinée à enlever la sciure d'os.	204
209.	Pince hémostatique à griffes de Kocher	211
210.	Manière de pratiquer l'hémostase avec l'ai-	

Fig.		Pages.
	guille de Reverdin.	213
211.	Manière de pratiquer l'hémostase avec la pince de Kocher.	213
212.	Trépanation bilinéaire avec travée intermédiaire de Jaboulay	221
213.	Incision cruciale de la dure-mère	224
214.	Incision en fer à cheval de la dure-mère.	224
215.	Reproduction d'une couronne de trépan enlevée à la région frontale (Ollier).	239
216.	Figure schématique destinée à montrer le tracé d'un lambeau cutanéo-osseux pour réparer une perte de substance crânienne.	251
217.	Taille du lambeau d'après le procédé de Chalot .	252
218.	Taille du lambeau par le procédé de Wagner.	253
219.	Taille du lambeau d'après le procédé de Bruns .	254
220.	Procédé de Toison, de Lille.	255
221.	Procédé de A. Chipault.	258
222.	Crâniotome à épaulements obliques de A. Chipault	259